요가 핸즈온

나에게 맞는 요가를 완성하다

요가 핸즈온

YOGA HANDS-ON 권수련

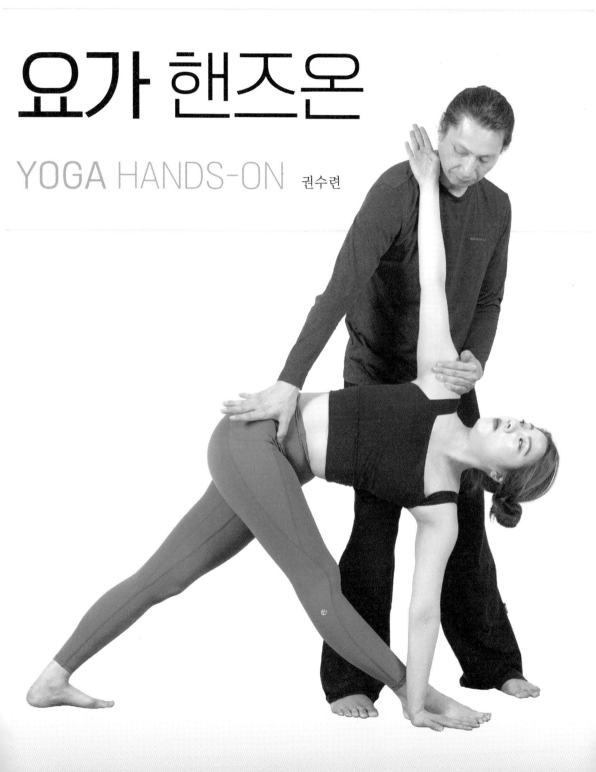

Ahimsa

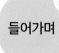

요가에서 철학적 고찰이 없이 핸즈온을 하는 것은 인간을 너무 단순하게 생각하는 것과 별반 다를 게 없지 않을까 생각한다.

요가 수련 시 핸즈온을 적용하느냐 마느냐에 대해서 어느 정도는 상충하는 지점이 있다. 왜냐하면, 무언가를 처음 배우는 이들에게는 형식과 기준이 필요하다는 대전제는 인정하지만, 어느 수준의 개입이 필요한지를 판단하는 절대 기준은 있을 수 없기 때문이다. 쿵푸팬더 같은 영화를 본 이들은, 그 영화의 결말에서 최고의 쿵후 비결이 적힌 두루마리를 찾은 장면이 생각날지도 모르겠다. 그 두루마리로 확인한 비급은 텅 빈 흰 종이 그 자체였다. 즉, 최고의 비법은 '틀도 없고 형식도 없다'라는 만고불변의 진리를 '백지 두루마리'라는 상징을 통해 드러낸 장면이라고 생각한다.

다시 이야기를 요가 핸즈온으로 되돌리면, 요가를 처음 배우거나 아직 스스로 요가의 느낌이 명확하지 않은 이들에게는 어떤 식이든 일정한 방법과 기준이 필요하다는 데는 동의하리라 생각한다. 그리고 이들에게는 특정 수준의 개입도 필요할진데 그 정도를 어떤 식이든 결정하기 위해서는 나름의 이유와 근거가 필요하다고 정리할 수 있겠다. 마음 같아서는 핸즈온의 절대 반지 같은 기준을 제시하고 싶지만 모든 것에 들어맞고 통용되는 기준이란 현실에서는 있을 수 없다. 그래서 한계를 인정하되 그 한계를 최대한 줄일 수 있는 기준을 몇 가지 제시하고자 한다.

첫째, 핸즈온이 필요 없는 수업이 되도록 노력하라

어떤 사람은 건강을 잃은 뒤 치료를 받고 보약을 먹고 새삼스레 안 하던 운동을 시작한다. 반면에 어떤 사람은 건강을 잃기 전에 건강한 삶의 방식을 실천한다. 그러면 치료받을 일도, 보약 먹을 일도, 애써 운동할 일도 없다. 이러한 삶의 방식을 핸즈온에도 그대로 적용해 볼 수 있다. 가장 요가다운 아사나 수련은 핸즈온이 필요 없는 것이다. 수련자 각자의 몸에 맞는 적절한 정렬과 가동범위를 스스로 찾고 내면에 집중할 수 있도록 지도자가 이끈다면 핸즈온은 사족이 될 것이다. 핸즈온이 필요 없는 요가 수업은 지도자 스스로 이러한 원칙을 실천할 때만 가능하다.

둘째, 핸즈온에 대한 확고한 철학과 충분한 경험이 있는지 자문하라

지도자가 핸즈온이란 무엇인지 명확히 이해하지 못하고 경험이 부족하다면 핸즈온의 필요성조차 판단하기 어려울 것이다. 지도자에게 확고한 철학이 없는 상태에서 핸즈온을 하면 수련지도도 만족스럽지 못하고, 오히려 수련자의 수련을 방해하거나 다치게 할 수도 있다. 확고한 철학과 충분한 경험이 없는 핸즈온은 차라리 하지 않는 것이 낫다. 수련지도를 할 때 핸즈온을 고민하는 지도자라면 이를 수련자에게 적용하기에 앞서 충분한 공부와 실습을 선행해야 한다.

셋째, 요가 지도자의 마음 상태를 살펴라

외적으로 같은 행위를 하고 있다고 해서 의도 역시 같다고 할 수 없다. 핸즈온을 할 때는 물리적인 신체접촉이 발생하기 때문에 주의와 배려가 필요하다. 지도자와 수련자가 동성일 경우에도 주의해야 하지만 이성일 경우에는 더욱 신경 써야 한다. 다른 이들과 마찬가지로 요가 지도자 역시 정신적으로 완벽하지 않을 수 있다. 그래서 핸즈온을 할 때 이성적 느낌이 개입될 수도 있고, 특정 수련자를 편애할 수도 있고, 자만심이나 실험 정신이 드러날 수도 있다. 특히, 지도자가 핸즈온을 할 때는 수련자의 땀이 난 신체를 만져야 할 때도 있다. 이럴 때 마지못해서 하는 형식적인 핸즈온이나 개인적인 불쾌감이 섞인 핸즈온은 차라리 하지 않는 것이 낫다. 따라서 핸즈온을 하기에 앞서 요가 지도자 스스로 자신의 마음 상태를 먼저 돌아보는 과정이 필요하다.

넷째, 요가 지도자의 몸 상태를 살펴라

핸즈온을 하기 전에 요가 지도자 자신의 몸 상태를 먼저 돌아봐야 한다. 핸즈온 과정에서 지도자의 신체 정렬이 중립인지 확인하는 것은 아무리 강조해도 지나치지 않다. 예를 들어, 지도자의 척추중립이 깨진 상태에서 핸즈온을 하면 자신뿐만 아니라 핸즈온을 받는 수련자도 다칠 수 있다. 그리고 핸즈온을 하는 지도자의 신체 안정성이 떨어지면 불안정한 느낌이 수련자에게 그대로 전달된다. 따라서 핸즈온을 할 때 지도자의 안정적인 신체 상태가 매우 중요하다. 더불어 지도자의 체력적 요소도 고려해야 한다. 몸이 아픈 상태에서 핸즈온을 하면 물리적으로 힘을 적절히 조절하는 것이 어려우므로 수련자와 지도자 모두에게 부정적인 경험이 될 수 있다. 따라서 지도자의 신체 안정성과 체력적 요소가 고루 갖춰지지 않았을 때는 핸즈온을 하지 않는 것이 바람직하다.

다섯째, 수련자가 핸즈온을 원하는지 파악하라

'내 쪽에서는 호의일 수 있지만, 상대에게는 호의가 아닐 수 있다'라는 말은 핸즈온에서도 통용되는 금언이다. 서로의 의도와 이해가 다를 경우 양쪽 모두 피해 의식이 생길 수 있다. 요가를 지도하다 보면 의외로 핸즈온을 원하지 않는 수련자들도 많다는 것을 알 수 있다. 아사나의 종류, 수련하는 상황, 수련의 숙련 정도에 따라 핸즈온 받기를 원하기도 하고 원하지 않기도 한다. 이 모든 경우의 수를 다 만족시키기는 어려우므로 요가 수업 전에 수련자가 핸즈온을 희망하는지를 지도자에게 알릴 방법이 필요하다. 물론 비언어적인 방법을 통해서 수련자의 의사를 추측할 수도 있지만 불필요한 오해를 줄이기 위해서 양자가 명확히 알 수 있는 표식 등을 사용하는 것이 좋다.

예를 들어, 수업 전에 파란색과 빨간색 카드를 나눠준 후 핸즈온을 원하면 파란색 카드를, 그렇지 않으면 빨간색 카드를 보이게 두도록 하는 방법이 있을 수 있다. 이 외에도 수련장에 들어갈 때 핸즈온을 원하면 작은 표식을 가져가서 매트 주변에 놓게 하는 방법도 좋은 대안이 될 것이다.

여섯째, 수련자가 핸즈온을 거부할 권리를 인정하라

수련자의 동의를 얻어 핸즈온을 한다고 해도 사람의 몸과 마음은 상황에 따라 변할 수 있다. 처음에는 핸즈온 받기를 원했지만 핸즈온을 받다 보니 몸에 무리가 와서 원하지 않을 수도 있다. 이처럼 수련자는 헤아릴 수 없는 다양한 이유로 핸즈온을 원하지 않을 수 있다. 물론 반대로 수련 전에는 핸즈온을 거부했지만, 생각이 달라져 요청하는 때도 마찬가지다. 따라서 언제든지 핸즈온 희망 여부를 서로에게 알리는 것이 불필요한 오해를 줄이는 가장 좋은 방법이라는 이해와 설명이 필요하다.

드물지만 핸즈온 거부 의사를 지도자를 거부하는 것으로 오해하거나 지도자의 실력이나 경험을 불신하는 것으로 생각하는 경우도 있다. 하지만 수련자가 핸즈온을 거부한 이유는 정확히 알 수 없으므로 지도자로서는 수련자는 언제든지 핸즈온을 거부할 권리가 있고 그것을 인정하는 것이 더 좋은 수련 경험을 만든다고 생각하면 지도자도 불필요한 감정소모를 줄일 수 있다. 누구도 모두를 만족시킬 수는 없기 때문이다.

일곱째, 언제나 수련자의 안전을 우선하라

모든 운동에서 크고 작은 부상의 가능성은 항상 있다. 아사나 수련 역시 몸을 움직이는 과정이 많아서 혼자서든 핸즈온을 받는 과정에서든 부상이 발생할 개연성은 항상 있다. 혼자 수련하다 다치는 일도 있지만, 지도자가 핸즈온을 하는 과정에서 부상이 발생하면 그 책임은 지도자에게 있다. 따라서 핸즈온을 할 때는 지도자가 아무리 숙련되었다 할지라도 수련자보다 그의 몸 상태를 더 잘 알 수는 없다는 것을 매 순간 인식해야 한다. 지도자가 핸즈온의 강도가 적절하다고 판단할지라도 수련자가 불편함이나 통증 또는 신체 안정의 위기감을 느끼고 조금이라도 표현한다면 어떤 상황에서든 즉시 핸즈온을 멈춰야 한다. 아사나 수련에서 중요한 요소들이 많지만 일단 신체의 안전이라는 대전제가 무너지면 요가 수련은 더 이상 행복한 시간이 될 수 없을 것이다.

위에 언급한 항목들 외에도 더 많은 주의사항이 있겠지만 큰 틀에서는 이 정도로 정리해 볼 수 있겠다. 이 원칙 중 일부는 요가 지도자가 스스로 준비해야 하고, 나머지는 수련자를 위해 고려해야 한다. 따라서 요가 지도자는 자신과 수련자를 위해 지속적으로 공부하고 경험을 쌓을 수 있도록 노력해야 한다.

이 책을 시작하는 시점에서 아래의 문장으로 핸즈온의 지향점을 밝힌다.

'최고의 핸즈온Hands On은 핸즈오프Hands Off이다.'

이상을 지향하지만 핸즈온의 중요한 원칙들을 숙고함으로써 과유불급過猶不及과 방관의 양극단을 떠나기를 바란다.

다음으로 책 구성에 관해 간단히 설명한다.

이 책은 크게 두 부분으로 나뉘는데 첫 부분은 요가 핸즈온에 대한 개념적 이해에 해당하는 이론 부분이고, 두 번째 부분은 아쉬탕가 요가 프라이머리 시리즈를 순차적으로 빈야사별로 나열하면서 각 빈야사 내의 개별 자세를 바른 자세, 바르지 않은 자세로 분류하여 제시하고 그다음 바르지 않은 자세를 핸즈온을 통해 어떻게 바른 자세로 되돌리는지 실습하는 부분이다.

요가 지도자나 수련자가 책만으로도 실제 수련지도에 핸즈온을 적용하기 쉽도록 구체적인 예시들을 사진과 설명으로 제시하였다.

추가로 바른 자세와 바르지 않은 자세에 대한 기준과 설명을 제시하였다. 저자가 대표로 있는 '아힘사 요가&명상'은 2010년부터 국제요가강사교육 RYT200 과정을 10년이 넘는 기간 동안 46기수 넘게 교육하고 있는데, 이 과정에서 봐왔던 수많은 학생의 몸 상태를 해부학적 정렬을 기준으로 분류하고 이해시키고 있다.

요가 핸즈온을 이해시키고 설명하기 위해 어떤 기준을 가지고 어떤 아사나를 선택해야 할 것인가에 대해 오랫동안 궁구한 끝에 아쉬탕가 요가 프라이머리 시리즈Ashtanga Yoga Primary Series의 빈야사들이 가장 적합하다는 결론에 도달했다. 그 이유는 인간의 거의 모든 자세라고 할 수 있는 선 자세, 앉은 자세, 누운 자세의 다양한 아사나가 순차적으로 나열되어 있고 다양한 형태로 표현되어 있어 다른 어떤 아사나 모음보다 뛰어나다고 생각하기 때문이다. 이러한 특성으로 인해 아쉬탕가 요가 프라이머리 시리즈는 난이도를 차별화해서 요가 핸즈온의 다양한 경우의 수를 제시하는데 좋은 체계라고 생각한다.

위에 설명한 이유로 저자의 전작인 『요가 아사나 지도법』역시 아쉬탕가 요가 프라이머리 시리즈를 토대로 요가 지도법을 해부학적 관점에서 제시한 것이다.

요가 핸즈온 공부에 앞서 어떻게 요가 지도를 해야 하는지에 대한 고민이 있다면 위의 『요가 아사나 지도법』이 새로운 관점과 구체적인 실례들을 제시해 줄 수 있으리라 생각한다.

어떤 한 권의 책이 나오기까지는 반드시 그 이전 대가들과 선배들의 경험을 토대로 배우는 과정을 거치고 그 후 자신만의 영감을 얻고 의욕을 일으켜야 하며 동시에 많은 도움을 준 이들의 수고와 헌신이 있어야 한다.

저자 역시 이 부분에 있어 많은 분께 지면으로나마 감사의 말씀을 드린다.

많은 분이 도움을 주셨지만, 특히 2021년 설 연휴임에도 모델이 되어준 여한나 강사님, 사진을 찍어준 박문수 작가님과 작가님을 도와 사진 작업의 전 과정에서 보이지 않는 모든 준비를 원활하게 해준 나은혜 님, 그리고 내용적인 면에서 여러 번 윤문을 하고 놓친 부분을 피드백해준 아힘사 전임 강사인 백승연 선생님과 황규희 선생님께 다시 한번 감사의 마음을 전한다.

2023년 4월 17일

아힘사에서 **권수련**

CONTENTS

Part I

핸즈온이란 무엇인가?

Part II

아쉬탕가 요가
프라이머리 시리즈 핸즈온

Standing Sequence

Sitting Sequence

Finishing Sequence

YOGA
HANDS-ON

Part I

핸즈온이란 무엇인가?

° 핸즈온의 정의

　핸즈온의 정확한 영문은 'hands on adjustments' 또는 'hands on assists'이다. 영문을 직역해 보면 '수련자의 몸에 손을 대서 자세교정을 돕거나 아사나를 통해 얻고자 하는 특정 목적에 도움을 주는 행위'라고 할 수 있다. 이 말을 소극적 의미와 적극적 의미로 좀 더 고찰해 보면 아래와 같은 해석도 가능하다.

　소극적 의미, 즉 구체적 의미로는 손이라는 수단, 또는 손으로 대표되기는 하지만 신체의 다른 부분, 예를 들어, 발, 무릎, 허벅지 위쪽 및 측면, 엉덩이 측면, 팔꿈치, 눈빛, 몸짓, 목소리, 느낌 등을 이용해 수련자의 아사나 수련을 좀 더 정밀하고 깊어질 수 있도록 돕는 일련의 행위로 해석할 수 있다.

　적극적인 의미로 확장하면, 핸즈온이라는 수단이 계기가 되어 몸과 마음에 대한 알아차림이 정밀해지고 요가 상태$^{Yoga\ Status}$, 즉 마음이 대상에 온전히 머무는 상태가 되도록 돕는 일련의 과정이자 결과이다. 더 나아가 일상에서도 요가 상태를 실현하는 것까지 해석을 확장할 수 있다.

핸즈온을 위한 지도자의 준비 사항

핸즈온에 필요한 대부분은 지도자가 갖춰야 하거나 준비해야 할 것들이다. 세부 항목들을 하나씩 살펴보자.

첫째, 지도자의 요가에 대한 이해와 경험은 아무리 강조해도 지나치지 않다. 가르치고 배우는 관계에서 핵심은 지도자의 자질인데, 지도자는 이론적으로 해당 분야를 잘 알고 다양한 경험을 통해 이론과 실무 사이의 균형 잡힌 실력을 갖추어야 한다. 핸즈온은 물리적 접촉으로 지도자의 힘이나 하중이 수련자에게 전달되어 자세의 변화를 유도하는 과정이다. 물리적인 힘은 크지 않지만, 자세의 변화가 생기기도 한다. 따라서 지도자가 해부학적으로 신체의 근골격계 구조나 운동 역학 등에 충분한 지식과 경험이 없다면 적절한 핸즈온을 하기 어렵다.

흔히 공부는 끝이 없다고 말하는데, 요가 지도자 역시 기초 해부학 공부를 끝내면 심화 해부학과 생리학, 더 나아가 심리학이나 언어학 같은 분야까지 공부해두면 도움이 된다. 모든 공부를 한번에 할 수도 없고 모든 것이 완전해지기는 어렵기 때문에 지도자는 항상 부족함을 느끼겠지만, 끊임없이 공부하며 실력을 향상하고 이론과 실무의 균형을 갖춰가는 지도자는 수련자로부터 신뢰를 얻을 수 있을 것이다.

둘째, 지도자의 정신적 육체적 상태는 최선의 상태를 유지하도록 노력해야 한다. 최상이라 하지 않고 최선이라고 표현한 이유는 사람의 몸과 마음은 원한다고 할지라도 항상 최상의 상태로 유지할 수 없는 때가 많기 때문이다. 그래서 최상은 어렵더라도 최선을 다하는 상태를 지향하자는 것이다. 좋은 수업을 위해서는 먼저 지도자의 정신적 상태가 균형을 이루도록 노력하고 평소에도 자신의 체형과 정렬을 충분히 인지하는 노력을 기울일 필요가 있다.

셋째, 지도자의 태도는 수련자와 관계를 형성하고 좋은 수업을 만드는데 핵심적인 역할을 한다. 가르치는 직업을 가진 이들이 흔히 범하기 쉬운 오류 중 하나는 고치려고 드는 것이다. 가르치는 것은 특정 분야의 전문지식과 경험을 가진 이가 그것이 필요한 이들에게 필요한 지식과 경험을 제공하는 것이다. 그런데 지식과 경험이 권력이 되어 수직적 관계를 형성하거나 수련자를 열등하게 보는 태도는 심각한 문제가 될 수 있다. 수련자가 지도자보다 요가 아사나 수련이라는 분야에 있어서 이해나 경험이 부족할 수는 있지만, 그것을 그가 열등하다는 의미로 해석하지는 않아야 한다. 모든 사람은 다른 성향과 능력을 지니고 있다. 따라서 특정 분야의 지식과 경험을 습득하는 과정이 느리다고 해서 그를 열등하다고 판단하는 것은 바람직하지 않다. 이상적인 가르침은 '제안하는 것'이라고 생각한다. 새로운 영역의 개념과 원리를 설명하는 것은 기술적인 과정이므로 수련자가 잘 이해할 수 있도록 효율적인 방법을 제안하는 것이 지도자의 역할이지 이 과정에 다른 어떤 것도 굳이 개입될 필요는 없다. 핸즈온도 마찬가지로 수련자의 자세를 고치려는 것보다는 더 자연스럽고 편안한 상태가 되도록 제안한다는 태도로 임한다면 수련자와 신뢰의 관계를 형성하고 좋은 수업을 만드는 데 도움이 될 것이다.

넷째, 지도자의 공감과 소통 능력은 다른 어떤 요소들보다 더 중요한 자질일 수 있다. 요가 수련의 특성상 지도자와 수련자 간의 신뢰관계가 형성되기 전에는 몸도 마음도 이완되기 어렵고, 몸이 이완되지 않으면 부상의 위험이 커진다. 요가 수업에서 지도자가 말로만 지도하지 않는 이유는 수련자가 적극적으로 참여하게 하고 더 많은 것을 경험하기를 바라기 때문이다. 핸즈온은 지도자의 수업 요소 중 가장 적극적인 방식 중 하나이므로 자연스러운 핸즈온을 위해서는 수련자와 소통하려는 지속적인 노력이 필요하다.

다섯째, 지도자의 도덕성 역시 빼놓을 수 없다. 법적인 문제의 여지를 두지 않는 것은 물론이고 도덕성을 저해하거나 양심적으로 문제가 되는 행위를 하지 않도록 주의를 기울여야 한다. 가장 흔한 예로는 수련자와 개인적 관계를 만드는 것(연인 관계), 수련자들을 비하하는 것(인종, 성, 지성, 능력, 외모 등), 특정 수련자들을 편애하는 것, 종교적 철학적 신념을 강요하는 것, 성적 불쾌감을 일으키는 육체적 정신적 행위들을 하는 것, 부적절한 언어나 표현 등을 사용하는 것, 채무 관계를 이행하지 않는 것 등이 있다. 이 외에도 다양하겠지만, 지도자가 요가 지도 이외의 사안들로 비난받을 소지를 만드는 것은 적절하지 않으므로 스스로 도덕적 기준을 고찰할 필요가 있다.

˚핸즈온 시 주의할 점

　핸즈온 할 때 주의할 점들이 몇 가지 있다. 크게 보면 접촉과 태도 때문에 발생하는 불쾌감 문제 그리고 부상의 문제이다. 최근 요가계에도 명성 있었던 여러 요가 구루들이 미투me too 운동으로 대두된 사건들이 있었다. 개별 사건의 진위를 다 가릴 수는 없다 하더라도 최소한 요가 지도 과정, 특히 핸즈온 과정에서 신체접촉으로 수련자들이 성적 불쾌감을 느꼈던 사건들이 있었고, 지금 이 순간에도 있을 수 있고, 앞으로도 있을 수 있다면 요가의 정체성과 순수성을 유지하기 위해 자발적인 정화 노력이 필요하다. 여기서는 핸즈온을 할 때 발생할 수 있는 일반적인 실수들을 알아보고 대응 방법을 찾아보도록 하자.

　첫째, 동의를 구하라. 이미 앞에서도 언급했지만 핸즈온은 동의의 과정을 거친 후 해야 한다. 동의 과정은 한 번으로 끝나지 않는다. 설명으로 이해하기는 쉽지 않지만, 사람의 몸과 마음이 끊임없이 변하기 때문에 처음에는 동의했지만, 어느 순간에는, 어떤 아사나에서는, 어떤 분위기에서는 거부하는 마음이 생길 수 있다. 따라서 설령 수업 시작 전에 동의를 받았다 할지라도 매 순간 수련자를 주의 깊게 살펴야 한다.

　둘째, 직접적 접촉은 줄여라. 핸즈온 과정에서는 맨살을 접촉하기도 한다. 이때 예민할 수 있는 신체 부위, 예를 들어 얼굴, 가슴, 엉덩이, 성기 등은 가능한 한 직접 접촉을 피해야 한다. 해당 신체 부위에 핸즈온 해야 한다면 수련자의 손을 먼저 댄 후 지도자의 손을 그 위에 올려서 핸즈온 하기를 권한다. 그리고 가능하다면 타월이나 요가 블록 같은 도구를 이용해서 핸즈온 한다면 오해의 소지나 불쾌감을 줄일 수 있다.

　셋째, 불필요한 접촉을 피하라. 아사나에는 관념적으로 어색하게 느낄 수 있는 다양한 자세가 있다. 핸즈온을 하려고 자세를 잡을 때 지도자의 신체 부위가 수련자가 예민하게 느낄 수 있는 신체 부위와 너무 가깝거나 접촉이 되지 않도록 주의해야 한다. 위에서도 미투 관련 내용을 언급했지만, 지도자의 손이나 다른 신체 부위의 위치가 수련자의 엉덩이나 성기 또는 가슴 부위에 접촉하면 오해가 생기고 불쾌감을 유발할 수 있다. 이러한 오해의 원인은 다양할 것이다. 우연일 수도 있고, 단순한 지도자의 부주의일 수도 있고, 자신도 이해하지 못하는 감각적 욕구에 따른 무의식적인 행동일 수도 있다. 따라서 오해 소지를 최대한 줄이기 위해서 지도자는 핸즈온 시에 알아차림을 계속 유지하고 지도자의 도덕적 기준을 지키려는 노력이 필요하다.

넷째, 배려 없이 접촉하지 말라. 수련자의 몸을 갑자기 만지거나 손을 떼는 행동, 마음이 실려 있지 않은 핸즈온 등은 하지 않는 것이 좋다. 핸즈온을 할 때는 수련자를 배려하는 마음으로 부드럽고 완만히 들어가고 천천히 빠져나오는 것이 좋다. 또 너무 강도가 세거나 약한 것도 좋은 핸즈온이 될 수 없다. 핸즈온을 하기 전에 지도자는 이미 어느 수준의 강도로 얼마만큼 지속할 것인지 등을 결정해야 하고 수련자의 몸을 직접 느끼면서 적절한 강도를 조절해야 한다.

다섯째, 고치려고 하지 말라. 이미 앞서도 언급했지만, 핸즈온의 목적은 수정adjustments과 도움assists 중 어느 쪽을 더 중요하게 생각하느냐에 따라 달라질 것이다. 핸즈온을 틀린 자세를 수정한다는 관점으로 본다면 그 의도가 그대로 수련자에게 전달될 것이다. 수련자에 따라서는 틀린 것을 다른 누군가 고쳐주는 상황이 유쾌하지 않을 수 있기 때문에 주의가 필요하다. 따라서 핸즈온을 수련자가 좀 더 자연스러운 아사나의 느낌을 찾아갈 수 있도록 안내한다는 정도의 의도를 갖기를 제안한다.

여섯째, 호흡을 희생하지 말라. 인간의 상태를 가장 쉽고 빠르게 알 수 있는 객관적 지표 중의 하나가 바로 호흡이다. 정신적이든 육체적이든 균형을 벗어나면 호흡은 바로 달라진다. 호흡을 희생하지 말라는 원칙은 수련자에게만 해당되는 내용이 아니다. 지도자 역시 핸즈온 중 호흡이 불안정해지면 일단 멈춰야 한다. 수련자가 핸즈온을 받는 중 호흡이 너무 빨라지거나 느려지면 그때도 바로 중지해야 한다. 지도자든 수련자든 핸즈온이 긍정적으로 작용한다면 호흡이 안정되거나 깊고 완만한 상태가 될 것이다.

많은 수련자가 아사나 수련에서 더 큰 가동범위를 추구하고 지도자 역시 어느 수준에서는 더 깊은 아사나로 들어갈 수 있도록 도움을 주기 위해 핸즈온을 하기도 한다. 기존의 가동범위 수준보다 더 깊은 아사나로 들어가도록 지도자가 부가적인 힘을 가하면 어쩔 수 없이 호흡이 일시적으로 거칠어진다. 하지만 지속적으로 거친 호흡이 반복된다면 아직은 수련자의 몸 상태가 그 정도의 아사나를 수행하기에 적절하지 않다는 것이므로 이를 인지하고 핸즈온을 중지하여 아사나의 자극을 낮추어야 한다.

일곱째, 부상에 주의하라. 요가 수련 또는 핸즈온 과정에서 부상이 발생하는 요인은 다양하지만, 지도자의 몸 상태가 이상적이지 않을 때 수련자를 다치게 할 가능성이 높아지는 것과 마찬가지로 수련자의 몸 상태가 이상적이지 않을 때 역시 부상의 가능성이 높아진다. 이때는 핸즈온을 자제하는 것이 좋다. 지도자가 수련자의 몸 상태를 살핀다 하더라도 자기 자신보다 정확히 알 수 없기 때문에 수련자 역시 자신의 몸 상태가 핸즈온이나 아사나에 적합하지 않다고 판단되면 사전에 지도자에게 알려야 한다.

핸즈온에서 발생하는 부상은 수련자의 건강에 영향을 끼칠 뿐만 아니라 요가 자체 또는 지도자를 향한 부정적 인식을 만들기도 하며 때로는 법적인 다툼의 소지가 될 수도 있다. 핸즈온을 받는 과정에서 다쳤는데 지도자가 이를 책임지는 자세를 보이지 않거나 심지어 사과조차 하지 않았다는 이야기를 들은 적이 있다. 하지만 앞으로는 요가 지도 중 수련자가 핸즈온 때문에 다치는 일이 생기면 그 책임소지가 지도자 개인의 도덕적 책임뿐만 아니라 육체적 치료 및 정신적 후유증을 보상해야 할 수 있으므로 각별히 주의해야 한다. 따라서 핸즈온은 아주 섬세하고 주의를 요하는 작업이라는 점을 항상 주지하고 핸즈온 시 자극의 강도를 점진적으로 증가시키고 수련자가 불편함을 느끼거나 핸즈온을 원하지 않을 때는 즉시 중지해야 한다.

° 핸즈온의 적절성 판단 기준

어떤 영역이든 시비의 문제가 항상 있듯이 요가 아사나 역시 이를 해석하는 방법과 목적이 다양하기에 그에 따른 시비를 피할 수 없다. 즉 아사나 수련의 목적과 그 목적에 따른 적절한 방법이라는 일련의 과정은 해석의 문제로 귀결될 수밖에 없고 해석은 반드시 가치판단의 문제로 이어진다.

가치판단에는 몇 가지 주의할 점이 있다.

첫째는, 어떤 절대적인 하나의 가치로 다른 모든 것을 만족시킬 수 없다.
둘째는, 첫째의 이해를 바탕으로 보면 가치는 임의적 가치일 수밖에 없다.
셋째는, 위의 두 가지를 고려하면 결국 가치판단은 '특정 맥락의 가치'로 한정할 수밖에 없다.

위의 내용을 종합해서 핸즈온의 적절성을 판단하는 기준을 정립하기 위해서 먼저 어떤 목적으로 아사나 수련을 하는지와 현재의 몸 상태가 어떤지를 고찰하는 과정이 선행되어야 한다. 그리고 특정 가치가 보편적 기준이 될 수 없기에 어떤 식이든 핸즈온의 적절성을 판단하기 위해서는 어떤 맥락에서 핸즈온을 하는지를 이해하는 과정이 필요하다. 맥락에 있어서 가장 중심이 되어야 할 부분은 다른 이들이 지향하는 이상적인 아사나가 아니라 수련자의 현재 몸 상태가 되어야 한다. 왜냐하면, 이상적인 아사나는 수련자의 몸이 가장 자연스럽게 느끼고 행복한 상태를 지향해야 하기 때문이다.

핸즈온의 적절성을 판단하는 예를 하나 들어보자. 핸즈온이 가동범위 확장과 부상 방지라는 두 개의 상반된 목표를 지향하면 어떻게 해야 할까? 부상을 방지하면서도 가동범위를 확장할 방법이 없는 것은 아니지만 두 개의 목적을 동시에 추구하기는 어렵다. 두 개의 목적을 달성하기 위해서는 순차적인 접근이 필요하다. 한 번의 핸즈온으로 두 개의 목적을 다 이루기는 어렵기 때문에 특정 목적을 선택해서 그에 적합한 핸즈온을 먼저 해야

요가 핸즈온

한다. 이때 지도자와 수련자가 같은 목적을 지향한다면 다행이지만 상반된 목적을 지향한다면 핸즈온 방식이 문제가 될 수 있다. 따라서 서로 다른 목적을 지향한다면 의사소통으로 둘의 차이를 좁히는 과정이 필요하다. 다음으로 설령 같은 목적을 지향한다고 할지라도 지도자와 수련자 모두가 만족할 수준의 핸즈온 정도를 찾아야 하는 문제도 있다. 지도자와 수련자 모두가 만족할 수 없다면 이 또한 적절한 핸즈온이라고 할 수 없다. 이때 핸즈온의 적절성을 판단하는 기준은 수련자의 현재 몸 상태가 되어야 한다.

° 핸즈온의 목적

핸즈온의 목적은 다양하다. 큰 틀에서 보면 수련자의 아사나 수련이 더 효율적이고 유익하도록 돕는 것이다. 다음으로 핸즈온을 하는 지도자와 받는 수련자의 관점에 따른 목적이 있고, 육체적, 정신적 수준의 목적도 있다. 더 나아가 핸즈온의 목적을 좀 더 세부적으로 보면 요가, 특히 아사나 수련의 목적에 따라 다양해진다. 이렇게 핸즈온의 목적을 고찰하다 보면 예상과 달리 단순하지 않고 훨씬 심오한 수준까지 연결된다는 관점의 전환이 생길 것이다.

작은 행위에도 반드시 의도와 목적이 있다. 의도와 목적이라는 것이 표현은 다르지만, 의미는 같다. 무언가를 하고자 하는 것은 그것을 함으로써 얻고자 하는 것과 필연 관계이기 때문이다. 따라서 핸즈온의 의도와 목적을 정확히 알 때 이를 달성하는 것도 가능하다.

몇 가지 핸즈온의 목적을 같이 생각해 보자.

핸즈온의 대표적 목적들

육체적인 목적들	정신적인 목적들
• 몸에 대한 이해를 향상시키기 위해 • 신체 안정화를 위해 • 몸의 정렬을 맞추기 위해 • 호흡 공간을 확보하기 위해 • 자세(체형) 교정을 위해 • 부상을 방지하기 위해 • 대안 자세를 제시하기 위해 • 치료 목적을 위해 • 디톡스를 위해 • 더 깊은 자세로 신체를 열기 위해	• 긴장 완화를 위해 • 자만심을 제거하기 위해 • 자존감을 향상시키기 위해 • 마음을 열기 위해 • 수련자와 교감하기 위해 • 수련자의 요가 여정을 지지하기 위해

여러 세부적 목적 중 몇 개의 이면을 살펴보자.

'더 깊은 자세로 신체를 열기 위한' 목적은 아사나 수련 중 부상의 원인이 되기도 하므로 신중하게 생각해야 한다. 수련자의 현재 몸 상태는 이전부터 지금까지 행해왔던 모든 삶의 궤적이 누적된 결과물이다. 그러므로 이를 충분히 고려하여 수련의 강도를 결정해야 한다. 그리고 이뿐만 아니라 지금 몸 상태에 영향을 끼치는 다양한 요소도 살펴야 한다. 정지 동작이나 움직이는 동작을 하는 매 순간 무게중심을 어디에 두고 얼마나 유지하는지도 중요한 변수가 된다. 그리고 요가 수련을 하는 장소의 온도, 소리, 분위기 등과 같은 물리적인 환경에 따라, 생각이나 감정의 변화와 같은 정신적인 상태에 따라 몸은 계속 변화한다.

더 깊은 아사나 수련을 원한다면 이런 다양한 변수들을 숙고하여 섬세하고 조심스럽게 접근해야 한다. 그런데 이런 고려 없이 아사나를 하거나 핸즈온을 하면 다치기 쉽다. 특히, 요가 지도자는 핸즈온 하기 전에 수련자의 몸과 마음이 어떤 상태인지 최대한 파악해야 한다. 충분한 정보가 없는 상태에서 섣불리 가동범위를 확장하는 핸즈온을 하면 부상으로 이어지기 쉽다. 그리고 적극적인 핸즈온의 형태는 아니지만, 수련자가 무리해서 가동범위를 확장하려고 시도할 때 지도자는 적절한 수준의 설명으로 제한선을 제시해야 한다. 마음이 앞서는 수련이 아니라 몸이 앞서가고 마음이 이를 따라가 가는 수련으로 가동범위를 확장하도록 속도를 조절해야 한다. 몸이 준비되었을 때 비로소 더 깊은 아사나 수련이 가능한 것이지 마음이나 의지가 이끌어가는 방식은 부상으로 이어지기 쉽기 때문이다.

자세교정을 목적으로 할 때는 사전에 이해하고 준비해야 할 사안들이 있다. 자세교정을 이야기하기 전에 아래 네 가지 질문에 답해 보기를 권한다.

첫째, 바른 자세란 무엇인가?[*]

바른 자세가 무엇인지 정확히 알고 있어야 자세를 교정할 수 있다. 바른 자세가 무엇인지 기준이 없는 상태에서는 자세를 교정할 수 없기 때문이다. 모든 사람에게 적용되는 바른 자세는 없겠지만, 보편적으로 인체에 적용할 수 있는 바른 자세의 해부학적 기준을 알아야 한다.

  * 자세한 내용은 저자의 '요가 해부학'의 서문, 7장의 '무릎의 기능'과 '척주의 기울기에 따른 체형 이상' 편, 8장의 '상체 및 하체의 바른 움직임 방식' 편을 참조하라.

둘째, 일상에서 자세를 얼마나 인지하고 있는가?

우리는 잠자는 시간을 제외하면 대략 16시간 동안 앉거나 서거나 움직이며 생활한다. 물론 누워있을 수도 있지만, 이때는 신체에 가해지는 부하가 상대적으로 크지 않기 때문에 논외로 한다. 체형이 비대칭으로 변하는데 가장 큰 영향을 끼치는 자세는 앉은 자세이다. 서 있거나 움직일 때의 자세는 상대적으로 체형에 끼치는 영향이 적다. 자세가 좋지 않을 때 가장 영향을 크게 받는 부분은 척추인데 특히 앉은 자세에서 척추를 바르게 유지하기가 어렵기 때문이다. 여기에는 다양한 원인이 있지만 주로 책상과 의자의 높낮이, 컴퓨터와 휴대폰의 장시간 사용, 장거리 운전 등과 같은 물리적 환경으로 바른 자세를 유지하기 어렵기도 하고, 일상이나 아사나 수련에서 바른 자세의 정렬이 무엇인지 몰라서 지속적으로 근골격계에 스트레스를 주기도 한다.

셋째, 하루 운동시간이 얼마나 되는가?

요가 수련지도를 오랫동안 해왔지만, 일주일에 3회, 대략 3시간 이상 요가 수련을 하는 수련자는 드물었다. 일주일에 2회 정도도 꾸준히 수련하기 어려운 것이 현실이다. 어떤 사람은 운동으로 자세를 교정하려고 한다. 원론적으로 틀린 말은 아니지만, 이것이 가능하기 위해서는 운동시간을 절대적으로 늘려야 한다는 것을 눈치챘을 것이다. 하루 24시간 중 20분~30분도 자세교정에 투자하기 어려운데 과연 이 정도 운동량으로 체형을 바꿀 수 있을지는 생각해 봐야 할 문제이다.

넷째, 전문가의 지도를 받는가?

요가 수련지도를 해보면 지도자가 시범을 보이고 자세히 설명해도 다른 방식이나 잘못된 방식으로 동작하는 수련자를 종종 볼 수 있다. 같은 설명을 반복하고, 핸즈온으로 자세를 교정한 후에도 같은 실수를 반복하는 수련자도 적지 않다. 예외가 있겠지만, 일반인이 자신의 운동상태나 몸 상태를 객관적으로 분석하고 파악하기는 결코 쉽지 않다. 따라서 전문가의 지도가 반드시 필요하며 이를 귀 기울여 듣고 열린 마음으로 받아들이는 태도를 지니는 것이 좋다.

위의 설명을 보면 자세교정이 생각처럼 단순한 과정이 아니라는 점이 이해될 것이다. 수련자가 개인적으로 아사나를 하든 지도자가 핸즈온을 하든 위 질문들에서 막힌다면 핸즈온으로 자세교정의 목적을 달성하기는 쉽지 않을 것이다. 자세를 교정하는 가장 쉬운 방법을 한 문장으로 요약하면 아래와 같다.

먼저, 바른 자세가 무엇인지 정확히 알고, 일상에서 자세를 알아차림하고, 바른 자세로 돌아가는 노력을 부단히 하며, 운동시간을 늘리고, 전문가의 조언을 듣는다.

수련자와 교감하기 위해 핸즈온을 한다는 목적을 보면 핸즈온이 신체적 도움 그 이상의 의미를 지니고 있고, 그것을 지향한다는 것을 알 수 있다. 많은 요가 지도자는 핸즈온으로 수련자와 지도자 사이에 정서적 교류가 가능하다는 부분에 동의할 것이다. 아직 신체접촉에 익숙지 않은 사람들이 많지만, 이는 신뢰관계 향상에 큰 도움이 되며 서로의 에너지를 교류하는 또 하나의 방식이다. 인간은 개인의 감정과 경험을 다양한 방법으로 교류하는데 자연스러운 수단 중의 하나가 신체접촉이다. 인간을 비롯한 어떤 존재도 고립된 상태로 존재하지 못하기 때문에 핸즈온은 소통과 공감의 좋은 대안이 될 수 있다. 개인주의나 이기주의의 만연으로 신뢰를 바탕으로 하는 교류를 어려워하는 사람들이 많다. 특히 다수의 현대인은 책, 글, SNS, 컴퓨터나 핸드폰 같은 수단을 통해서 비대면의 간접적 소통에 익숙하여 오히려 대면의 직접적 소통을 어색해하기도 한다. 하지만 요가 수련의 핸즈온이라는 자연스러운 과정에서 타인의 접촉을 허용하고 타인과 소통하고자 의지를 내는 것은 서로의 관계에서 신뢰를 구축하고 안정감을 쌓는 좋은 토대가 될 것이다.

수련자 스스로 요가 여정을 지지하기 위해 핸즈온을 하는 경우를 마지막으로 들여다보자. 성장이라는 단어에는 이전 시점보다 양적이든 질적이든 또는 둘 다든 기존보다 더 향상된 어떤 것이 있다는 전제가 있다. 성장은 스스로 할 수도 있고 누군가의 도움을 통해서 할 수도 있고 특정 누군가에 의한 것은 아니지만 필요한 환경이 잘 성숙되어 있어서 할 수도 있다. 가르치고 배우는 다른 어떠한 과정과 마찬가지로 요가 수업에서 역시 지도자의 역할은 아주 중요하다. 지도자가 가진 의식과 가치 그리고 지향은 수련자들에게 다양한 방식으로 영향을 끼친다. 그중에서도 직접적인 접촉이 동반되는 핸즈온 방식이 지도자의 일방적 수정이나 제시가 아닌 제안이며 같이 방향을 찾아가는 탐구의 과정이라면 수련자 스스로 요가를 더 깊고 풍부하게 고찰하고 공부하여 성장하는 계기가 될 것이다.

° 핸즈온의 필요성

핸즈온이 필요한가 그렇지 않은가의 논쟁은 항상 있었다. 그런데 이 문제를 양도논법으로 결정하는 것은 바람직해 보이지 않는다. 모든 것에는 특수성이 내재되어 있는데, 아사나 역시 독립적으로 존재하는 것이 아니라 개인의 특수성과 그가 수행하고 있는 아사나의 특수성도 고려해야 한다. 더 나아가 아사나 수련의 목적과 해석은 그것을 수행하는 사람의 수만큼 다양하다. 따라서 아사나 수련에 투영하는 가치에 따라 아사나의 방향과 방법이 정해지면 그 후에는 두 가지 문제만 남는다. 첫째는 수련자가 핸즈온을 원하는지 여부이고, 둘째는 원한다면 어느 수준의 개입을 할 것인지를 결정하는 것이다.

핸즈온이 필요하다고 보는 쪽은 긍정적 효과를 더 크게 보고 필요치 않다고 보는 쪽은 부정적 효과를 더 크게 본다.

핸즈온의 효과를 긍정적으로 보는 쪽은 앞에 기술된 핸즈온의 목적에서 볼 수 있듯이 핸즈온이 수련자에게 도움이 된다고 확신한다. 이들에게는 핸즈온으로 수련자의 아사나뿐만 아니라 지도자 자신의 실력도 같이 향상된다는 확고한 신념이 있다. 그리고 핸즈온으로 신체적 향상을 넘어서 정신적 성장까지 이룰 수 있다는 부분은 또 다른 동기부여가 된다. 핸즈온 과정에서 생겨난 유대감은 수련자가 지도자의 지시를 따르기만 하는 수동적 차원에서 함께 소통하는 능동적 차원으로 넘어가는 놀라운 경험을 하도록 한다.

핸즈온의 효과를 부정적으로 보는 쪽의 이유는 대략 아래와 같다.

첫째, 요가 지도자에 대한 신뢰가 크지 않아서이다. 지도가 핸즈온의 필요성을 정확히 판단할 수 있는지와 핸즈온과 관련된 충분한 지식과 경험이 있는지를 확신하지 못한다.

둘째, 지도자의 강박적 또는 습관적인 핸즈온이 불편한 것이다. 많은 요가 지도자들은 수련지도에 최선을 다하고 열정을 쏟는다. 이 과정에서 핸즈온의 횟수와 강도가 과도해질 수 있고 수련자는 이것이 불편할 수 있다. 반대로 지도자가 마음을 다하지 않고 의무감 때문에 기계적인 느낌으로 핸즈온을 할 때도 있다. 이런 영혼 없는 핸즈온은 오히려 상대를 불쾌하게 만들기도 한다.

셋째, 핸즈온을 폭력적으로 느끼는 것이다. 설령 지도자의 의도가 선하다 할지라도 수련자가 핸즈온 자체에 동의하지 않거나, 핸즈온의 수준에 동의하지 않거나, 수련자 스스로 가능하지 않다고 느끼는 아사나를 수행하도록 핸즈온 하는 것은 폭력적으로 느껴질 수 있다. 이런 거부감은 지도자가 수련자의 의지를 정확히 인지하지 못해서 생긴다. 의도가 선할지라도 결국 수련자가 그 의도를 선으로 받아들이고 핸즈온을 수용할 때만 그것은 긍정적인 경험이 될 수 있다. 수련자가 핸즈온을 편안하게 받아들이지 못한다면 그것은 선한 의도와 별개로 부정적 경험이 될 수도 있다.

넷째, 핸즈온 과정에서 발생할 수 있는 부상이 두려운 것이다. 지도자의 과도한 핸즈온 때문에 수련자가 부상을 당하는 일이 간혹 있다. 가끔 지도자와 수련자 관계가 상하 관계나 거부하기 어려운 권위가 부여된 관계로 변질될 수 있는데, 이런 영향으로 수련자가 신체의 한계를 넘어서는 핸즈온이 행해져도 적절하게 반응하지 못할 수 있다. 이런 것을 직접 또는 간접적으로 경험하면 핸즈온 자체를 두려워할 수 있다.

다섯째, 핸즈온의 의도가 잘못된 자세를 고친다는 것에 있다는 점이다. 누군가가 자신의 아사나가 잘못되었다고 직접적 또는 간접적으로 드러낸다면 당혹감과 거부감이 생길 수 있다. 특히 충분한 설명과 적절한 대안 없이 아사나가 잘못되었기 때문에 수정해야 한다는 느낌으로 핸즈온을 한다면 부정적 인식이 생기기 쉽다.

여섯째, 아사나를 특정 방식으로 규정하고 수련자의 몸을 그 틀에 맞추려는 느낌이 일으키는 거부감이 있다. 어떤 요가 전통이나 철학 또는 스타일은 각기 다르다. 어떤 식이든 특정 스타일의 아사나 수련에 대한 지향이 있기 때문에 수련자가 충분히 인지할 수 있도록 사전에 설명하는 것이 필요하다. 하지만 그런 이해와 수용의 과정이 생략된 채 수련자가 동의할 수 없는 방식의 아사나 지도나 핸즈온은 부정적 경험이 될 것이다.

일곱째, 핸즈온을 하지 않고 수련자의 자연스러운 변화 과정을 지켜보는 것이 더 요가의 목적에 가깝다고 느끼는 경우이다. 이것은 다른 이유보다 더 섣불리 판단하기 어려운 점이 있다. 핸즈온 문제에서 가장 민감한 부분이 과도한 개입과 방종 사이의 균형이기 때문이다. 수련자가 자신을 탐구하는 과정에 지도자가 필요 이상으로 개입해도, 너무 방관해도 문제가 된다. 따라서 이 문제는 결국 수련자와 지도자의 지속적 소통과 수련 과정을 통해 최선의 길을 찾아갈 수밖에 없다.

° 핸즈온 방법들

핸즈온을 방법적으로 구분해 보면 다양한 형태로 나눌 수 있다. 크게 두 가지로 분류하면 접촉이 수반되는 핸즈온^{hands on}과 접촉이 수반되지 않는 핸즈오프 ^{hands off} 방법으로 구분할 수 있다. 핸즈온 같은 직접적인 방법도 도움이 되지만 핸즈오프 같은 접촉이 없는 간접적인 방법도 충분히 도움이 되므로 핸즈온의 형태만 고집할 필요가 없다. 상황에 따라서는 오히려 핸즈오프의 형태가 더 적절한 도움이 되기도 한다. 위 두 분류에 포함되기는 하지만 도구 사용과 적극성 등에 따라 전체적으로 아래와 같이 대별해본다.

첫째, 접촉이 있는 핸즈온과 접촉이 없는 핸즈오프

접촉이 있는 핸즈온과 접촉이 없는 핸즈오프는 '접촉'을 기준으로 도움을 주는 방식을 구분한 것이다. 보통 접촉은 비접촉보다 좀 더 실질적이고 직접적인 경험과 연관되고 비접촉은 좀 더 섬세한 느낌을 깨우기 위해서 또는 물리적으로 거리가 멀어서 직접적인 방법으로 도움을 줄 수 없을 때 사용한다. 비접촉 방식인 핸즈오프는 목소리, 눈빛, 몸짓, 느낌 등으로 도움을 준다. 핸즈오프는 수련자가 좀 더 섬세한 느낌에 집중하고 자신의 몸과 마음을 더 깊은 차원에서 알아차릴 수 있도록 돕는다.

둘째, 신체를 이용하는 방법과 도구를 사용하는 방법

신체를 이용하는 방법과 도구를 사용하는 방법은 신체 부위를 이용한 접촉과 도구를 사용한 접촉으로 나눌 수 있다. 신체 부위 중에서는 발, 무릎, 허벅지 상박(상박은 허벅지 위쪽을 뜻함) 및 측면, 엉덩이 측면, 손, 팔꿈치, 배, 어깨 등을 사용한다. 이중 주로 사용하는 것은 손이다. 도구^{Yoga Props} 중에서는 요가 블록^{Yoga Block}, 요가 매트^{Yoga Mat}, 폼 롤러^{Foam Roller}, 테라 밴드^{Thera Band}, 요가 휠^{Yoga Wheel}, 요가 링^{Yoga Ring}, 라크로스 볼^{Lacrosse Ball}, 요가 스트랩^{Yoga Strap}, 요가 타월^{Yoga Towel}, 수건^{Towel}, 명상 쿠션^{Meditation Cushion}, 볼스터^{Bolster}, 담요^{Blanket}, 의자 등을 사용한다. 이 외에도 물리적으로 고정된 상태의 벽, 기둥, 바^{Bar}, 로프^{Rope} 및 해먹^{Hammock} 등이 사용되기도 한다. 그리고 일반적으로 사용되는 도구

로 핸즈온이 어려울 때는 특정 목적에 맞는 도구를 제작하여 사용하기도 한다. 도구를 사용하는 핸즈온은 수련자가 도구를 익숙하게 사용하도록 돕거나 도구를 사용할 때 자극이 과도해질 수 있으므로 이를 조절하기 위한 핸즈온이 필요하다. 도구 사용이 익숙한 수련자는 별도의 핸즈온이 필요치 않을 수 있다.

셋째, 적극적 핸즈온과 소극적 핸즈온

적극적 핸즈온과 소극적 핸즈온은 개입의 정도를 기준으로 생각해 보면 이해가 쉬울 것이다. 적극적이란 '지도자의 개입이 많고 접촉이 있거나 자극이 크고 지속 시간이 길고' 등으로 생각해 볼 수 있다. 소극적이란 위와 반대로 '지도자의 개입이 적고 접촉이 없거나 자극이 약하고 지속 시간이 짧고' 등으로 생각할 수 있다. 적극적이거나 소극적인 핸즈온은 방법적인 측면에서 선호에 따라 결정하기보다는 상황에 따라 다르게 적용하는 것이라고 봐야 한다. 필요하다고 판단되면 때로는 적극적인 핸즈온을, 때로는 소극적 핸즈온을 함으로써 수련자가 더 많은 혜택을 경험할 수 있도록 도우면 된다.

YOGA
HANDS-ON

Part II

아쉬탕가 요가
프라이머리 시리즈 핸즈온

Standing
Sequence

수리야 나마스까라 A
(Surya Namaskara A)

① 사마스티티(Samasthiti)

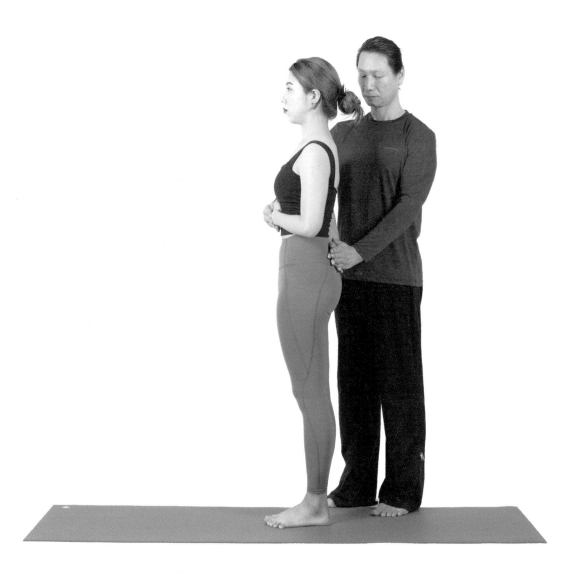

1. 정렬 상태의 사마스티티

사마스티티^{Samasthiti}의 자세 이름은 타다사나^{Tadasana}라는 산 자세$^{\text{Mountain Pose}}$인데 여기서 사마스티티라고 부르는 이유는 정렬되고 확고한 자세를 확립하기 위해 자신의 주의^{Attention}를 지금 여기의 몸으로 가져오는 정신적 요소를 더 중요하게 보기 때문이다.

사마스티티를 통해 현재 몸 상태를 알아차림 하고 좀 더 균형된 상태로 돌아가는 과정에서 마음은 고요해진다.

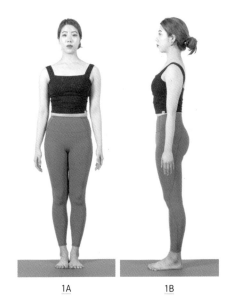

1A   1B

1A와 같이 정면$^{\text{Sagittal Plane, 시상면}}$에서는 좌우가 대칭일 때 정렬 상태로 본다.

1B와 같이 측면$^{\text{Coronal Plane, 관상면}}$에서는 귀–어깨 측면–골반 측면–무릎 측면–복사뼈를 잇는 선이 일직선에 가까울 때 정렬 상태로 본다.

시상면과 관상면은 정렬 상태를 확인하는 대표적인 두 가지 관점이다. 시상면을 통해서는 좌우 대칭을 확인하고, 관상면을 통해서는 전후 대칭을 확인한다.

참고로 모든 사람은 완벽한 대칭 상태가 아니다.

2. 정렬 상태를 벗어난 사마스티티

시상면의 비대칭성보다 관상면의 비대칭성이 근골격계 통증, 호흡 및 장기의 생리적 기능에 끼치는 영향이 더 큰데 실제 수련지도 상황에서는 두 면을 동시에 관찰할 수 없기 때문에 정렬은 관상면에서 확인하기를 추천한다.

2-1부터 2-4 자세들은 정렬을 벗어난 대표적인 예시들이다.
요추 전만 상태이든 흉추 후만 상태이든 목은 전방으로 돌출되고 턱이 들리게 되는데 이런 목의 상태를 흔히 거북목$^{\text{Forward Head Posture}}$이라 부른다. 거북목은 의학적인 용어는 아니고 체형상으로 목이 앞으로 돌출되고 턱이 들린 상태를 관습적으로 부르는 말이다.

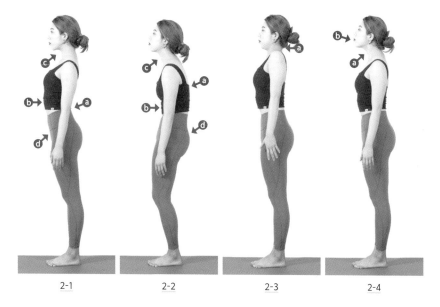

2-1. 요추가 과도하게 전만^{Lordosis}된 상태[a]로 명치가 전방으로 돌출되고[b] 목이 살짝 기운 거북목 형태[c]이고 골반이 전방 경사$^{\text{Anterior Tilt}}$된 상태[d]를 보여준다.

2-2. 흉추가 과도하게 후만^{Kyphosis}된 상태[a]로 복부가 압박되고[b] 목이 거북목 형태로 변형되어 턱이 들리고[c] 골반이 후방 경사$^{\text{Posterior Tilt}}$된 상태[d]를 보여준다.

2-3. 목과 어깨가 긴장된 상태로 귀와 어깨 사이의 거리가 과도하게 가까워진 상태[a]를 보여준다.

2-4. 목이 과도하게 전방으로 돌출되어 거북목 형태[a]로 바뀌면서 턱이 들린 상태[b]를 보여준다.

3. 핸즈온 방법

3-1은 요추 전만이 과도한 경우 핸즈온 하는 방법을 제시한 것이다.

요추 전만Lordosis이 과도한 상태로 명치가 돌출되고 목은 거북목 형태이고 골반은 전방 경사Anterior Tilt된 상태를 보여준다. 3-1A와 3-1B의 핸즈온 과정을 거쳐 정렬을 맞춘다.

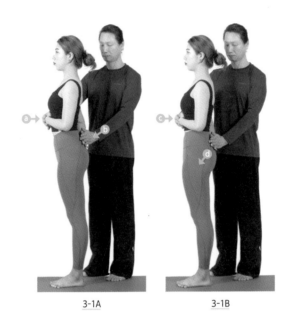

3-1A   3-1B

3-1A. 수련생은 자신의 명치에 한 손을 올리고, 나머지 손은 골반 뒤쪽에 댄다. 지도자는 수련생의 측면에 서서 명치[a]와 골반[b]에 올린 수련생의 손 위에 지도자의 손을 댄 상태를 보여준다.

3-1B. 3-1A 상태에서 명치는 관상면의 중심선Center of Coronal Plane*을 향해 밀고[c] 골반은 후방 경사를 만들어[d] 측면에서 귀-어깨 측면-골반 측면-무릎 측면-복사뼈가 일직선 상에 놓이게 하여 정렬을 맞추는 방법을 제시한 것이다.

> * 관상면의 중심선 (Center of Coronal Plane): 귀-어깨 측면-골반 측면-무릎 측면-복사뼈가 일직선 상에 놓여 있을 때를 가정한 임의의 선으로 관상면의 정렬을 확인하는 데 유용하다.

3-2는 흉추가 과도하게 후만이 된 경우 핸즈온 하는 방법을 제시한 것이다.

흉추 후만^{Kyphosis}이 과도한 상태로 명치가 압박되고 목은 거북목 형태이고 턱이 들리고 골반은 후방 경사$^{Posterior\ Tilt}$된 상태를 보여준다. 이 상태를 3-2A와 3-2B의 핸즈온 과정을 거쳐 정렬을 맞춘다.

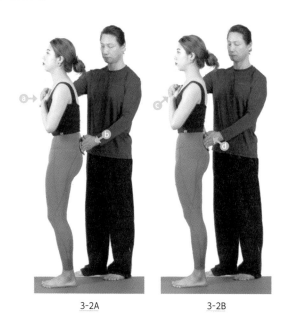

3-2A   3-2B

3-2A. 수련생은 자신의 가슴에 한 손을 올리고, 나머지 손은 골반 뒤쪽에 댄다. 지도자는 수련생의 측면에 서서 가슴^{a}과 골반^{b}에 올린 수련생의 손 위에 지도자의 손을 댄 상태를 보여준다.

3-2B. 3-2A 상태에서 가슴은 관상면의 중심선$^{Center\ of\ Coronal\ Plane}$을 향해 위로 밀고^c 골반은 전방경사를 만들어^d 측면에서 귀-어깨 측면-골반 측면-무릎 측면-복사뼈가 일직선 상에 놓이게 만들어 정렬을 맞추는 방법을 제시한 것이다.

3-3은 목과 머리를 몸통 위에 정렬시키는 핸즈온 방법을 제시한 것이다.

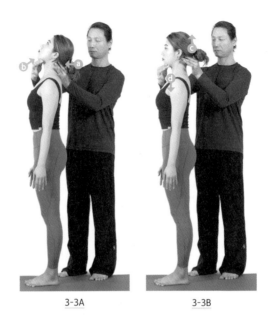

3-3A   3-3B

3-3A. 지도자는 수련생의 측면에 서서 한 손으로 뒤통수와 목의 경계를 감싸 쥐듯이 잡
아[a] 몸이 흔들리지 않게 고정하고 다른 한 손으로 턱을 잡는다[b]. 전체적으로 가볍
게 위로 들어 올린다.

3-3B. 3-3A 상태에서 뒤통수와 목의 경계를 잡은 손은 위로 끌어올리고[c] 턱을 잡은
손은 아래로 당겨[d] 정렬을 맞추는 방법을 제시한 것이
다. 귀와 어깨가 일직선 상에 놓일 때가 정렬이다.

3-4는 어깨의 긴장을 이완시키는 핸즈온 방법을 제시한 것
이다.

3-4. 지도자는 수련생의 뒤쪽에 서서 양손으로 수련생의 어
깨를 가볍게 눌러[a] 귀와 어깨가 멀어지게 만들어 긴장
을 이완하도록 유도한다.

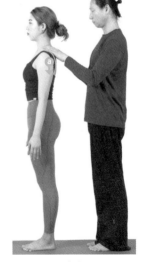

3-4

수리야 나마스까라 A

(Surya Namaskara A)

②우르드바 하스타사나(Urdhva Hastasana)

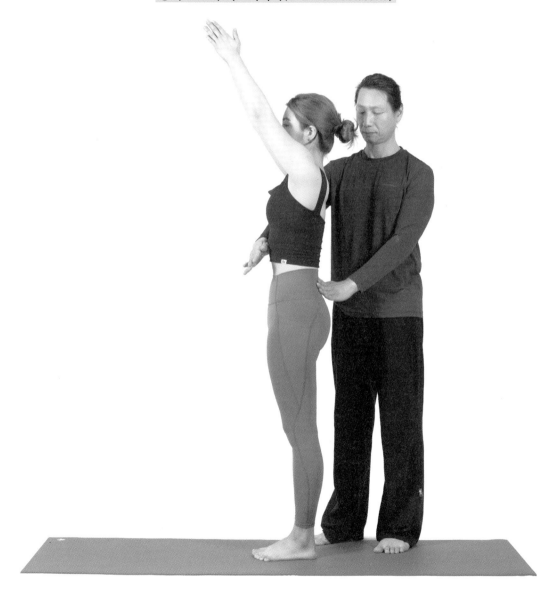

1. 정렬 상태의 우르드바 하스타사나

시상면의 좌우 대칭과 관상면의 전후 대칭이 자연스러운 수준에서 어깨의 긴장이 없는 상태를 유지하며 팔을 들어 올려 천장을 향해 뻗는다.

시선은 목이 긴장하지 않는 선에서 엄지손가락을 본다는 느낌을 유지한다.

양 손바닥을 붙일 때 어깨가 긴장되면 양손을 떼서 양팔을 어깨너비로 벌려도 좋다.

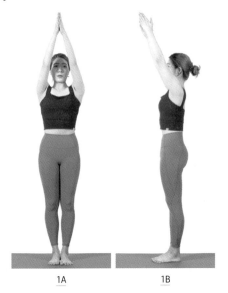

1A   1B

2. 정렬 상태를 벗어난 우르드바 하스타사나

관상면에서 본 우르드바 하스타사나를 수행할 때 정렬이 바르지 않은 상태를 제시한 것이다.

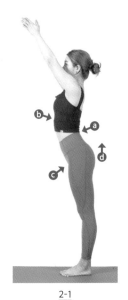

2-1. 요추 전만[Lordosis]이 과도한 상태에서의 우르드바 하스타사나를 제시한 것이다. 과도한 요추 전만[a]은 명치가 돌출[b]되는데 이는 엉덩허리근이 수축[c]되었기 때문이다. 요추 전만 상태에서는 무게중심이 앞 발가락 쪽으로 쏠리면서 몸이 전방으로 기울게 되는데 이를 보상하기 위해서 요추를 과도하게 꺾어 상체의 체중을 뒤쪽으로 이동시킨다.

이때 요추는 전만이 심화되면서 긴장이 발생하고 호흡이 빠르고 짧아진다.

위와 같은 자세를 장기간 반복하면 요추 통증을 유발하기도 하고 체형이 변형되기도 한다.

요추 전만 상태에서 우르드바 하스타사나를 할 때는 하체 뒤쪽이 과도하게 이완되어 엉덩이가 들린다[d].

2-1

2-2. 흉추 후만^{Kyphosis}이 과도한 상태에서의 우르드바 하스타사나를 제시한 것이다.

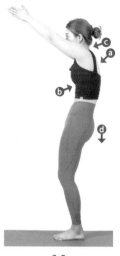

과도한 흉추 후만은 등이 말리면서^a 가로막^{Diaphragm}과 복부를 압박^b하기 때문에 호흡에 관여하는 공간이 줄어들어 배호흡^{Diaphragmatic Breathing}만으로는 산소 공급이 충분하지 않아 보상작용으로 가슴호흡^{Thoracic Breathing}을 유발한다.

또한, 복부의 장기들이 압박되면서 생리적 기능이 저하된다. 그리고 머리가 전방으로 돌출되면서 목과 어깨를 연결하는 근육들이 과도하게 수축되어^c 근육통을 유발하고, 어깨와 귀가 가까워지면서 경추 추간판^{Cervical Vertebrae} 눌림을 유발하여 경추 및 어깨 부위 신경통의 원인이 되기도 한다.

2-2

흉추 후만 상태에서 우르드바 하스타사나를 할 때는 하체 뒤쪽 근육이 수축되어 엉덩이가 아래로 처진다^d.

3. 핸즈온 방법

수련생의 손을 먼저 대고 지도자의 손을 대서 핸즈온 하는 것이 좋으나 불가피한 상황에서는 요가 블록 등 도구를 이용하는 것도 좋은 대안이 된다.

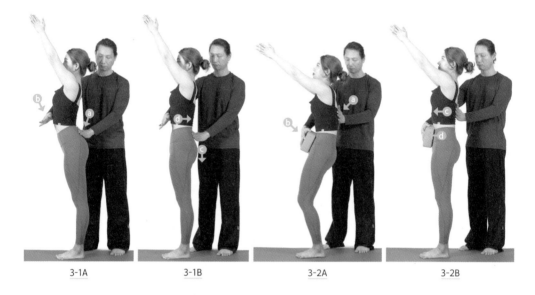

3-1A   3-1B   3-2A   3-2B

3-1. 요추가 과도하게 전만이 된 경우 핸즈온 하는 방법을 제시한 것이다.

    3-1A. 지도자는 수련생의 측면에 서서 한 손은 골반 뒤쪽에 대고[a] 다른 한 손은 명치에[b] 댄다.

    3-1B. 골반은 아래로 후방 경사$^{Posterior\ Tilt}$ 시키고[c] 명치를 뒤로 밀어[d] 복부를 수축하면서 갈비뼈를 가볍게 닫도록 유도한다.

3-2. 흉추 후만이 과도한 경우 핸즈온 하는 방법을 제시한 것이다.

    3-2A. 지도자는 수련생의 측면에 서서 한 손은 흉추에 대고[a] 다른 한 손은 요가 블록을 잡아 아랫배에 댄다[b].

    3-2B. 지도자는 흉추를 앞으로 밀어[c] 가슴을 펴게 하고 아랫배로 요가 블록을 밀게 하여[d] 척추를 신장하게 한다. 척추기립근을 수축하면 과도하게 말린 흉추와 요추가 펴진다.

    어깨의 유연성이 허용된다면 팔을 더 높이 들어 올려도 좋으나 그 높이는 관상면 상의 척추 정렬이 무너지지 않는 수준을 기준으로 한다.

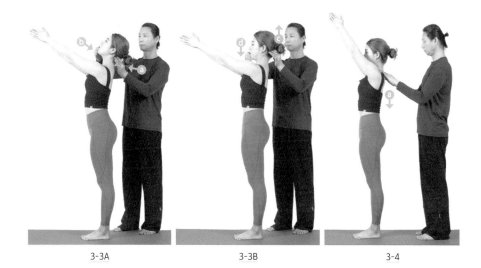

| 3-3A | 3-3B | 3-4 |

3-3. 목과 머리를 몸통의 중심에 놓아 정렬을 회복하도록 하는 핸즈온 방법을 제시한
    것이다.

　　3-3A. 지도자는 수련생의 측면에 서서 한 손으로 뒤통수와 목의 경계를 감싸 쥐
　　　　　듯이 잡아[a] 몸이 흔들리지 않게 고정하고 다른 한 손으로 턱을 잡는다[b].

　　3-3B. 뒤통수와 목의 경계를 잡은 손은 위로 끌어올리고[c] 턱을 잡은 손은 아래
　　　　　로 당겨[d] 정렬을 맞추는 방법을 제시한 것이다. 귀와 어깨가 일직선 상에
　　　　　놓일 때가 정렬이다.

3-4. 어깨의 긴장을 이완시키는 핸즈온 방법을 제시한 것이다.

　　지도자는 수련생의 뒤쪽에 서서 양손으로 수련생의 어깨를 가볍게 눌러[a] 귀와 어
　　깨가 멀어지게 만들어 긴장을 이완하도록 유도한다. 3-4와 같이 어깨를 이완시킨
　　후 팔을 더 높이 들어 올릴 수 있다면 더 올려도 좋다.

수리야 나마스까라 A

(Surya Namaskara A)

③ 우따나사나(Uttanasana)

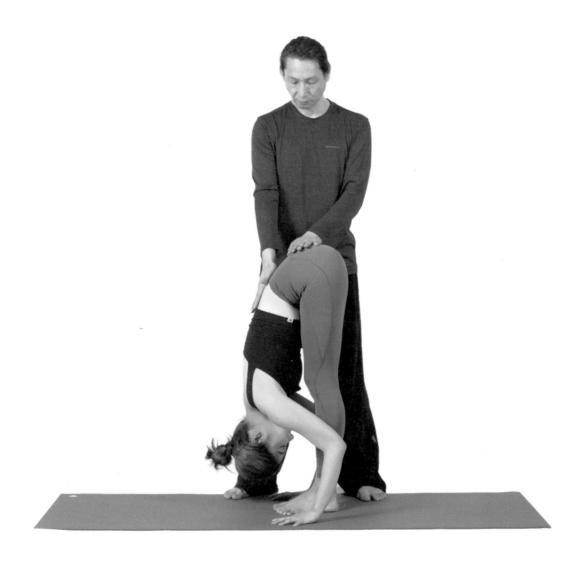

1. 정렬 상태의 우따나사나

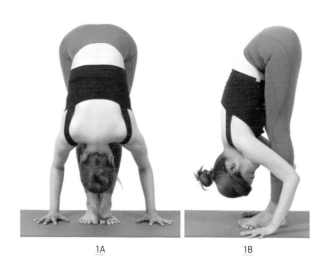

1A   1B

우따나사나는 전굴 상태에서 자극이 강한 아사나이다. 우따나사나를 수행할 때 신체의
어느 부위를 이완시킬 것인지에 대한 명확한 이해를 바탕으로 아사나의 목적이 정해지지
않으면 정렬에서 벗어난 상태로 아사나를 수행하게 되고 운동목적에도 벗어나게 된다.
전굴 상태에서 상체 뒤쪽과 하체 뒤쪽을 동시에 효율적으로 이완하기는 어렵기 때문에
하나의 운동목적을 정하고 그에 맞는 방식의 우따나사나를 수행한다.
상체를 펼 때(척추 중립)의 운동목적은 상체의 긴장을 유발하지 않고 하체 뒤쪽 근육을
늘리는 것이고, 등을 말았을 때의 운동목적은 흉추와 요추 일부를 이완하는 것이다.
어떤 방식으로 우따나사나를 수행할 것인지는 운동목적에 따라 달라지고 운동목적이 정해
지면 어떤 방식으로 우따나사나를 수행해야 할지 이해하고 그에 따라 정렬도 결정된다.
우따나사나에서 운동목적과 효율을 고려할 때 가장 이상적인 자세는 척추 중립[Neutral Spine]
상태에서 고관절[Hip Joint]을 축으로 전굴하며 다리 뒤쪽을 이완하는 것이라 본다.
정렬 상태에서는 1A의 시상면에서 볼 때 좌우 대칭이고 1B의 관상면에서 볼 때 척추
중립을 유지하면서 전굴하여 등이 펴졌기 때문에 배와 허벅지가 밀착된다.
하체 뒤쪽의 유연성이 부족해 배와 허벅지를 붙일 수 없을 때 유연성이 허용하는 만큼
상체를 숙이면(전굴) 긴장을 유발하지 않는다.
만일 하체 뒤쪽의 유연성이 떨어져 등(특히 흉추)이 말린다면 배와 허벅지 사이에 간격
이 생기면서 큰볼기근, 뒤넙다리근[Hamstrings] 및 종아리 근육들을 이완시키는 데 필요한

힘이 말린 흉추를 축으로 위아래로 분산된다.

이때 이완되는 부위는 흉추와 요추 일부가 되고 이렇게 되면 운동목적에서 벗어나게 된다. 그뿐만 아니라 호흡이 짧아지고 장기가 압박되어 생리적 기능이 떨어지며 상체 앞쪽 근육 및 목과 어깨 사이의 근육이 긴장되고 하체 뒤쪽의 근육은 상대적으로 덜 이완되는 기회비용이 발생한다.

2. 정렬 상태를 벗어난 우따나사나

전굴시 관상면에서 정렬을 판단할 때는 상체와 하체로 나누어 상체는 척추 중립이 유지되는지(등이 말리지 않았는지)와 하체는 골반 측면 중심-무릎 측면 중심-복사뼈가 일직선 상에 위치하는지를 파악하고, 시상면에서 정렬을 판단할 때는 좌우 어깨와 골반이 수평인지를 통해 파악한다.

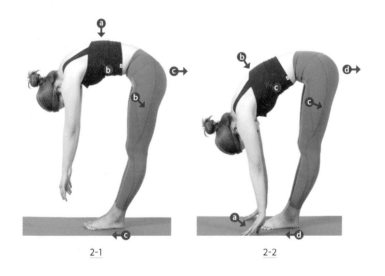

2-1   2-2

2-1. 하체 뒤쪽의 유연성이 현저하게 떨어진 상태에서 몸이 허용하는 수준보다 전굴을 깊게 하였기 때문에 이에 대한 보상작용으로 거의 고관절을 축으로 쓰지 못하고 등이 말리면서[a] 척추 중립이 깨지고 배와 허벅지 사이의 간격이 커지며[b] 골반이 뒤꿈치보다 후방으로 이동한[c] 상태이다.

2-2. 2-1보다는 유연성이 좋아 손을 바닥에 댔으나[a] 아직 유연성이 충분치 않은 상태에서 전굴을 깊게 하였기 때문에 보상작용으로 등이 말리면서[b] 척추 중립이 깨지고 배와 허벅지 사이의 간격이 커지며[c] 골반이 뒤꿈치보다 후방으로 이동한[d] 상태이다.

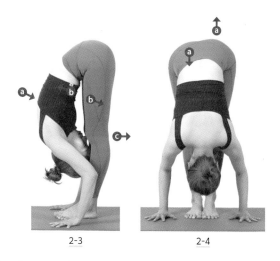

2-3   2-4

2-3. 유연성이 비교적 좋은 상태이나 하체 뒤쪽 근육들을 이완하기 위해 전굴이 과도해지면 부족한 하체 뒤쪽의 유연성을 보상하기 위해 등을 말게 되어[a] 척추 중립이 깨지고 배와 허벅지 사이의 간격은 커지며[b] 무릎을 과도하게 뒤쪽으로 미는 무릎 과신전Back Knee으로[c] 변형되어 무릎이 강하게 압박된 상태이다.

2-4. 하체 뒤쪽 좌우 근육의 유연성이 비대칭 되어 왼쪽 골반은 높고 오른쪽 골반은 낮은 상태이다[a]. 이는 평소 짝다리를 짚던 습관의 영향일 수도 있고(짝다리를 짚은 쪽 골반이 올라간다.) 다른 연관된 근육들의 긴장의 영향일 수도 있다.

수련 중 균형자세로 돌아가려면 낮아진 골반 쪽 다리로 무게중심을 옮기면 된다.

3. 핸즈온 방법

우따나사나는 강력한 전굴이다. 수련생이 유연성의 최대치 또는 준최대치까지 하체 뒤쪽을 이완했을 때 핸즈온을 통해서 더 깊은 자극을 주게 되면 부상을 입을 수 있으므로 섬세한 주의를 기울여야 한다. 또한, 핸즈온을 통해 수련생의 무게중심을 앞 발가락으로 옮길 때 중심을 잃지 않도록 부드럽게 유도해야 한다.

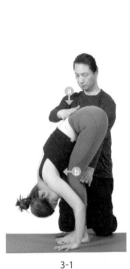

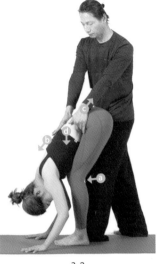

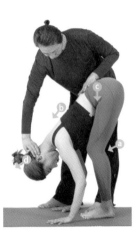

3-1 3-2 3-3

3-1. 지도자는 측면에서 한 손은 골반에 대고[a] 다른 한 손은 오금을 밀어서[b] 배와 허벅지가 밀착되도록 하여 하체 뒤쪽의 긴장을 낮춰주는 핸즈온 방법을 제시한 것이다.

3-2. 수련생의 하체 뒤쪽의 유연성이 충분하지 않을 경우 수련생이 무릎을 살짝 구부리도록 해서[a] 배와 허벅지를 밀착하여 척추 중립을 유지하게[b] 하고 지도자는 측면 뒤쪽에 서서 한 손으로는 수련생의 골반 능선을 잡아 당기고[c] 다른 한 손으로는 요추를 아래로 밀어[d] 척추 중립을 유지하도록 하는 핸즈온 방법을 제시한 것이다.

3-3. 수련생의 하체 뒤쪽의 유연성이 충분치 않을 경우 수련생이 무릎을 살짝 구부리도록 해서[a] 배와 허벅지를 밀착해서 척추 중립을 유지하게[b] 하고 지도자는 측면에서 한 손은 골반에 대고[c] 무게중심이 무너지지 않도록 안정성을 유지한 상태에서 다른 한 손은 목 뒤를 잡아[d] 어깨와 목이 긴장하지 않도록 목을 아래로 길게 늘이는 핸즈온 방법을 제시한 것이다. 깊은 전굴 자세에서 무의식중에 목과 어깨를 긴장하지 않도록 알아차림을 유도한다.

3-4. 지도자는 측면에서 한 손은 골반에 대고[a] 무게중심이 무너지지 않도록 안정성을 유지한 상태에서 다른 한 손은 목 뒤를 잡아서[b] 어깨와 목이 긴장하지 않도록 목을 아래로 길게 늘이는 핸즈온 방법을 제시한 것이다. 깊은 전굴 자세에서 무의식중에 목과 어깨를 긴장하지 않도록 알아차림을 유도한다.

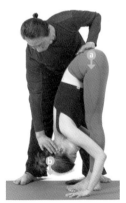

3-4

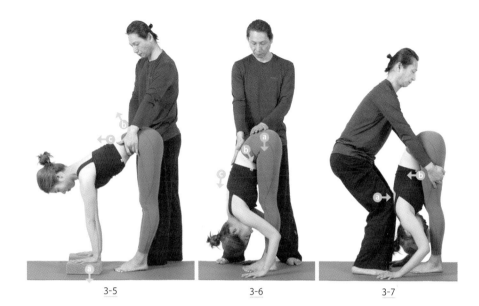

| 3-5 | 3-6 | 3-7 |

3-5. 수련생의 유연성이 많이 떨어질 때는 요가 블록을 이용하여[a] 부족한 유연성을 보상해도 골반의 측면 중심과 복사뼈가 수직을 이루지 않고 골반이 뒤쪽으로 이동한다. 이때 지도자는 수련생의 측면에서 양손으로 골반 능선을 잡고 앞쪽 사선방향 위로 끌어올리면서[b] 수련생의 무게중심이 발가락 쪽으로 이동할 수 있도록 앞쪽으로 가볍게 밀어준다[c].

3-6. 지도자는 측면에 서서 한 손으로 골반을 수직으로 가볍게 누르고[a] 다른 한 손은 요추에 대고[b] 누르면서 무게중심을 살짝 앞쪽을 향해 이동시키는[c] 방법을 제시한 것이다.

3-7. 지도자는 수련생의 등 쪽에 서서 양 무릎을 어깨뼈에 대고[a] 양손은 뒤넙다리근 Hamstrings을 잡고 당기면서[b] 하체 뒤쪽을 깊게 이완시키는 방법을 제시한 것이다. 이 핸즈온 방법은 수련생의 하체 뒤쪽 유연성이 충분한 상태에서만 수행해야 한다. 유연성이 충분하지 않을 경우 강한 자극으로 인해 부상을 입을 수 있다.

수리야 나마스까라 A
(Surya Namaskara A)

④ 아르다 우따나사나(Ardha Uttanasana)

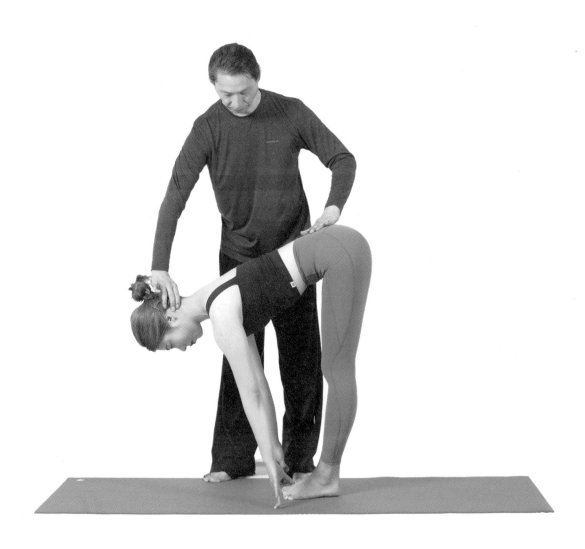

1. 정렬 상태의 아르다 우따나사나

아르다 우따나사나는 반전굴 자세이다.

하체의 유연성보다는 상체의 이완과 정렬에 더 집중한다.

관상면에서 볼 때 골반 측면 중심과 복사뼈가 일직선이
되거나 골반 측면 중심이 복사뼈보다 앞쪽으로 이동할
때 하체 뒤쪽은 더 깊게 이완된다.

유연성이 조금 부족하면 손가락을 세워 바닥에 닿게 하
고 유연성이 충분하다면 손바닥을 바닥에 닿게 한다.

하체 유연성만 고려하느라 상체의 정렬을 희생하지 않
도록 한다.

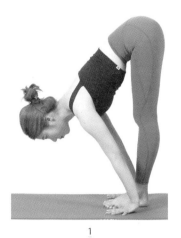

1

2. 정렬 상태를 벗어난 아르다 우따나사나

아르다 우따나사나에서 정렬을 놓치는 대표적인 두 가지 유형을 제시한 것이다.

고개를 과도하게 들어 올려 목과 어깨 근육들을 긴장시키는 이유는 드리스티^{Dristhi, 응시점}
에 대한 이해 부족에서 기인한다.

아르다 우따나사나에서 드리스티는 미간인데 아무리 고개를 들어 올려도 육안으로는 미
간을 볼 수 없다. 이때 드리스티의 목적은 우따나사나에서 아르다 우따나사나로 전환할
때 자연스럽게 숨을 마시면서 상체를 부상시키는 에너지 흐름을 따라 그 흐름의 끝인
미간에 의식을 전향하여 몸과 마음이 통합되도록 하는 것이다.

결국, 핵심은 움직임과 의식의 일치이지 물리적으로 특정 신체 부위나 방향을 보는 것이
아니기 때문에 이러한 이해를 바탕으로 정렬을 무너뜨리면서 과도하게 고개를 들어 올려
목과 어깨의 긴장을 유발하지 않도록 한다.

아르다 우따나사나에서의 정렬에 대한 이해가 쉽게 와 닿지 않으면 사마스티티의 정렬을 떠
올려보면 된다. 몸을 일직선으로 세우고 관상면에서 귀-어깨 측면-골반 측면-무릎 측면-
복사뼈에 이르는 정렬을 유지한다. 이러한 관점에서 보면 아르다 우따나사나에서 고개를 들
어 올리는 것은 사마스티티에서 고개를 뒤로 젖히고 정렬이 무너져 있는 상태와 같다.

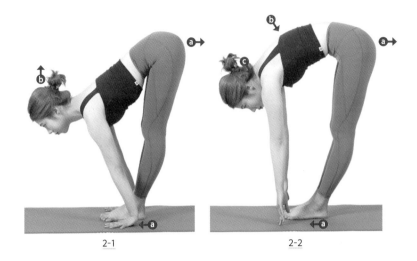

2-1   2-2

2-1. 하체 뒤쪽의 유연성이 부족한 상태로 척추 중립을 유지하면서 전굴을 깊게 하여 이로 인해 발생한 긴장을 보상하기 위해 골반 측면의 중심이 복사뼈보다 뒤쪽으로 이동하여 정렬이 깨지고[a] 고개를 과도하게 들어[b] 뒷목이 긴장된 상태를 보여준다.

2-2. 하체 뒤쪽의 유연성이 2-1보다 더 부족한 상태에서 전굴을 깊게 하여 이로 인해 발생한 긴장을 보상하기 위해 골반 측면의 중심이 복사뼈보다 뒤쪽으로 이동하고[a] 등이 말려[b] 척추 중립이 깨지고 귀와 어깨 사이가 가까워져[c] 긴장된 상태를 보여준다.

3. 핸즈온 방법

3-1. 지도자는 측면에 서서 한 손은 골반에 대고[a] 무게중심이 무너지지 않도록 안정성을 유지한 상태에서 다른 한 손은 목 뒤를 잡아서[b] 어깨와 목이 긴장하지 않도록 목을 길게 늘이는 핸즈온 방법을 제시한 것이다.

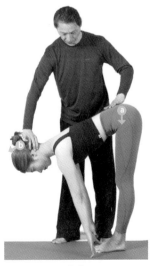

3-1

3-2. 지도자는 측면에 서서 한 손은 골반에 대고[a] 무게 중심이 무너지지 않도록 안정성을 유지한 상태에서 다른 한 손은 양쪽 견갑골을 척추 중심을 향해 당겨[b] 가슴을 확장하도록 하는 핸즈온 방법을 제시한 것이다.

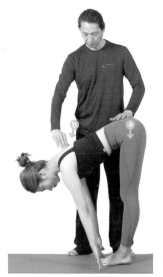

3-2

3-3. 골반과 발목의 정렬을 맞춰주는 핸즈온 방법을 제시한 것이다.

3-3A와 같이 골반 측면의 중심이 복사뼈보다 뒤로 무너진 경우 지도자는 수련생의 뒤쪽에 서서 골반 능선을 잡는다[a].

3-3B와 같이 골반을 전방으로 기울이면서[b] 앞쪽으로 밀어[c] 골반 측면의 중심과 복사뼈가 지면과 수직선 상에 들어올 수 있도록 만들어 하체 뒤쪽을 더 깊게 이완하도록 핸즈온하는 방법을 제시한 것이다.

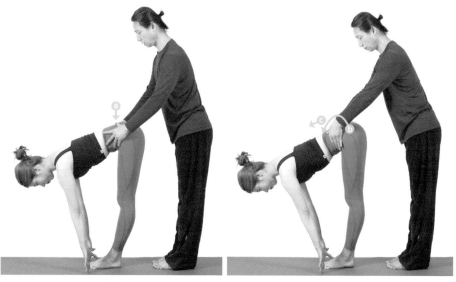

3-3A   3-3B

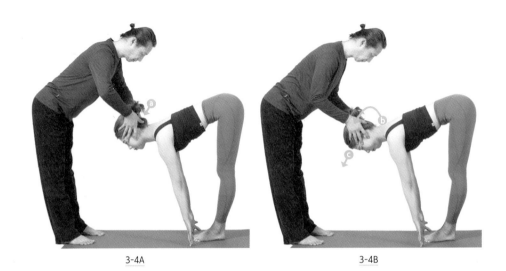

3-4A   3-4B

3-4. 고개가 들려 뒷목이 긴장한 경우 이완할 수 있도록 핸즈온하는 방법을 제시한 것
이다.

3-4A와 같이 지도자는 수련생의 머리 쪽에 서서 머리 측면과 뒤통수 뼈를 양손
으로 잡는다[a].

3-4B와 같이 머리를 전방으로 기울이면서[b] 밑으로 내려[c] 귀-등-골반이 일직선
상에 위치하도록 정렬을 맞추는 핸즈온을 제시한 것이다.

수리야 나마스까라 A
(Surya Namaskara A)

⑤ 짜뚜랑가 단다사나(Chaturanga Dandasana)

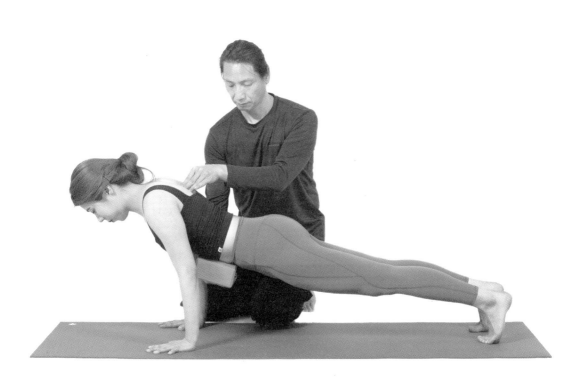

1. 정렬 상태의 짜뚜랑가 단다사나

짜뚜랑가 단다사나는 짜뚜랑가(네 개의 가지)와 단다사나(막대기 자세)라는 두 단어가 합쳐져 만들어진 아사나로 단어에서 나타나듯이 팔 두 개와 다리 두 개의 사지로 버티면서 몸을 막대기처럼 유지하는 자세이다. 판자 자세^{Plank Pose}로도 불린다. 짜뚜랑가 단다사나는 두 가지 자세로 이루어지는 일련의 아사나들이며 두 아사나 사이에 인위적인 정지 자세는 없다. 내쉬는 한 호흡으로 아사나를 수행하고 드리스티는 코끝이다.

정수리부터 발바닥까지 일직선을 유지하기 위해서는 기본적으로 팔과 어깨의 근력이 체중 이상을 감당할 수 있도록 준비되어 있어야 한다. 추가로 신체 앞면과 후면의 모든 길항 작용을 하는 근육들이 충분히 강화되어야 안정된 자세를 유지할 수 있다. 특히 복근^{Abdominal Muscles}, 척추기립근^{Erector Spinae}, 볼기근^{Gluteal Muscles}, 넙다리네갈래근^{Quadriceps} 및 엉덩허리근^{Iliopsoas} 같은 코어 근육^{Core Muscles}이 충분히 강해야 한다.

강력한 근력이 필요한 암 밸런스^{Arm Balance} 관련 아사나들을 수행하기 위해서는 짜뚜랑가 단다사나 같은 아사나로 기초를 다지는 것이 좋다.

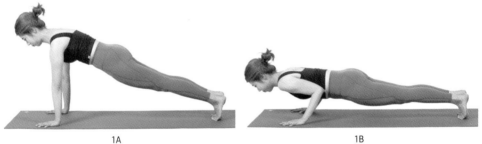

1A   1B

1A. 높은 판자 자세^{High Plank}이다. 뒤통수부터 뒤꿈치까지 일직선을 유지하고 어깨와 손목은 지면과 수직을 이룰 때가 바른 정렬 상태이다.

1B. 낮은 판자 자세^{Low Plank}이다. 뒤통수부터 뒤꿈치까지 일직선을 유지하고 겨드랑이와 팔꿈치 안쪽을 상체 측면에 밀착시킬 때 적은 근력으로도 안정된 상태를 유지할 수 있다. 1A와 같이 높은 판자 자세에서 수직으로 내려가면 1B와 같은 낮은 판자 자세가 된다.

이때의 낮은 판자 자세에서는 어깨와 팔꿈치가 수평이 아니고, 팔꿈치와 손목도 수직이 아니다. 낮은 판자 자세에서는 1B 상태를 바른 정렬 상태로 판단한다. 이는 낮은 판자 자세에서 어깨와 팔꿈치가 수평이면서 팔꿈치와 손목이 수직을 유지할 때는 어깨의 축은 앞쪽으로 이동하기 때문에 높은 판자 자세에서 어깨가 손목보다 앞쪽에 위치한 상태와 같아서 훨씬 강력한 근력이 필요해지기 때문이다.

바른 정렬을 강조하는 이유는 그때 최소의 근력으로 최대의 힘을 발휘할 수 있고 부상을 방지할 수 있기 때문이다. 단 바른 정렬 상태를 벗어났을지라도 근력이 충분히 강화되어 있어 관절을 보호할 수 있다면 문제가 되지 않는다.

낮은 판자 자세에서 겨드랑이와 팔꿈치 안쪽을 몸 측면에 밀착시키는 이유는 동일한 근력 상태에서 신체 부위들이 밀착되었을 때가 떨어져 있을 때보다 안정성이 더 크기 때문이다.

2. 정렬 상태를 벗어난 짜뚜랑가 단다사나

2-1부터 2-4는 정렬을 벗어난 높은 판자 자세 High Plank 의 예시들이다. 어깨와 손목의 위치가 수직일 때 근력은 최대 효율을 발휘할 수 있고 예상 가능한 부상을 방지할 수 있다. 바른 정렬은 부상 방지와 직결된다는 점을 잊지 않아야 한다. 코어 근육이 충분히 강화되어 있지 않으면 정렬을 유지할 수 없기 때문에 아사나 수련 전에 자신의 근력 상태를 객관적으로 인지하여 과도한 수준의 아사나 수련으로 정렬이 무너지면서 부상을 당하지 않도록 주의해야 한다.

2-1. 손목이 어깨에 비해 앞쪽에 위치한 상태이다[a]. 이때 손바닥과 발의 거리가 멀어지기 때문에 코어 근육이 약해지면서 신체 안정성이 떨어진다. 코어 근육이 강하더라도 더 많은 에너지를 소모한다.

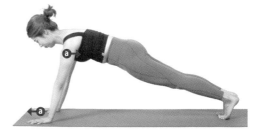

2-1

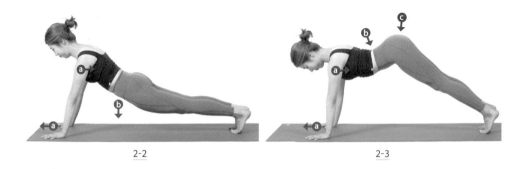

2-2

2-3

2-2. 손목이 어깨에 비해 앞쪽에 위치한 상태이다[a]. 이때 손바닥과 발의 거리가 멀어지기 때문에 코어 근육이 약해지면서 신체 안정성이 떨어진다. 코어 근육이 약하기 때문에 골반이 아래로 처진다[b].

2-3. 손목이 어깨에 비해 앞쪽에 위치한 상태이다[a]. 근력이 충분치 않은 상태에서 팔을 완전히 폈기 때문에 허리를 더 과도하게 꺾고[b] 엉덩이를 높게 들어 올려[c] 부족한 근력을 보상한 것이다. 손바닥과 발의 거리가 멀어진 이유는 손과 어깨의 위치가 잘못되었다기보다는 약한 코어 근력을 보상하기 위해 척추 정렬을 변형시키면서 어깨를 원위치보다 뒤로 이동시키고 허리를 꺾어 낮추고 엉덩이를 들어 올렸기 때문이다.

2-4부터 2-7은 낮은 판자 자세[Low Plank]에서 자주 볼 수 있는 정렬 상태를 벗어난 예시들이다.

낮은 판자 자세에서 어깨와 손목의 위치가 수직을 유지하려면 강력한 근력이 필요하다. 어깨와 팔 및 코어 근육이 충분히 강화되어 있지 않으면 어깨와 손목이 수직을 유지할 수 없으므로 무리해서 자세를 유지하지 않도록 한다. 아사나 수련 전에 자신의 근력 상태를 객관적으로 인지하여 과도한 수준의 아사나 수련으로 정렬이 깨지면서 부상을 당하지 않도록 주의해야 한다.

2-4. 엉덩이가 들리고[a] 어깨가 팔꿈치보다 낮게 위치한 상태[b]이다.
이 상태에는 손목, 팔꿈치, 어깨관절에 무게가 과도하게 실리고 뒷목이 수축하면서 목과 어깨가 긴장된다.

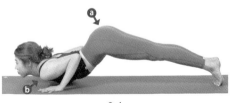

2-4

2-5. 엉덩이가 어깨보다 내려가고[a] 어깨가
     팔꿈치보다 높게 위치한 상태[b]이다.
     이 상태에서는 팔꿈치와 어깨관절에
     과도한 긴장이 생기고 요추에 무게가
     과도하게 실리면서 전만^{Lordosis}이 심화
     되어[c] 통증을 유발할 수 있다.

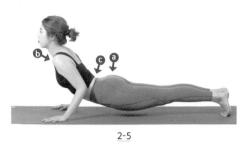

2-5

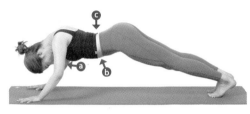

2-6

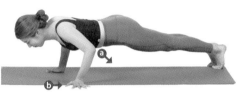

2-7

2-6. 팔과 어깨 근육[a] 및 복부 코어 근육[b]이 모두 충분히 강화되어 있지 않아 척추 중
     립이 깨진 상태[c]이다. 이 상태에서는 억지로 버티면서 아사나를 수행하면 손목, 팔
     꿈치, 어깨관절을 비롯한 경추와 요추의 불안정성이 커져 통증을 유발할 수 있다.

2-7. 양 팔꿈치가 몸통으로부터 벌어져 있고[a] 손바닥 사이도 멀어지고 부족한 근력을
     보상하기 위해 손가락이 바깥 측면을 향해 있는 상태[b]이다. 이 상태에서 정렬을
     유지하기 위해서는 어깨, 팔 근육 및 코어 근육을 충분히 강화해야 한다.

3. 핸즈온 방법

짜뚜랑가 단다사나 핸즈온에서 지도자가 주의해야 할 몇 가지 사안이 있다.

첫째, 지도자는 자신의 무게중심을 확고히 한다. 이는 수련생의 자세나 움직임으로 인해
    지도자의 무게중심이 흔들리지 않도록 도와준다. 지도자의 무게중심이 흔들리면
    수련생을 다치게 하거나 수련의 흐름을 방해할 수 있다.

둘째, 지도자의 자세는 척추 중립을 유지해야 한다. 핸즈온을 할 때 지도자의 중립자세
    가 무너지면 핸즈온 과정에서 하중이 걸릴 때 지도자가 부상을 입을 수 있고 수

련생을 다치게 하거나 수련의 흐름을 방해할 수 있다.

셋째, 지도자의 근력은 만일의 경우를 위해 수련생의 하중까지 감당할 수 있을 정도로 충분히 강화되어 있어야 한다. 예를 들어, 지도자의 넙다리네갈래근^{Quadriceps}이 충분히 강화되어 있지 않으면 자세가 무너져 부상으로 연결될 수 있다. 만일 지도자의 근력이 충분치 않다고 판단되면 근력이 많이 쓰이는 핸즈온은 피하도록 한다.

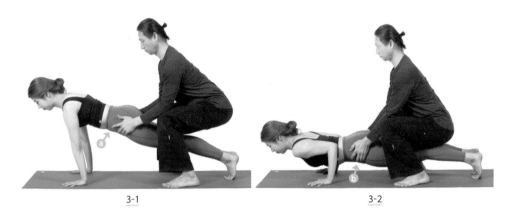

3-1   3-2

3-1. 높은 판자 자세$^{High\ Plank}$에서 허리와 골반이 중립을 유지할 수 있도록 골반 측면을 잡은 상태[a]를 제시한 것이다.

3-2 낮은 판자 자세$^{Low\ Plank}$에서 허리와 골반이 중립을 유지할 수 있도록 골반 측면을 잡은 상태[b]를 제시한 것이다.

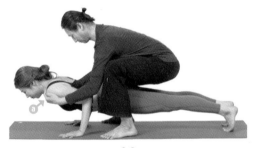

3-3

3-3. 낮은 판자 자세$^{Low\ Plank}$에서 허리와 골반이 중립을 유지할 수 있도록 어깨뼈를 잡아[a] 어깨의 안정성을 보완해주는 상태를 제시한 것이다.

요가 핸즈온

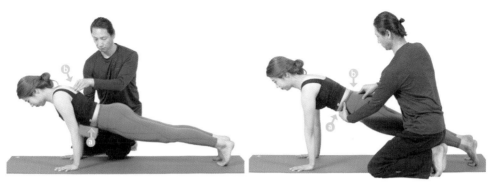

3-4   3-5

3-4. 높은 판자 자세^{High Plank}에서 허리와 골반이 중립을 유지할 수 있도록 한 손으로
     요가 블록을 배에 대어[a] 조이도록 하고 다른 한 손은 어깨뼈에 대고 척추뼈 가까
     이 모으도록 한다[b].

3-5. 높은 판자 자세^{High Plank}에서 허리와 골반이 중립을 유지할 수 있도록 한 손은 배에
     대어[a] 조이도록 하고 다른 한 손은 골반에 얹어 엉덩이를 조이도록 한다[b].

수리야 나마스까라 A

(Surya Namaskara A)

⑥ 우르드바 묵카 스바나사나(Urdhva Mukha Svanasana)

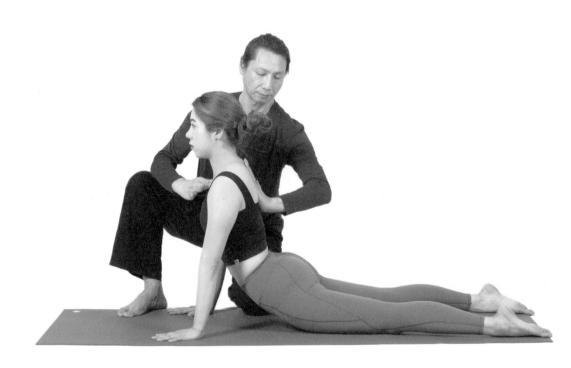

1. 정렬 상태의 우르드바 묵카 스바나사나

우르드바 묵카 스바나사나는 업독$^{\text{Upward Facing Dog}}$이라고 불리는 자세이다.

짜뚜랑가 단다사나에서 숨을 마시며 상체를 부상시키면서 신체 앞쪽을 확장하여 긴장을 이완한다.

신체 앞쪽이 충분히 이완되지 않은 상태에서 우르드바 묵카 스바나사나를 깊게 하면 요추에 과도한 긴장이 유발되고 그에 따라 호흡이 짧고 빨라지게 된다. 유연성과 근력이 준비되었다면 발등만 바닥에 댄 상태에서 무릎을 띄우면 상체 앞쪽부터 엉덩허리근까지 더 깊게 이완할 수 있다.

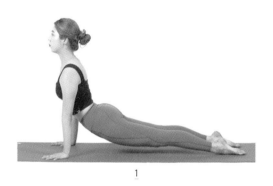

1

완성 자세에서 엉덩이와 아랫배를 조여 자세를 안정되게 유지하고 어깨와 귀가 멀어질 수 있도록 어깨는 내리고 머리는 뽑아 올리는 느낌을 유지한다.

엄지 손바닥 두덩에 체중이 조금 더 많이 실릴수록 안정성이 커지므로 팔을 가볍게 내회전$^{\text{Internal Rotation}}$시키고 어깨뼈를 뒤로 당겨 가슴을 확장한다.

2. 정렬 상태를 벗어난 우르드바 묵카 스바나사나

신체 앞쪽을 확장하는 우르드바 묵카 스바나사나의 특성상 신체 앞쪽이 충분히 이완되어 있지 않으면 여러 부작용을 유발할 수 있다.

첫째는 팔과 어깨의 근육을 사용하여 이완해야 하기 때문에 목과 어깨에 긴장이 생기기 쉽다.

둘째는 신체 앞쪽이 충분히 이완되지 않은 상태에서 억지로 팔을 펴면 그 힘을 신체 뒤쪽 특정 부분에서 받아내면서 그 부분을 압박하는 힘으로 전환되는 문제가 생긴다.

또 신체 앞쪽이 과도하게 유연한 경우 팔을 완전히 뻗으면 요추를 강하게 압박하여 요추 전만Lordosis을 심화시켜 근골격계의 변형을 유발할 수 있다.

지면에 손바닥을 내려놓는 방식에 따라 안정성이 달라질 수 있다. 손바닥을 지면에 댈 때 손바닥 전체에 골고루 체중을 분산시키는 것보다는 엄지 손바닥 두덩에 체중을 좀 더 많이 싣기를 권장하는데 이 방식이 안정성에 장점이 더 많다고 판단하기 때문이다.

손가락의 위치는 중지가 정면을 향하게 하거나 검지가 정면을 향하게 손을 짚도록 지도하는 데 검지가 정면을 향할 경우 팔의 내회전Internal Rotation이 과도해져 긴장이 생길 수 있기 때문에 중지가 정면을 향하도록 한다. 어떤 손가락이 정면을 향하는 것이 더 유익한지에 대한 판단은 지도자에 따라 다르기도 하다.

검지가 정면을 향할 경우 팔을 내회전시킬 때 하중의 대부분이 요뼈Radius에 실리는 데 반해 중지가 정면을 향할 경우 하중의 약 2/3는 요뼈에 실리고 나머지 1/3은 자뼈Ulna에 실리게 되어 하중을 좀 더 골고루 분산시켜 안정성이 커진다.

중지를 정면에 두고 팔을 가볍게 내회전Internal Rotation시키고 팔꿈치 역시 완전히 펴지 않도록 지도하는데 그 이유는 팔의 과신전Hyperextension을 방지하고, 팔꿈치 안쪽으로 쏟아지는 상체 하중을 분산하는데 더 적합하여 팔과 손의 안정성에 기여하기 때문이다. 특히 시팅 시퀀스Sitting Sequence의 빈야사 전환 자세에서 점프백Jump Back과 점프쓰루Jump Through 동작을 할 때 체중이 모두 팔과 어깨 및 손바닥에 집중되는데, 위 방식으로 수련하게 되면 안전하게 수련할 수 있다.

2-1. 어깨와 귀 사이가 과도하게 긴장되고[a] 고개를 과도하게 젖혀[b] 긴장이 유발된 상태를 보여준다. 이 상태에서 목과 어깨를 연결하는 근육이 과도하게 긴장되어 근육통을 유발할 수 있고 경추 디스크를 압박하여 신경통을 유발할 수 있다.

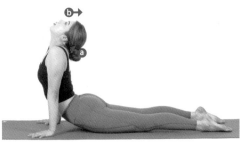

2-1

고개가 과도하게 젖혀지면 기도가 상대적으로 좁아지기 때문에 호흡이 불편해질 수 있고 뒤통수와 목을 연결하는 근육들이 긴장된다.

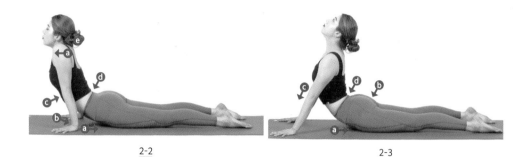

2-2   2-3

2-2. 손목에 비해 어깨가 앞으로 돌출되어[a] 상체가 과도하게 앞으로 기울어진 상태를 보여준다. 유연성이 충분하다는 전제하의 좋은 정렬은 귀-어깨-손목이 일직선일 때이다. 2-2와 같은 상태에서는 손목에 자극이 커져서[b] 통증이 유발될 수 있고 상체를 수직에 가깝게 세울 수록 명치가 과도하게 돌출되면서[c] 호흡이 짧아지고 요추에 가해지는 압박이 커진다[d]. 또한, 어깨와 귀가 가까워지며[e] 긴장이 생긴다. 이와 같은 상태는 엉덩허리근[Iliopsasa]이 단축된 상태로 우르드바 묵카 스바나사나를 수행할 때 수축된 엉덩허리근을 보상하기 위해 어깨가 손목보다 돌출되고[a], 명치를 내밀고[c] 요추가 과도한 전만으로 꺾일 때[d] 자주 볼 수 있다. 추가로 짜뚜랑가 단다사나에서 우르드바 묵카 스바나사나로 전환하는 과정에서 발을 충분히 뒤로 밀어내지 않은 상태에서 상체를 세워도 이와 같은 상태가 된다.

2-3. 상체 앞쪽의 유연성이 너무 과도하여 나타나는 긴장이 유발된 상태를 보여준다. 상체 앞쪽의 유연성이 좋은 상태이나 팔과 어깨의 근력이 약할 때 골반을 바닥에 대고[a] 엉덩이 근육을 이완시킨 상태[b]에서 팔을 쭉 뻗으면[c] 그 힘은 요추를 압박하는 힘[d]으로 전환된다.

2-4. 양팔을 몸통에 밀착하지 않은 상태[a]를 보여준다. 이때는 상체를 들어 올릴 때 팔과 어깨의 힘이 더 많이 필요하다. 어깨-팔꿈치-손목이 지면과 수직일 때 근력은 효율이 가장 좋다.

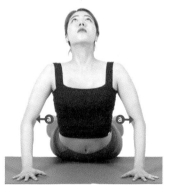

2-4

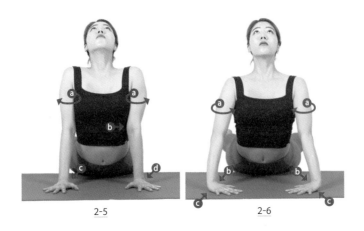

2-5

2-6

2-5. 팔을 외회전^{External Rotation}시켜[a] 팔꿈치 안쪽이 정면을 향하는 상태를 보여준다. 팔이 외회전되면 무게중심이 자뼈^{Ulna}로 편중되고 팔꿈치를 전방으로 밀면서 과신전을 유발[b]한다.

팔의 회전 상태에 따라 손바닥에 걸리는 하중도 달라지는데 팔이 외회전된 경우 엄지 두덩 쪽이 지면으로부터 떠[c] 주로 새끼 두덩 쪽으로 하중이 편중[d]된다. 이 상태에서는 상체 하중을 적절히 분산시키기 어렵기 때문에 이후 빈야사 전환 시 점프쓰루^{Jump Through}나 점프백^{Jump Back}은 거의 불가능 해진다.

2-6. 팔을 과도하게 내회전^{Internal Rotation}[a]시키고 손목 역시 요측 변위^{Radial Deviation}[b]시켜 자뼈 쪽에 하중이 편중되어[c] 안정성이 떨어진 상태를 보여준다. 중지가 정면을 향하게 하면 정렬을 맞출 수 있다.

3. 핸즈온 방법

목과 어깨가 긴장하지 않는 선에서 자연스럽게 힘을 뺄 수 있도록 유도하고 가슴을 열고 목을 길게 늘인다는 느낌을 찾아가도록 유도한다.

3-1. 목과 어깨가 가까워져서 긴장이 생길 때 목과 어깨가 멀어지도록 유도하는 핸즈온 방법을 제시한 것이다.

　　3-1A. 목과 어깨가 긴장되어 귀가 어깨와 과도하게 가까워진 상태[a]이다.

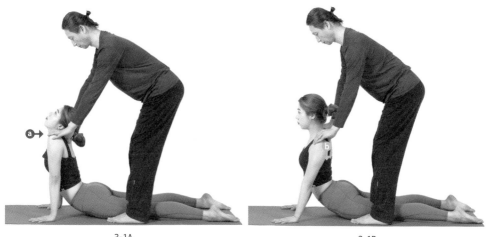

3-1A   3-1B

3-1B. 양손을 어깨에 대고 아래로 가볍게 누르면서[b] 긴장을 이완하여 상체를 일으
켜 세우도록 유도한다.

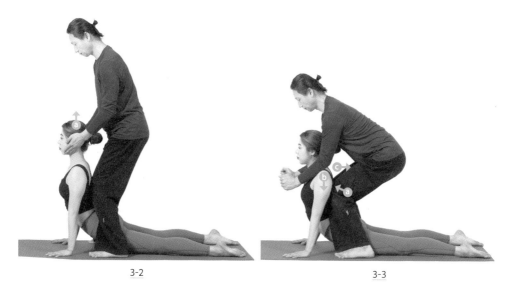

3-2   3-3

3-2. 목과 어깨가 멀어지도록 양손으로 귀와 턱을 감싸고 위로 끌어올리도록[a] 핸즈온
하는 방법을 제시한 것이다.

3-3. 지도자는 무릎을 구부려 수련생의 어깨뼈에 대고[a] 아래팔로 수련생의 어깨를 누르
면서[b] 뒤쪽으로 당겨[c] 목과 어깨가 멀어지고 가슴을 확장시키도록 핸즈온 하는 방
법을 제시한 것이다. 평소 자세가 라운드 숄더[Round Shoulder]일 경우 견갑골을 뒤당김
[Retraction]하고 가슴을 확장하여 신체 앞쪽을 이완할 수 있다.

3-4. 지도자는 쪼그려 앉아 무릎을 수련생의 어깨뼈에 대고[a] 양손으로 수련생의 어깨를 감싸고 뒤쪽으로 당겨[b] 목과 어깨가 멀어지고 가슴을 확장시키도록 핸즈온 하는 방법을 제시한 것이다. 평소 자세가 라운드 숄더[Round Shoulder]일 경우 견갑골을 뒤당김[Retraction]하고 가슴을 확장하여 신체 앞쪽을 이완시킬 방법을 제시한 것이다.

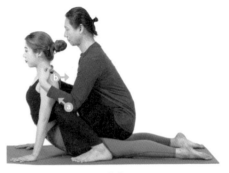

3-4

3-5. 우르드바 묵카 스바나사나에서 요추를 과도하게 압박하고 있는 상태를 이완할 수 있도록 핸즈온 하는 방법을 제시한 것이다.

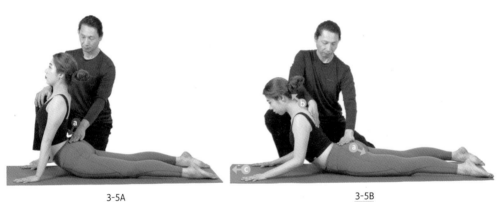

3-5A 3-5B

3-5A. 우르드바 묵카 스바나사나에서 요추를 과도하게 압박하고 있는 상태[a]이다. 골반을 바닥에 댄 상태에서 손목이 어깨보다 앞쪽에 위치하고 팔을 완전히 펴면 요추를 과도하게 전만시키는 힘으로 작용한다. 상체 앞쪽의 유연성이 충분치 않은 경우 요추 통증을 유발할 수 있다.

물론 상체 앞쪽의 유연성이 좋은 경우 골격계 자체에 큰 부담이 없을 수 있지만, 복부 장기가 전체적으로 압박되고 특히 가로막이 팽팽해지면서 호흡할 수 있는 공간이 줄어들어 호흡이 빠르고 짧아진다.

3-5B. 지도자는 수련생의 측면에서 한 손은 골반에 두고[a] 다른 한 손은 등에 대어[b] 두 손 사이의 거리가 멀어지게 만들어 요추의 과도한 압박을 제거하

는 방법을 제시한 것이다. 수련생은 손을 앞쪽으로 이동시키면서[c] 팔을 살짝 구부리고 상체를 가볍게 앞쪽으로 기울여 요추의 과도한 전만을 완화시킨다.

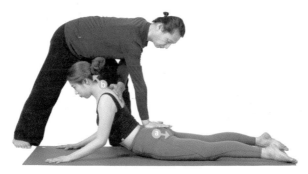

3-5C

3-5C. 3-5B와 내용은 동일하며 핸즈온 자세만 다르다. 지도자마다 핸즈온 하는 방법이나 자세가 다를 수 있다. 지도자가 서서 핸즈온 하면 무게중심을 골반으로 이동시키기가 쉬워져 척추를 더 길게 이완시킬 수 있다.

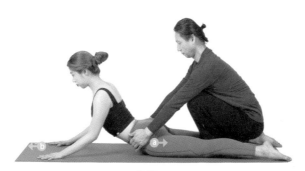

3-5D

3-5D. 3-5A 상태에서 지도자는 양손으로 골반 능선을 잡고 뒤로 당기면서[a] 요추의 과도한 압박을 제거하는 방법을 제시한 것이다. 수련생에게는 양손을 더 앞쪽으로 짚고[b] 팔을 가볍게 구부려 요추의 과도한 전만을 완화시키도록 유도한다. 필요할 경우 수련생이 자세를 바꿀 수 있도록 말로 안내한다.

3-6. 우르드바 묵카 스바나사나에서 가슴을 확장시키는 방법을 제시한 것이다.

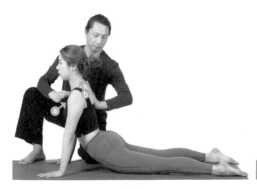 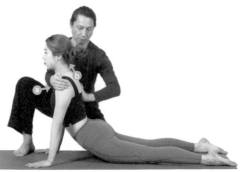

3-6A   3-6B

3-6A. 지도자는 수련생의 측면에 앉아 한 손은 빗장뼈^{Clavicle, 쇄골}에 대고[a] 다른 한 손은 등에 대고[b] 위로 밀어 올리면서 가슴을 확장하도록 유도한다.

3-6B. 지도자는 수련생의 측면에 앉아 한 손은 어깨를 감싸고[a] 다른 한 손은 등에 대고[b] 위로 밀어 올리면서 가슴을 확장하도록 유도한다.

3-6C. 지도자는 수련생의 측면에 앉아 한 손은 요가 블록을 명치에 대고[a] 다른 한 손은 등에 대고[b] 위로 밀어 올리면서 가슴을 확장하도록 유도한다.

3-6D. 지도자는 수련생의 앞쪽에 서서 스트랩으로 등을 감싸고 위로 당겨 올리면서[a] 가슴을 확장하도록 유도한다.

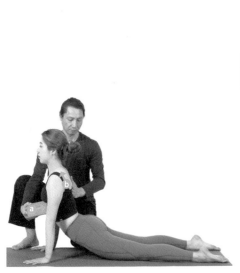 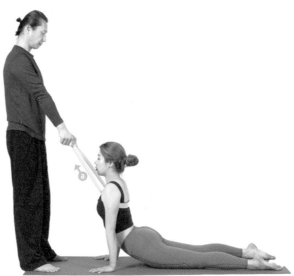

3-6C   3-6D

수리야 나마스까라 A
(Surya Namaskara A)

⑦ 아도 묵카 스바나사나(Adho Mukha Svanasana)

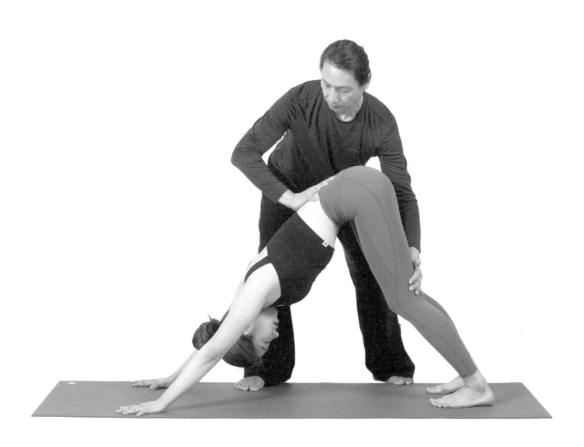

1. 정렬 상태의 아도 묵카 스바나사나

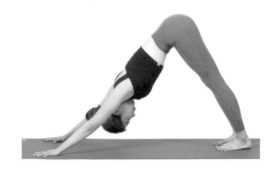

1

아도 묵카 스바나사나는 흔히 다운독^{Downward Facing Dog}이라고 불리는 자세로 상체 앞쪽과 하체 뒤쪽을 이완시키는 전신 이완 아사나이다.

척추 중립을 유지한 상태에서 뒤꿈치를 바닥에 밀착하고 다리를 완전히 펴면 하체 뒤쪽이 이완되면서 강한 자극이 가해진다. 하체 뒤쪽의 유연성이 충분치 않다면 다리를 다 펴지 않고 살짝 무릎을 구부리거나 뒤꿈치를 들어 긴장을 낮추는 것이 좋다.

아도 묵카 스바나사나에서 상/하, 전/후 근육들의 길항 작용이 균형을 이룰 때 유연성과 근력은 최적화된다.

따라서 완성도 높은 아도 묵카 스바나사나 상태는 유연성과 근력의 균형 상태이다.

드리스티는 배꼽이지만 배꼽을 보기 위해 턱을 과도하게 당길 경우 호흡이 불편해질 수 있으므로 턱은 가볍게 당겨 배꼽을 본다는 느낌을 유지한다.

2. 정렬 상태를 벗어난 아도 묵카 스바나사나

아도 묵카 스바나사나에서 정렬에 관해 흔히 놓치는 사안은 척추 중립에 관한 내용이 주를 이루고 다음으로는 손과 발의 간격과 관련된 내용이다. 척추 중립을 유지해야 하는 이유에 대한 이해가 낮은 상태에서는 어떤 식이든 자신이 생각하는 최대의 자극을 주는 방법이나 옳다고 생각하는 아사나 방식을 고수하게 된다. 하지만 척추 중립이 깨지면 모든 균형이 깨지기 때문에 무엇보다도 먼저 정렬을 고려하고 아사나 수행을 하기를 권한다.

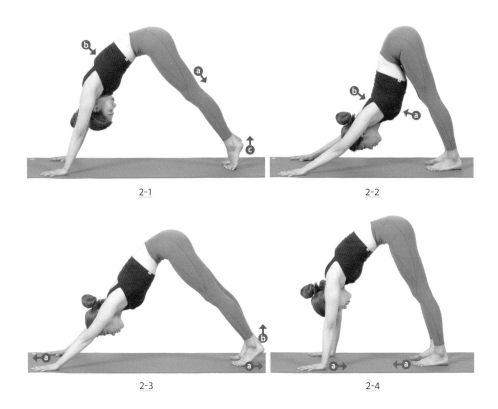

2-1

2-2

2-3

2-4

2-1. 하체 뒤쪽의 유연성이 충분치 않은 상태에서 다리를 완전히 폈을 때[a] 부족한 유연성을 보상하기 위해 상체의 등을 말아[b] 척추 중립이 깨진 상태를 보여준다. 하체 뒤쪽의 유연성이 충분치 않은 상태에서는 무릎을 구부리고 완전히 펴지 않아야 함에도 다리를 완전히 뻗었기 때문에 등을 말아 부족한 유연성을 보상한 것이다. 그러나 등을 말았음에도 여전히 유연성이 부족하기 때문에 이를 보상하기 위해 추가로 뒤꿈치까지 들어야 한다[c].

2-2. 상체 앞쪽 유연성이 과도한 상태에서 상체 앞쪽을 과도하게 아래로 눌러 가슴과 명치가 돌출되면서[a] 척추 중립이 깨진 상태를 보여준다. 굽은 어깨 체형[Round Shoulder]인 사람이 다운독 할 때 어깨는 솟는다[b].

2-3. 손과 발의 거리가 필요 이상으로 멀어[a] 반다를 조이기 어렵고 근력의 효율이 떨어지는 상태를 보여준다. 뒤꿈치가 들린[b] 이유도 손과 발 사이의 거리가 현재 키와 유연성 상태에 비해서 멀다는 반증이다.

2-4. 손과 발의 거리가 필요 이상으로 가까워[a] 반다를 조이기 어렵고 근력의 효율이 떨어지는 상태를 보여준다. 손과 발의 거리가 과도하게 가까울 경우 유연성도 근력도 향상되지 않는다.

3. 핸즈온 방법

아도 묵카 스바나사나는 가장 빈번히 수행하는 아사나 중 하나로써 신체 정렬 상태를 쉽게 확인해 볼 수 있는 아사나이다. 따라서 다른 어떤 아사나보다도 핸즈온 할 수 있는 여지가 많고 이를 통해 수련자의 몸을 객관화시켜 어떤 수준으로 아사나 수행을 해야 할지 판단하는 데 도움을 줄 수 있다.

아도 묵카 스바나사나 수행 시 손바닥과 발바닥은 힘을 아래로 쏟아부으며 버티는 것이 아니라 오히려 지면을 밀어내서 끌어올리는 느낌이며, 그때 생긴 반발력을 이용하여 척추를 신장시키고 하체 뒤쪽의 유연성을 향상시킨다.

핸즈온 할 때는 수련생이 스스로 정렬의 느낌을 찾고, 좀 더 깊은 자극을 가하여 가동범위$^{Range\ of\ Motion}$를 확장할 수 있도록 지도자의 체중을 주로 이용한다.

지도자의 체중과 신체 각도를 이용하여 핸즈온 하는 힘을 발생시키면 불필요한 긴장을 줄일 수 있다. 핸즈온 시 지도자는 항상 척추 중립 상태를 유지할 수 있도록 주의해야 한다.

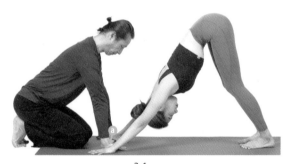

3-1

3-1. 엄지 손바닥 두덩을 눌러[a] 체중의 2/3 정도의 힘이 엄지 두덩 쪽에 실릴 수 있도록 핸즈온 하는 방법을 제시한 것이다. 소지 두덩 쪽에 힘이 더 많이 실릴 경우 팔이 구부러지기 쉽다.

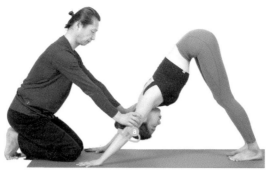

3-2

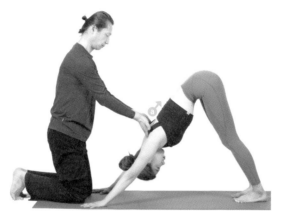

3-3

3-2. 3-1에서 설명하였듯이 체중의 2/3 정도의 힘이 엄지 손바닥 두덩에 실릴 수 있도록 팔을 내회전$^{Internal\ Rotation}$ 시키는^a 방법을 제시한 것이다. 팔이 내회전되지 않으면 엄지 손바닥 두덩 쪽$^{요뼈.Radius}$에 체중이 실리지 않고 소지 두덩 쪽$^{자뼈.\ Ulna}$에 체중이 실리면서 팔꿈치가 굽어지기 쉽다. 팔꿈치가 굽어지면 손바닥과 지면의 반발력을 척추를 신장시키는 힘으로 사용할 수 없다.

3-3. 목과 어깨의 거리가 가까워지면서 근육이 긴장되는 것을 방지하기 위한 핸즈온 방법을 제시한 것이다. 지도자는 양손을 승모근에 대고 몸통 방향으로 들어 올려^a 목과 어깨가 긴장하지 않도록 유도한다.

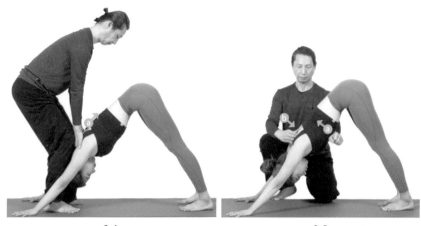

3-4   3-5

3-4. 목과 어깨의 거리가 가까워지면서 근육이 긴장되는 것을 방지하기 위한 핸즈온 방법을 제시한 것이다. 지도자는 무릎을 구부려 양손을 승모근에 대고 몸통 방향으로 들어 올려[a] 목과 어깨가 긴장하지 않도록 유도한다.

3-5. 명치가 돌출되어 가로막[Diaphragm]이 팽창되는 것을 방지하기 위해 아래팔로 가로막을 들어 올려 중립 상태로 회복시키는 핸즈온 방법을 제시한 것이다. 지도자는 수련생의 측면에 무릎을 대고 앉아서 한 손은 명치에 대고 끌어올리고[a] 다른 한 손은 등을 받쳐 몸통을 안정화시킨다[b].

3-6. 명치가 돌출되어 가로막[Diaphragm]이 팽창되는 것을 방지하기 위해 양손으로 갈비뼈를 잡고 명치 쪽으로 감아[a] 중립 상태로 회복시키는 핸즈온 방법을 제시한 것이다. 양쪽 갈비뼈 사이가 멀어지면 가로막의 돔형[Dome Shape] 공간이 평평해져서 들숨을 위해 진공을 걸 수 있는 공간이 없어진다.

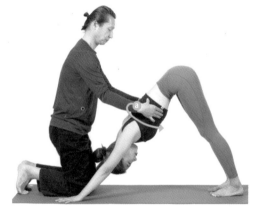

3-6

요가 핸즈온

아래 3-7부터 3-20까지 핸즈온 방법들의 공통점은 지도자의 체중을 핸즈온의 동력으로 사용한다는 점이다. 지도자의 정렬이 유지된 상태에서 신체의 각도를 기울이면 그때 발생하는 힘은 수련생의 자세를 교정하는 힘으로 전환될 수 있다. 이렇게 지도자가 자신의 체중과 신체 각도를 이용하여 핸즈온 하면 최소의 에너지로 최대의 효율을 거둘 수 있다.

수련생의 앞쪽에서 아도 묵카 스바나사나 핸즈온을 해주는 방법은 척추뼈^{Vertebrae} 사이의 간격을 늘여주고 하체 뒤쪽 근육들의 유연성을 향상시켜 줌으로써 자세를 교정하고 긴장을 낮추는 데 도움을 줄 수 있다.

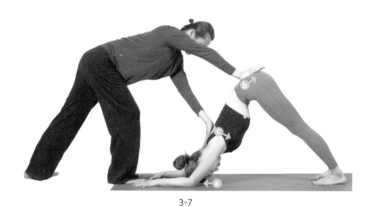

3-7

3-7. 수련생의 어깨와 팔의 힘이 부족할 때 팔꿈치를 바닥에 대고[a] 긴장을 낮춘 상태에서 지도자는 체중을 앞으로 기울여 한 손은 골반에 대고[b] 위로 앞으로 밀어 올리고 다른 한 손은 견갑골 사이를 눌러[c] 척추 중립을 유지할 수 있는 핸즈온 방법을 제시한 것이다.

3-8. 지도자의 체중을 앞으로 기울여 한 손은 골반에 대고[a] 위로 앞으로 밀어 올리고 다른 한 손은 견갑골 사이를 눌러[b] 척추 중립을 유지할 수 있는 핸즈온 방법을 제시한 것이다.

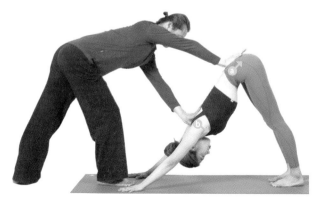

3-8

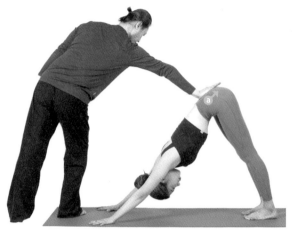

3-9

3-9. 지도자는 수련생의 골반에 한 손을 대고[a] 체중을 옆으로 기울여 위로 앞으로 밀
어 올리면서 척추 중립을 유지할 수 있도록 하는 핸즈온 방법을 제시한 것이다.

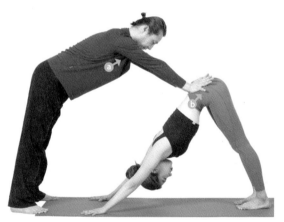

3-10

3-10. 지도자는 팔을 뻗고 체중을 앞으로 기울여[a] 수련생의 골반을 양손으로 위로 앞
으로 밀어 올리면서[b] 척추 중립을 유지할 수 있도록 하는 핸즈온 방법을 제시한
것이다.

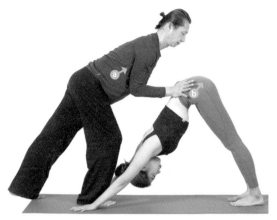

3-11

3-11. 지도자는 한 다리를 수련생의 양손 사이에 두고 팔꿈치를 구부려 몸통에 붙이고[a] 체중을 앞으로 기울여 수련생의 골반을 양손으로 위로 앞으로 밀어 올리면서[b] 척추 중립을 유지할 수 있도록 하는 핸즈온 방법을 제시한 것이다.

3-12. 지도자는 무릎을 구부리고 수련생의 팔을 안쪽으로 모으면서[a] 자세를 안정화시키고 팔꿈치를 구부려 몸통에 붙이고[b] 체중을 앞으로 기울여 수련생의 골반을 양손으로 위로 앞으로 밀어 올리면서[c] 척추 중립을 유지할 수 있도록 하는 핸즈온 방법을 제시한 것이다.

3-13. 지도자는 발바닥으로 수련생의 양손을 밟아[a] 수련생의 손이 고정되게 만들고 팔꿈치를 구부려 몸통에 붙이고[b] 체중을 앞으로 기울여 수련생의 골반을 양손으로 위로 앞으로 밀어 올리면서[c] 척추 중립을 유지할 수 있도록 하는 핸즈온 방법을 제시한 것이다.

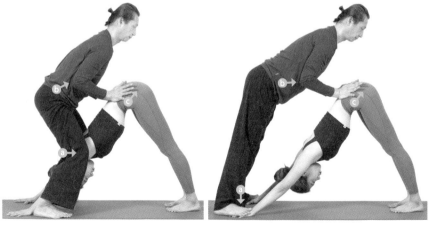

3-12   3-13

아래는 수련생의 뒤쪽에서 아도 묵카 스바나사나 핸즈온을 해주는 방법을 제시한 것이다. 이 핸즈온 방법들의 공통점은 지도자의 체중을 핸즈온의 동력으로 사용한다는 점과 주로 척추뼈 사이의 간격을 늘이면서 척추 중립 상태를 유지하는 데 도움을 준다는 점이다. 지도자의 정렬이 유지된 상태에서 무게중심을 뒤로 기울이면 그때 발생하는 힘은 수련생의 자세를 교정하는 힘으로 전환될 수 있다. 이렇게 지도자가 자신의 체중과 신체 각도를 이용하여 핸즈온 하면 최소의 에너지로 최대의 효율을 거둘 수 있다.

수련생의 뒤쪽에서 아도 묵카 스바나사나 핸즈온을 하면 척추뼈 사이의 간격을 늘여줌으로써 자세를 교정하고 긴장을 낮추는 데 도움을 줄 수 있다.

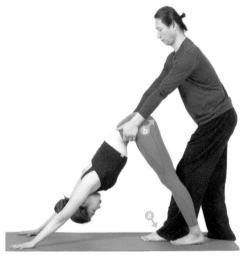
3-14

3-14. 지도자는 수련생의 뒤쪽에서 한 다리는 수련생의 양다리 사이에 넣어 자세를 안정시키고[a] 양손을 골반 능선을 잡고 뒤로 위로 끌어 올리면서[b] 척추 중립을 유지할 수 있도록 하는 핸즈온 방법을 제시한 것이다.

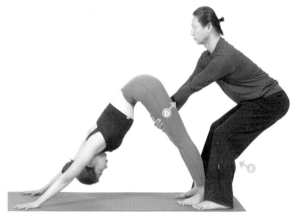

3-15

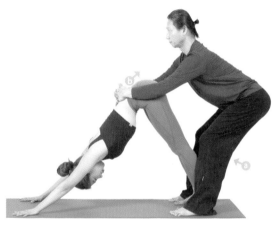

3-16

3-15. 지도자는 수련생의 뒤쪽에서 양 무릎을 구부려 무게중심을 낮추면서[a] 양손으로
　　　수련생의 허벅지를 교차하여 잡은 후 체중을 뒤로 던져 뒤로 위로 끌어 올리면서[b]
　　　수련생이 척추 중립을 유지할 수 있도록 하는 핸즈온 방법을 제시한 것이다.

3-16. 지도자는 수련생의 뒤쪽에서 양 무릎을 구부려 무게중심을 낮추면서[a] 양손을 깍
　　　지끼고 골반 뒷부분을 감싼 후 체중을 뒤로 던져 골반을 뒤로 위로 끌어 올리면
　　　서[b] 수련생이 척추 중립을 유지할 수 있도록 하는 핸즈온 방법을 제시한 것이다.

3-17. 지도자는 수련생의 측면에서 한 손은 수련생의 오금에 대서 무릎을 구부리게 하고[a] 다른 한 손은 골반에 대고 뒤로 위로 끌어 올리면서[b] 수련생이 척추 중립을 유지할 수 있도록 하는 핸즈온 방법을 제시한 것이다.

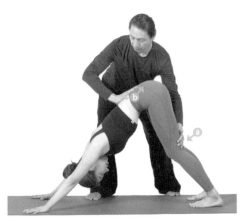

3-17

3-18. 지도자는 수련생의 뒤쪽에서 스트랩을 요추와 골반에 걸고[a] 뒤로 당겨 수련생이 척추 중립을 유지할 수 있도록 하는 핸즈온 방법을 제시한 것이다. 스트랩을 길게 잡아 거리를 멀게 하고 무릎을 깊게 낮춰 지도자의 무게중심을 뒤로 넘긴다[b].

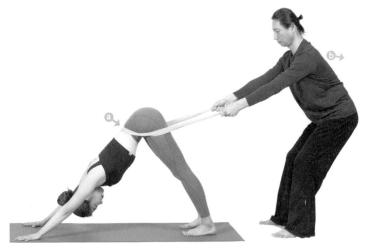

3-18

요가 핸즈온

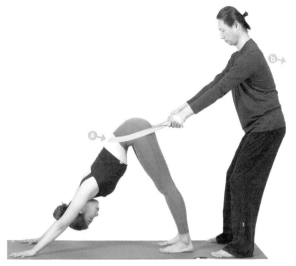

3-19

3-19. 지도자는 수련생의 뒤쪽에서 스트랩을 요추와 골반에 걸고[a] 뒤로 당겨 척추 중립
을 유지할 수 있도록 하는 핸즈온 방법을 제시한 것이다. 스트랩을 짧게 잡아 거
리를 가깝게 하고 무릎을 살짝 낮춰 지도자의 무게중심을 뒤로 넘긴다[b].

3-20. 지도자는 수련생의 뒤쪽에서 스트랩을 서혜부[Groin]에 걸고[a] 뒤로 당겨 척추 중립
을 유지할 수 있도록 하는 핸즈온 방법을 제시한 것이다. 스트랩을 길게 잡아 거
리를 멀게 하고 선 상태에서 지도자의 무게중심을 뒤로 넘긴다[b].

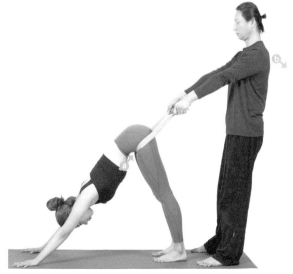

3-20

수리야 나마스까라 B
(Surya Namaskara B)

① 웃카따사나(Utkatasana)

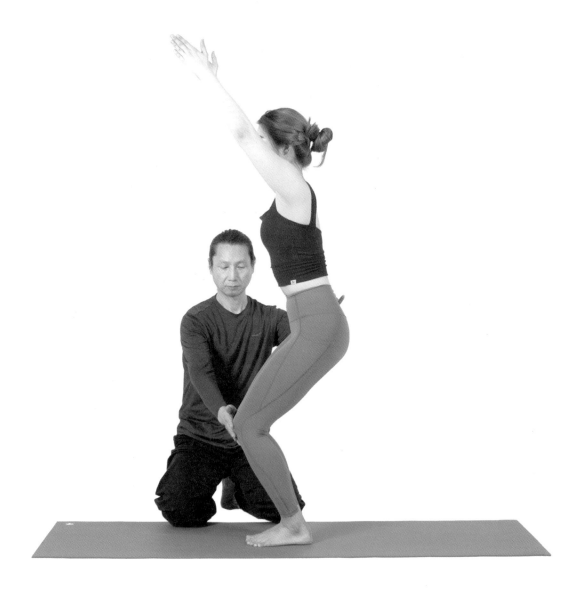

요가 핸즈온

수리야 나마스까라 B$^{Surya\ Namaskara\ B}$는 17개의 빈야사로 이루어진 일련의 아사나 흐름
이다.

아쉬탕가 요가 프라이머리 시리즈$^{Ashtanga\ Yoga\ Primary\ Series}$는 다양한 아사나들로 이루어져
있지만 약간 비약적인 표현을 한다면 하타요가$^{Hatha\ Yoga}$의 기본기를 익히는 데는 수리야
나마스까라 A, B면 충분하다고 말하고 싶을 정도로 유연성, 근력, 정렬의 모든 요소를
골고루 갖추고 있다.

실제 필자가 요가 지도자 교육을 할 때도 수리야 나마스까라 A, B를 익히는데 약 2~3
주의 시간에 걸쳐 반복적으로 자세를 익히고 분석하고 정렬을 찾아가는 연습을 시킨다.
특히 수리야 나마스까라 B는 수리야 나마스까라 A의 모든 요소를 포함하고 추가적인
아사나들을 통해 다른 기본기들을 익힐 수 있다는 점에서 요가 수행자라면 반드시 꼼
꼼히 익히길 권한다.

여기서는 수리야 나마스까라 A와 겹치는 부분을 제외한 아사나들만 다루기로 한다.
수리야 나마스까라 A에서 배웠던 기본기를 기억하면서 수리야 나마스까라 B를 심화시켜
나가면 기본기를 탄탄하게 다질 수 있을 것이다.

웃카따사나는 스탠딩 시퀀스$^{Standing\ Sequence}$의 끝부분인 비라바드라사나 B$^{Virabhadrasana\ B}$ 앞
에서 다시 한 번 수행한다. 해당 부분에 대한 설명은 여기 설명으로 대신한다.

1. 정렬 상태의 웃카따사나

웃카따사나는 의자 자세$^{Chair\ Pose}$로도 알려졌는데 이름 그대로
허공에서 의자에 앉듯이 무릎을 구부려 엉덩이를 낮추는 아사
나이다.

웃카따사나를 수행할 때는 척추 중립을 유지하여 목과 어깨가
긴장하지 않도록 하고 무게중심을 뒤꿈치에 놓는 것에 주의를
기울인다.

웃카따사나 수행에서 가장 주의할 부분은 상체의 각도와 팔의
각도이다.

먼저 '상체의 각도를 어느 수준으로 유지해야 하는가?'에 대한

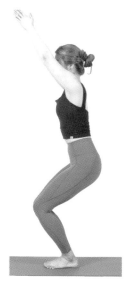

2-1

판단은 넙다리네갈래근^{Quadriceps}의 근력이 지면과 수직인 척추 중립의 상태를 어느 각도까지 유지할 수 있느냐에 따라 달라질 수 있다. 수직으로 척추를 세운 상태에서 무릎을 구부려 자세를 낮추다 보면 특정 각도에서 무릎에 통증이 발생할 것이다. 통증이 발생한 각도 바로 직전에서 척추를 수직으로 세울 때 가장 강력한 웃카따사나를 경험할 수 있다. 무릎에 통증이 발생했다는 것은 넙다리네갈래근의 근력이 충분하지 않기 때문으로 그 각도를 기준으로 넙다리네갈래근의 근력이 충분히 무릎을 보호할 수 있다면 척추를 수직으로 세우는 자세를 유지하면 된다. 무리가 된다고 판단되면 상체의 척추 중립을 유지한 상태에서 고관절$^{Hip\ Joint}$을 축으로 삼아 앞으로 살짝 기울이면 상체의 하중이 등, 엉덩이, 허벅지 등으로 분산되는데 무릎의 부하가 적정하다고 판단하는 각도에서 자세를 유지한다.

다음으로 '팔의 각도를 어느 수준으로 유지해야 하는가?'에 대한 판단은 팔의 굽힘/신장$^{Flexion/Extension}$에 관여하는 근육들의 긴장도에 따라 달라질 수 있다. 팔을 들어 올린다는 의미는 팔을 위로 들어 올리는 근육들과 아래로 내리는 근육들의 긴장과 이완의 역학이기 때문에 위로 들어 올리는 근육이 충분히 강하고 아래로 내리는 근육들이 충분히 이완되어 있다면 수직에 가깝게 또는 수직을 넘어선 각도까지도 척추 중립을 유지하면서 들어 올릴 수 있을 것이다. 하지만 들어 올리는 근육들이 충분히 강하지 못하고 아래로 내리는 근육들이 과도하게 긴장되어 있다면 팔을 무리해서 들어 올릴 때 긴장을 보상하기 위해 척추 중립이 깨지게 된다. 이때 보통 요추가 과도한 전만^{Lordosis} 상태로 변형되면서 명치가 돌출되고 가로막이 팽창되어 호흡이 얕고 빨라진다. 두개골과 어깨 사이의 근육들이 단축^{Contraction}되어 목과 어깨의 근육통이나 신경통이 발생할 수 있다.

따라서 팔을 들어 올릴 때 척추 중립이 깨지지 않는 수준까지만 들어 올려야 한다.

2. 정렬 상태를 벗어난 웃카따사나

이 책에서 사용하는 정렬의 의미는 '척추 중립 상태'라고 해도 과언이 아니다.

웃카따사나에서 척추 중립을 유지할 수 있는 핵심은 위의 〈1. 정렬 상태의 웃카따사나〉에서도 설명했듯이 허벅지의 넙다리네갈래근^{Quadriceps}의 근력과 팔을 들어 올릴 때 가동범위를 제한하는 길항근들의 관계에 있다. 이 관점을 유지한 상태에서 각각의 자세를 분석해 보자.

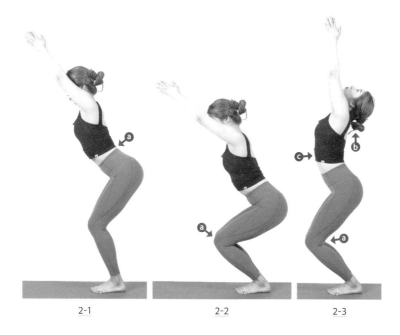

2-1   2-2   2-3

2-1. 엉덩이를 충분히 뒤로 빼서 발바닥의 무게중심은 뒤꿈치에 뒀지만, 그로 인해 상체의 각도가 앞쪽으로 과도하게 기울게 된 상태에서 팔을 천장을 향해 들어 올려 요추 전만이 과도해진 상태[a]를 보여준다. 이런 자세를 만든 근본 원인은 넙다리네갈래근의 근력이 상대적으로 약하기 때문이다.

2-2. 무릎과 발의 각도를 비교해 보면 무릎이 발보다 과도하게 앞으로 나간 상태[a]로 넙다리네갈래근의 근력이 충분히 강화되어 있지 않다면 무릎 연골인 반월판^{Meniscus}에 무리가 될 수 있다.

2-3. 넙다리네갈래근 근력의 한계치보다 무릎 높이를 낮춘 상태에서[a] 상체를 수직에 가깝게 세우면[b] 반월판에 부상을 유발할 수 있다. 이때 반월판에 부과되는 하중을 낮추기 위한 보상작용으로 명치를 돌출시키는데[c] 이는 가로막을 팽창시켜 호흡을 빠르고 짧게 만든다.

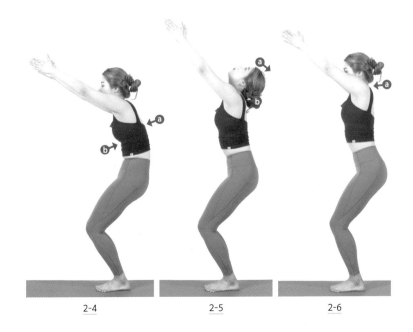

2-4   2-5   2-6

2-4. 흉추 후만^{Kyphosis}이 과도한 상태^a를 보여준다. 흉추 후만 상태에서는 복식호흡에 필
   요한 공간이 압박되기^b 때문에 호흡이 빠르고 짧은 흉식호흡으로 변형된다.

2-5. 고개를 과도하게 뒤로 젖힌 상태^a를 보여준다. 이 상태에서는 경추 상부를 신장시
   키는 근육들과 목과 어깨를 연결하는 근육들을 긴장되게 만든다^b.

2-6. 목과 어깨를 과도하게 긴장시킨 상태^a를 보여준다. 이 상태에서는 경추를 신장시키
   는 근육들과 목과 어깨를 연결하는 근육들을 긴장되게 만든다.

3. 핸즈온 방법

웃카따사나 핸즈온은 넙다리네갈래근의 근력, 척추 중립, 어깨와 팔의 긴장을 고려하여
수행한다.

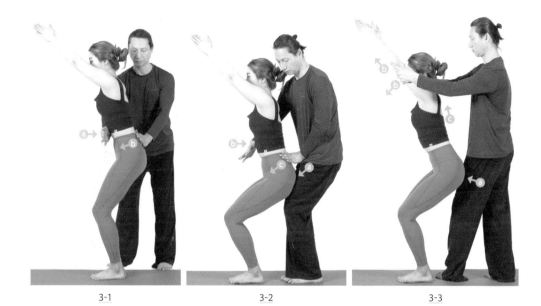

3-1   3-2   3-3

3-1. 명치가 돌출되고 요추 전만이 과도한 상태에서 명치를 집어넣어 갈비뼈를 닫고 꼬리뼈를 후방경사[Posterior Tilt]시켜 척추 중립을 회복시키는 방법을 제시한 것이다. 지도자는 수련생의 측면에 서서 한 손은 명치에 대고 뒤로 밀고[a] 다른 한 손은 골반에 대서 앞으로 아래로 민다[b].

3-2. 명치가 돌출되고 요추 전만이 과도한 상태에서 명치를 집어넣어 갈비뼈를 닫고 꼬리뼈를 후방경사[Posterior Tilt]시켜 척추 중립을 회복시키는 방법을 제시한 것이다. 지도자는 수련생의 뒤쪽에서 무릎을 구부려 수련생이 엉덩이를 지도자의 허벅지에 대어[a] 자세를 안정적으로 낮출 수 있도록 하고 한 손은 명치에 대고 뒤로 밀고[b] 다른 한 손은 골반에 대서 앞으로 아래로 민다[c].

3-3. 팔을 들어 올릴 때 어깨와 목이 긴장된 경우 이완시키는 방법을 제시한 것이다. 지도자는 수련생의 뒤쪽에서 한 다리 측면을 앞에 두어 수련생이 엉덩이를 지도자의 허벅지에 대어[a] 자세를 안정적으로 낮출 수 있도록 하고 양손으로 수련생의 팔을 모으면서 살짝 내려 앞으로 길게 뻗을 수 있도록 하며[b] 동시에 수련생의 척추가 길게 늘어나도록 유도[c]한다.

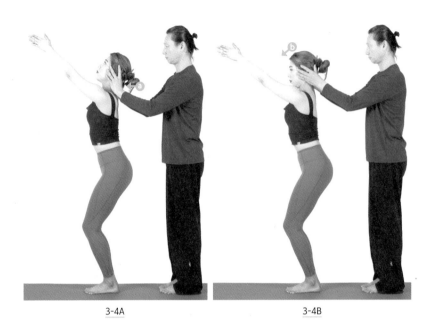

3-4A   3-4B

3-4. 고개를 과도하게 젖혀 긴장된 목을 살짝 앞쪽으로 당기도록 이완시키는 방법을 제
시한 것이다. 지도자는 수련생의 뒤쪽에서 3-4A와 같이 양손으로 뒤통수와 머리
를 잡고[a] 3-4B와 같이 머리를 앞쪽과 아래쪽으로 굽혀[b] 목의 긴장을 낮춘다.

3-5. 지도자는 수련생의 측면에서 손목[a]과 골반[b]을 잡고 척추를 신장시켜 척추 중립을
유지시키는 방법을 제시한 것이다. 양팔과 발을 모았을 때 안정감이 떨어지면 어
깨너비로 벌린다.

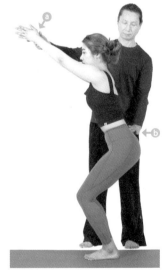

3-5

3-6. 수련생의 목과 어깨의 긴장된 상태를 이완하는 방법을 제시한 것이다. 지도자는 수련생의 뒤쪽에서 어깨와 목을 연결하는 부위에 양손을 대고[a] 아래로 눌러 긴장을 이완시킨다.

3-7. 수련생의 몸에 가장 적당한 무릎 높이와 척추 중립 상태를 찾아주는 방법을 제시한 것이다. 수련생이 수직으로 척추 중립 상태를 계속 유지한 상태에서 무릎이 아프지 않을 정도까지 구부리게 한다. 지도자는 수련생의 측면에 앉아서 3-7A와 같이 한 손은 오금에 대고[a] 다른 한 손은 골반에 댄다[b]. 3-7B와 같이 오금은 당기고[c] 골반은 민다[d]. 수직으로 척추 중립을 계속 유지시키도록[e] 안내한다.

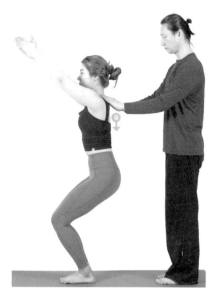

3-6

3-8. 3-7과 같이 수련생이 수직으로 척추 중립을 유지한 상태에서 무릎을 과도하게 구부려 무게중심이 앞 발가락으로 이동하고 무릎이 압박되는 것을 방지하는 방법을 제시한 것이다. 지도자는 수련생의 측면에 앉아서 3-8A와 같이 한 손은 무릎에 대고[a] 다른 한 손은 골반에 댄다[b]. 3-8B와 같이 무릎은 밀고[c] 골반은 당긴다[d]. 고관

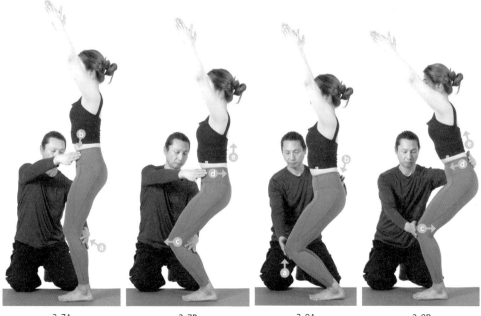

| 3-7A | 3-7B | 3-8A | 3-8B |

절^{Hip Joint}을 축으로 상체를 숙이되 척추 중립을 계속 유지시키도록 안내한다^e.

3-9. 수련생의 몸에 가장 적당한 무릎 높이와 척추 중립 상태를 찾아주는 방법을 제시한 것이다. 수련생이 수직으로 척추 중립 상태를 계속 유지한 상태에서 무릎이 아프지 않을 정도까지 구부리게 한다. 지도자는 수련생의 앞쪽에 앉아서 한쪽 팔은 오금에 둘러 당기고^a 다른 한쪽 팔은 골반에 대고 밀면서^b 수련생이 고관절^{Hip Joint}을 축으로 상체를 숙이되 척추 중립을 계속 유지시키도록 안내한다^c.

3-10. 수련생의 몸에 가장 적당한 무릎 높이와 척추 중립 상태를 찾아주는 방법을 제시한 것이다. 수련생이 수직으로 척추 중립 상태를 계속 유지한 상태에서 무릎이 아프지 않을 정도까지 구부리게 한다. 지도자는 수련생의 앞쪽에 앉아서 양손으로 오금을 잡아 당기고^a 양발은 수련생의 발등을 밟아 지지한^b 상태에서 수련생이 무게중심을 뒤꿈치로 이동하게 하고 척추 중립을 유지하며^c 팔은 뻗도록 한다.

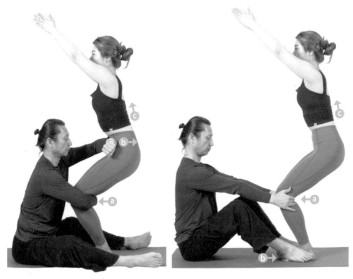

3-9   3-10

수리야 나마스까라 B
(Surya Namaskara B)

② 비라바드라사나 A(Virabhadrasana A)

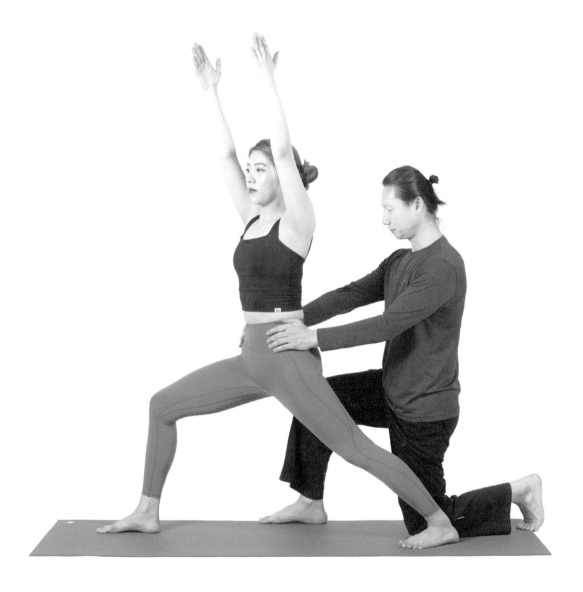

1. 정렬 상태의 비라바드라사나 A

비라바드라사나 A는 영웅 자세 I으로도 불린다. 아사나의 느낌을 통해서 짐작할 수 있듯이 견고한 하체의 안정성과 지면으로부터 발바닥을 통해 끌어올린 힘을 팔을 통해 손끝까지 뻗어내는 강렬함을 느낄 수 있다.

한 다리가 앞으로 굽혀지는 아사나의 특징은 무릎이 발목을 넘어가지 않도록 정렬을 유지하는 것이다. 물론 넙다리네갈래근^{Quadriceps}의 근력이 충분하다면 무릎이 발목을 넘어가도 큰 무리는 없지만 그렇지 않을 경우 하중이 앞무릎에 집중

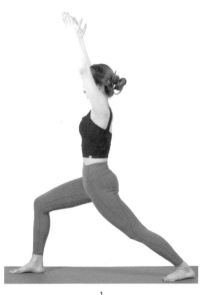

1

되어 무릎 연골과 인대 등에 부담을 줄 수 있고 통증을 유발할 수도 있다.

다음으로 뒤로 뻗은 다리의 엉덩허리근^{Iliopsoas}의 유연성이 충분치 않거나 종아리 근육들이 충분히 이완되지 않은 상태에서 뒤꿈치를 바닥에 닿게 하면 이를 보상하기 위해 골반을 측면으로 틀어 열리게 만들기 때문에 엉덩허리근과 종아리 근육들의 유연성 수준에 맞춰 대안 자세를 선택하는 것이 좋다.

추가로 앞발과 뒷발의 보폭이 너무 가깝거나 멀 경우 정렬을 유지하기 어렵다.

몸통과 앞다리가 모두 정면을 향해 정렬되어 있어야 한다.

시상면에서 볼 때 양어깨와 양 골반의 좌우 높이가 동일해야 정렬이고 관상면에서 볼 때는 척추 중립 상태가 정렬이다.

2. 정렬 상태를 벗어난 비라바드라사나 A

2-1부터 2-4까지의 공통점은 엉덩허리근^{Iliopsoas}이 충분히 이완되지 않아 정렬이 깨졌다는 점이다.

엉덩허리근이 충분히 이완되지 않은 상태에서 비라바드라사나 A를 수행하면 무릎의 각도가 90°보다 작은 예각$^{Acute\ Angle}$ 또는 90°보다 큰 둔각$^{Obtuse\ Angle}$의 두 가지 각도로 변

형될 수 있다.

엉덩허리근이 충분히 이완되지 않으면 무릎이 발목을 넘어가기 쉽고 무릎이 발목을 넘어가면 무릎이 압박되어 통증이 발생할 수 있다. 또한, 무릎이 발목을 넘어가면서 무게중심이 전체적으로 앞쪽으로 이동하면 이를 보상하기 위해 목과 상체를 과도하게 뒤로 기울이게 되어 정렬이 깨진다.

예각 상태는 무릎의 압박감을 높이고 상체 앞쪽은 과도하게 이완되기 쉽다. 이때 명치가 돌출되면서 가로막^{Diaphragm}이 팽창되어 호흡이 짧고 빠르게 변형된다.

엉덩허리근이 충분히 이완되면 위에 언급한 문제 대부분은 자연스럽게 없어진다. 또한, 엉덩허리근을 위시한 연관 근육들이 충분히 이완되지 않았다 할지라도 현재 자신의 몸이 허용하는 수준만큼 아사나의 난이도를 낮춘다면 정렬이 회복되어 자연스러운 아사나 수련이 가능해진다.

정렬이 깨지는 원인은 다양하지만 주로 근육의 과도한 긴장 또는 이완으로 발생하고 사람에 따라서는 골격 자체의 변형으로 발생하기도 한다.

골격 자체의 변형으로 인해 정렬이 깨지는 경우는 몸이 허용하는 수준에서 아사나 수행을 하는 것이 좋다.

무릎이 발목을 넘어가지 않거나 둔각이 되면 하체의 안정성은 커진다. 하지만 뒤로 뻗은 다리의 엉덩허리근이 충분히 이완되어 있지 않을 경우 상체, 골반, 무릎, 발목 등에서 보상작용이 일어난다. 그리고 의도적으로 앞뒤 발의 간격을 좁히거나 넓혀서 보상하기도 한다.

2-1. 엉덩허리근이 충분히 이완되지 않아 앞다리의 무릎이 발목을 넘어간 예각 상태[a]로 무릎에 부담을 주고 무게중심의 균형을 맞추기 위해 상체를 뒤로 젖히는 과정에서 명치가 돌출되어 가로막이 팽창되면서[b] 호흡이 빠르고 짧아지며 고개를 과도하게 뒤로 젖혀[c] 뒷목과 어깨 사이의 근육들을 긴장시키고 기도가 좁아지는 상태를 보여준다. 물론 이 상태에서도 넙다리네갈래근의 근력이 충분하다면 무릎에 가해지는 압박감을 낮출 수 있다.

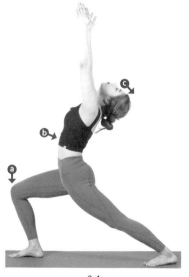

2-1

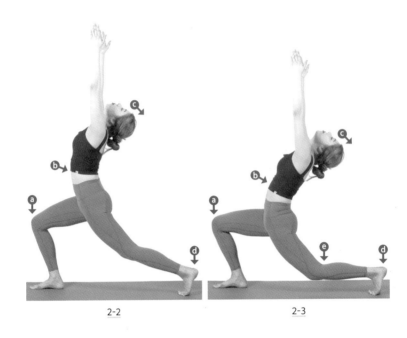

2-2

2-3

2-2. 2-1과 유사한 상태에서 추가로 뒤꿈치를 들어^d 무게중심을 맞추기 위해 상체를 조금 덜 젖히게 된 상태를 보여준다.

2-3. 2-2와 유사한 상태에서 추가로 무게중심을 맞추기 위해 무릎을 낮추고^e 뒤꿈치를 든^d 상태를 보여준다.

2-4. 2-4A는 엉덩허리근이 충분히 이완되지 않아 앞다리의 무릎이 발목을 넘어간 예각 상태^a로 뒤꿈치를 들어^b 엉덩허리근의 부족한 유연성을 보상하고 상체를 앞으로 숙여^c 엉덩허리근을 이완하지 않은 상태를 보여준다. 엉덩허리근이 과도하게 수축된 경우 앞뒤 다리 간격을 좁히면서^d 상체를 앞으로 기울이면 엉덩허리근이 이완되면서 생기는 통증을 줄일 수 있다.

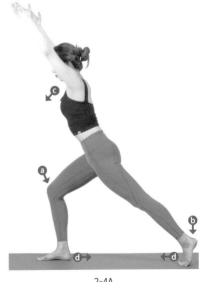

2-4A

요가 핸즈온

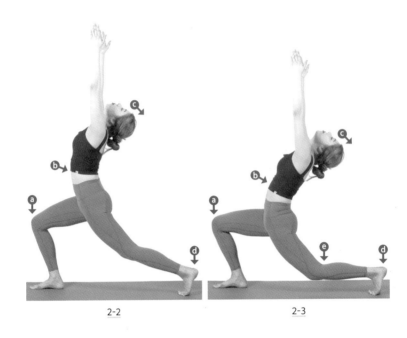

2-2

2-3

2-2. 2-1과 유사한 상태에서 추가로 뒤꿈치를 들어[d] 무게중심을 맞추기 위해 상체를 조금 덜 젖히게 된 상태를 보여준다.

2-3. 2-2와 유사한 상태에서 추가로 무게중심을 맞추기 위해 무릎을 낮추고[e] 뒤꿈치를 든[d] 상태를 보여준다.

2-4. 2-4A는 엉덩허리근이 충분히 이완되지 않아 앞다리의 무릎이 발목을 넘어간 예각 상태[a]로 뒤꿈치를 들어[b] 엉덩허리근의 부족한 유연성을 보상하고 상체를 앞으로 숙여[c] 엉덩허리근을 이완하지 않은 상태를 보여준다. 엉덩허리근이 과도하게 수축된 경우 앞뒤 다리 간격을 좁히면서[d] 상체를 앞으로 기울이면 엉덩허리근이 이완되면서 생기는 통증을 줄일 수 있다.

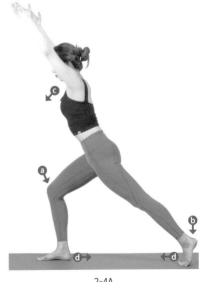

2-4A

요가 핸즈온

2-4B는 2-4A와 동일한 상태에서 무게중심을 보상하기 위해 상체를 과도하게 세워[b] 명치가 돌출되고[c] 가로막이 팽창되면서 호흡이 빠르고 짧아진 상태를 보여준다. 보폭은 여전히 좁다[d].

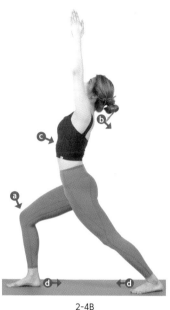

2-4B

2-5. 2-5A는 무릎과 발목을 수직으로 맞춰[a] 안정 감은 유지했지만, 엉덩허리근이 충분히 이완되지 않은 상태에서 상체를 세우려다 보니 부족한 유연성을 보상하기 위해 과도하게 명치가 돌출되어[b] 가로막이 팽창되면서 호흡이 빠르고 짧아지며 고개를 과도하게 뒤로 젖혀[c] 뒷목과 어깨 사이의 근육들을 긴장시키고 기도가 좁아지는 상태를 보여준다. 2-5B는 2-5A와 동일한 신체 상태에서 보폭을 줄이면서[a] 무릎을 둔각

으로 만들고[b] 뒤꿈치를 들어[c] 엉덩허리근의 부족한 유연성을 보상하고 명치의 돌출을 줄여[d] 가로막의 긴장을 좀 더 이완하려고 했지만, 여전히 정렬이 깨진 상태를 보여준다.

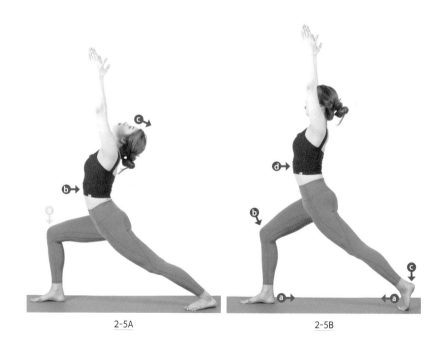

2-5A   2-5B

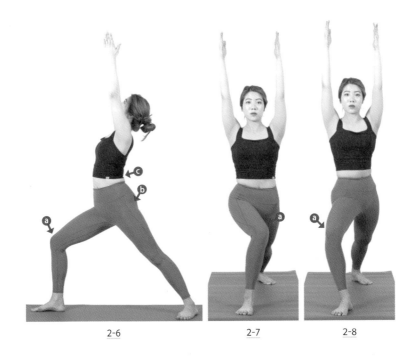

2-6
2-7
2-8

2-6. 엉덩허리근이 충분히 이완되지 않아 앞다리의 무릎을 둔각[a]으로 만들고 뒷다리의 골반을 측면으로 열어[b] 정렬이 깨진 상태를 보여준다. 골반이 측면으로 열린 상태에서 상체는 정면을 향하기 때문에 몸통이 비틀려[c] 정렬이 깨진다.

2-7. 시상면에서 볼 때 무릎과 골반이 일직선에서 벗어나 정중선[Median Line]을 향해 무너진 상태[a]를 보여준다. 모음근이 과도하게 긴장된 경우나 넙다리뼈[Femur] 자체가 내회전[Internal Rotation]되거나 넙다리뼈 전방경사[Femoral Anteversion] 상태일 수 있다. 근육의 긴장으로 인해 정렬이 깨진 상태는 충분한 이완을 통해 정렬을 맞출 수 있으나 골격 자체의 문제일 경우는 무리해서 정렬을 맞추기보다는 현재 몸이 허용하는 수준에서 아사나 수행을 하는 것이 좋다.

2-8. 시상면에서 볼 때 무릎과 골반이 일직선에서 벗어나 측면으로 벌어진 상태[a]를 보여준다. 벌림근[Abductors] 및(또는) 회전근[Rotators]이 긴장되어 있거나 넙다리뼈[Femur] 자체가 외회전[External Rotation]되거나 넙다리뼈 후방경사[Femoral Retroversion] 상태일 수 있다. 근육의 긴장으로 인해 정렬이 깨진 상태는 충분한 이완을 통해 정렬을 맞출 수 있으나 골격 자체의 문제일 경우는 무리해서 정렬을 맞추기보다는 현재 몸이 허용하는 수준에서 아사나 수행을 하는 것이 좋다.

3. 핸즈온 방법

비라바드라사나 A 핸즈온의 핵심은 골반 정렬이다. 골반은 상체 근육과 하체 근육의 토대가 되는 허브 역할을 한다. 골반 중립은 골반과 전후, 좌우, 상하로 연결된 상체 근육과 하체 근육이 충분히 이완 또는 강화되어 길항 작용이 균형을 이루었다는 의미이다. 만일 관련 근육들이 충분히 이완 또는 강화되지 않으면 정렬은 깨지게 될 것인데 이런 경우는 뒤꿈치를 들어 올리거나 앞무릎 각도를 90°보다 크게 하거나 뒷무릎을 구부리는 방법을 통해 정렬을 맞출 수 있도록 유도한다.

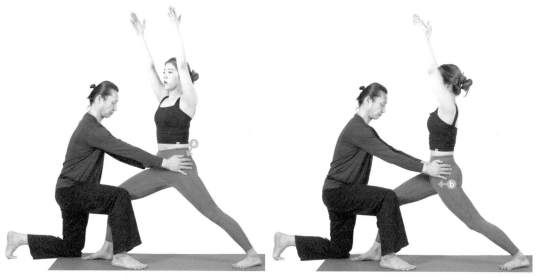

3-1A   3-1B

3-1. 골반 정렬을 맞추는 핸즈온 방법을 제시한 것이다.

3-1A와 같이 지도자는 수련생의 앞쪽에서 무릎을 대고 앉아 양손으로 골반 측면을 잡는다[a]. 3-1B와 같이 뒤로 뻗은 다리의 골반을 앞쪽으로 당기고 앞다리의 골반은 뒤로 민다[b].

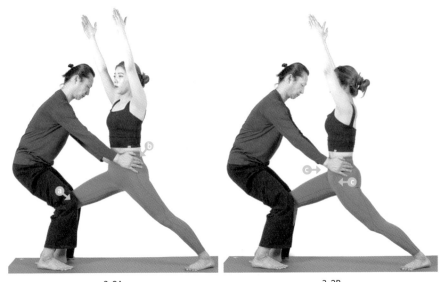

3-2A　　　　　　　　　　　　3-2B

3-2. 골반 정렬을 맞추는 핸즈온 방법을 제시한 것이다.

　　3-2A와 같이 지도자는 수련생의 앞쪽에서 수련생의 앞무릎을 양다리로 조이고[a] 양손으로 골반 측면을 잡는다[b]. 3-2B와 같이 뒤로 뻗은 다리의 골반을 앞쪽으로 당기고 앞다리의 골반은 뒤로 민다[c].

3-3. 골반 정렬을 맞추는 핸즈온 방법을 제시한 것이다.

　　3-3A와 같이 지도자는 수련생의 뒤쪽에서 무릎을 대고 앉아 양손으로 골반 측면을 잡는다[a]. 3-3B와 같이 뒤로 뻗은 다리의 골반을 앞쪽으로 밀고 앞다리의 골반은 뒤로 당긴다[b].

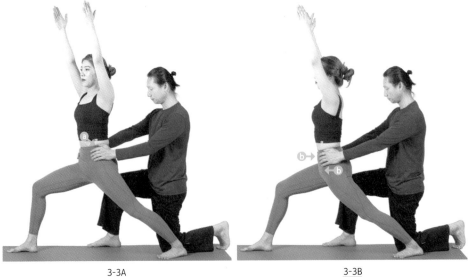

3-3A　　　　　　　　　　　　3-3B

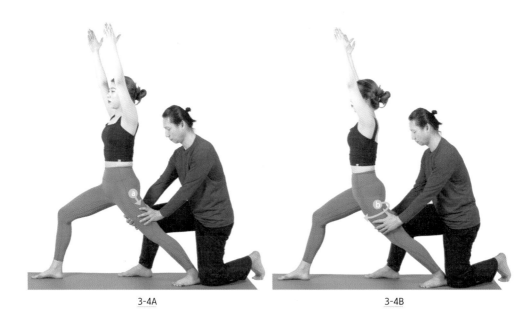

3-4A   3-4B

3-4. 뒷다리가 내회전^{Internal Rotation} 되도록 핸즈온 하는 방법을 제시한 것이다. 엉덩허리근이 충분히 이완되어 있지 않거나 몸에 대한 알아차림을 놓치면 뒷다리가 외회전^{External Rotation} 되어 골반이 측면으로 열리면서 골반 중립이 깨진다. 이 경우 하체의 견고함은 사라진다.

3-4A와 같이 지도자는 수련생의 뒤쪽에서 무릎을 대고 앉아 양손으로 허벅지를 잡는다[a]. 3-4B와 같이 허벅지를 내회전시킨다[b].

3-5. 뒷다리의 엉덩허리근이 과도하게 긴장되어 블록을 이용하여[a] 유연성을 보상한 상태에서 뒷다리가 내회전^{Internal Rotation} 되도록 핸즈온 하는 방법을 제시한 것이다. 엉덩허리근이 충분히 이완되어 있지 않거나 몸에 대한 알아차림을 놓치면 뒷다리

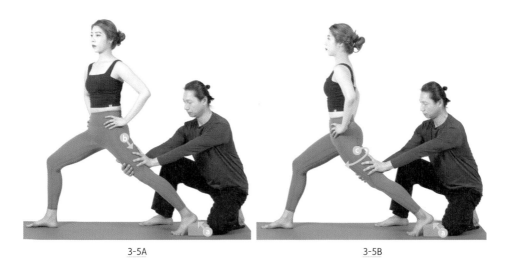

3-5A   3-5B

가 외회전[External Rotation] 되면서 골반이 측면으로 열리면서 골반 중립이 깨진다. 이 경우 하체의 견고함은 사라진다.

3-5A와 같이 지도자는 수련생의 뒤쪽에서 무릎을 대고 앉아 양손으로 허벅지를 잡는다[b]. 3-5B와 같이 허벅지를 내회전 시킨다[c].

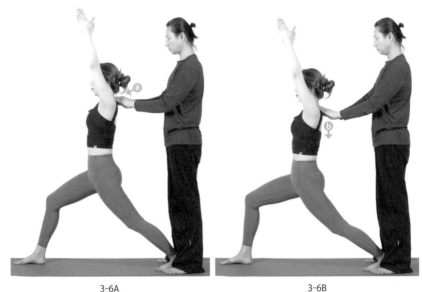

| 3-6A | 3-6B |

3-6. 어깨가 긴장되었을 때 이완하는 핸즈온 방법을 제시한 것이다.

3-6A와 같이 지도자는 수련생의 뒤쪽에서 서서 수련생의 긴장된 어깨에 양손을 얹는다[a]. 3-6B와 같이 양손을 아래로 눌러 수련생의 목과 어깨를 연결하는 근육들이 이완되도록 한다[b].

3-7. 팔을 쭉 뻗을 수 있도록 핸즈온 하는 방법을 제시한 것이다. 비라바드라사나 A에서 아사나의 느낌은 양 발바닥을 지면에 확고히 딛고 생긴 힘의 느낌을 척추를 통해 팔로 전달하고 손가락 끝으로 분출하는 느낌이다. 많은 경우 하체로부터 팔까지 에너지의 연결이 없는 느낌으로 아사나를 하는 경우가 있다. 목과 어깨를 연결하는 근육들이 긴장하지 않은 상태로 팔을 쭉 뻗도록 한다. 3-7A

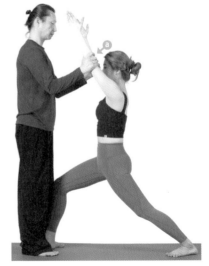

3-7A

와 같이 지도자는 수련생의 앞쪽에 서서 양팔을 잡는다[a]. 3-7B와 같이 팔을 안쪽으로 모으면서 위로 뽑아 올리는[b] 느낌을 유지한다.

3-8. 팔을 쭉 뻗을 수 있도록 핸즈온 하는 방법을 제시한 것이다. 지도자는 수련생의 옆쪽에 서서 한 손은 수련생의 손목을 잡고 위로 앞으로 끌어올리고[a] 다른 한 손은 골반에 대고 아래로 누른다[b].

3-9. 요추가 과도하게 전만되지 않도록 핸즈온 하는 방법을 제시한 것이다. 비라바드라사나 A에서 요추가 과도하게 전만되는 경우

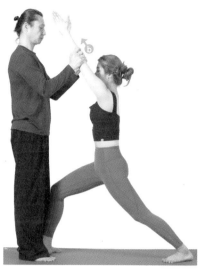

3-7B

는 대부분 하체에서 앞으로 구부린 다리의 회전근이나 볼기근의 긴장 그리고 뒤로 뻗은 다리의 엉덩허리근 긴장을 보상하는 과정에서 발생한다. 이런 경우 앞다리 무릎을 둔각으로 만들고[a] 상체를 수직으로 세워 척추 중립을 유지한다. 지도자는 수련생의 뒤쪽에 무릎을 대고 앉아서 한 손은 수련생의 골반에 대고 아래로 누르고[b] 다른 한 손은 수련생의 등에 대고 끌어올리면서[c] 척추를 길게 늘여 척추 중립을 유지하도록 유도한다.

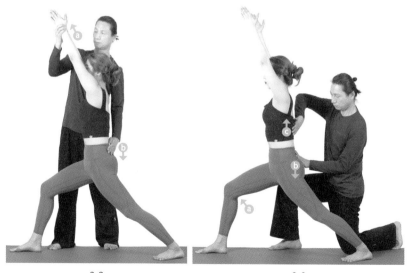

3-8   3-9

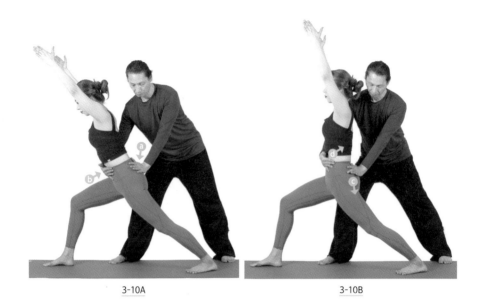

3-10A   3-10B

3-10. 기울어진 상체를 수직으로 세우도록 핸즈온 하는 방법을 제시한 것이다. 상체를 세울 때 척추 중립을 유지한 상태에서 고관절$^{Hip\ Joint}$을 축으로 상체를 세워야 한다. 3-10A와 같이 지도자는 수련생의 측면에 서서 한 손은 골반에 대고[a] 다른 한 손은 배와 골반을 잡는다[b]. 3-10B와 같이 골반을 아래로 누르고[c] 배를 감은 팔을 당겨 상체를 수직으로 세운다[d].

3-11. 돌출된 명치를 집어넣어 척추 중립을 맞추도록 핸즈온 하는 방법을 제시한 것이다. 명치가 돌출된 이유는 요추가 과도하게 전만되었기 때문이다. 3-11A와 같이

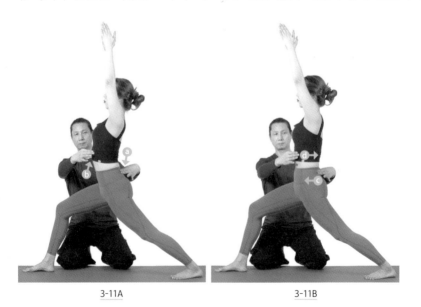

3-11A   3-11B

요가 핸즈온

지도자는 수련생의 측면에 무릎으로 앉아 한 손은 골반에 대고[a] 다른 한 손은 명치 부근 갈비뼈에 댄다[b]. 3-11B와 같이 골반을 앞으로 밀고[c] 명치를 뒤로 밀어 척추 중립 상태를 유지하게 한다[d].

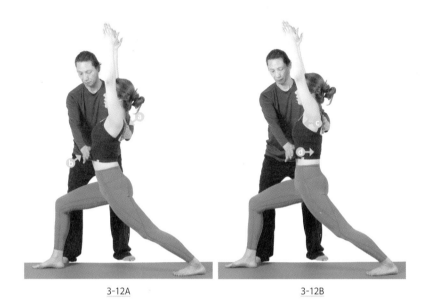

3-12A   3-12B

3-12. 돌출된 명치를 집어넣어 척추 중립을 맞추도록 핸즈온 하는 방법을 제시한 것이다. 명치가 돌출된 이유는 요추가 과도하게 전만되었기 때문이다. 3-12A와 같이 지도자는 수련생의 측면에 서서 한 손은 등에 대고[a] 다른 한 손은 명치 부근 갈비뼈에 댄다[b]. 3-12B와 같이 등을 앞으로 밀고[c] 명치를 뒤로 밀어[d] 척추 중립 상태를 유지하게 한다.

3-13. 스트랩을 이용하여 기울어진 상체를 수직으로 세우도록 핸즈온 하는 방법을 제시한 것이다. 상체를 세울 때 척추 중립을 유지한 상태에서 고관절[Hip Joint]를 축으로 상체를 세워야 한다. 3-13A와 같이

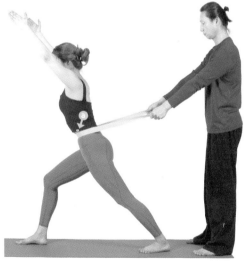

3-13A

지도자는 수련생의 뒤쪽에 서서 스트랩으로 배를 두르고[a] 3-13B 와 같이 스트랩을 당겨 상체를 수직으로 세운다[b].

3-14. 돌출된 무릎을 밀어 넣어 척추 중립을 맞추도록 핸즈온 하는 방법을 제시한 것이다. 무릎이 돌출 된 이유는 앞뒤 발의 보폭이 과도하게 가깝거나 뒤로 뻗은 다리의 엉덩허리근이 긴장되어 이를 보상하기 때문이다. 3-14A와 같이 지도자는 수련생의 측면에 무

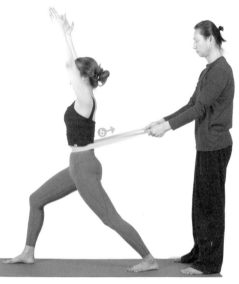

3-13B

릎으로 앉아 한 손은 골반에 대고[a] 다른 한 손은 무릎에 댄다[b]. 3-14B와 같이 골반을 앞으로 당기고[c] 무릎을 뒤로 밀어[d] 척추 중립 상태를 유지하게 한다. 만일 앞뒤 발의 보폭이 너무 좁다면 말로 보폭을 앞뒤로 더 넓히도록 지도한다.

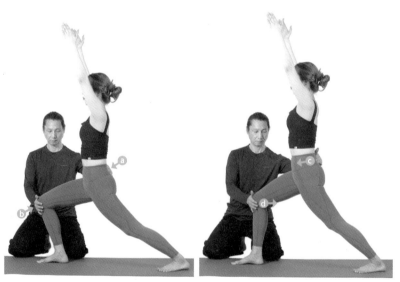

3-14A   3-14B

요가 핸즈온

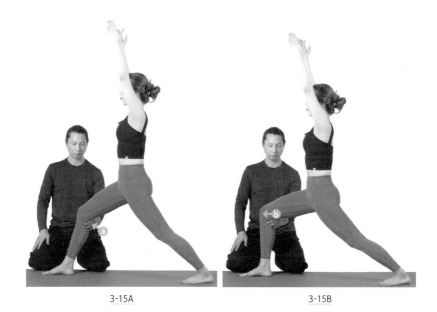

3-15A   3-15B

3-15. 과도한 둔각 상태의 무릎을 앞으로 당겨 척추 중립자세를 찾도록 하는 핸즈온 방법
      이다. 무릎이 과도하게 둔각인 이유는 앞뒤 발의 보폭이 과도하게 멀거나 뒤로 뻗은
      다리의 엉덩허리근이 긴장되어 이를 보상하기 때문이다. 3-15A와 같이 지도자는 수
      련생의 측면에 무릎으로 앉아 한 손을 앞다리의 오금에 댄다[a]. 3-15B와 같이 오금을
      앞으로 밀어 무릎과 발목이 수직[b]을 유지하게 하고 척추 중립 상태를 유지하도록 한
      다. 만일 앞뒤 발의 보폭이 너무 넓다면 말로 보폭을 앞뒤로 더 좁히도록 지도한다.

3-16. 앉은 상태에서 비라바드라사나 A를 연습할 때 골반 정렬을 맞추도록 핸즈온 하는
      방법을 제시한 것이다. 선 상태에서 골반 정렬이 맞지 않는 주된 이유는 다운독
      자세에서 한 다리를 앞으로 당겨오고 선 상태로 전환할 때 골반의 중립 상태를

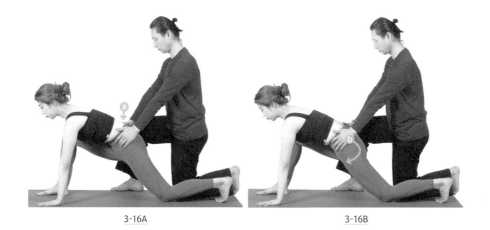

3-16A   3-16B

확인하지 않고 다리를 펴면서 상체를 세워 일어서기 때문이다. 3-16A와 같이 골반 정렬이 되지 않으면 뒤로 뻗은 다리 쪽 골반이 측면으로 열린다. 3-16A와 같이 지도자는 수련생의 뒤쪽에 무릎으로 앉아 양손을 골반에 댄다[a]. 3-16B와 같이 골반을 밑으로 회전시켜[b] 골반 중립 상태를 유지하게 한다.

빠당구스타사나 & 빠다하스타사나

(Padangusthasana & Padahastasana)

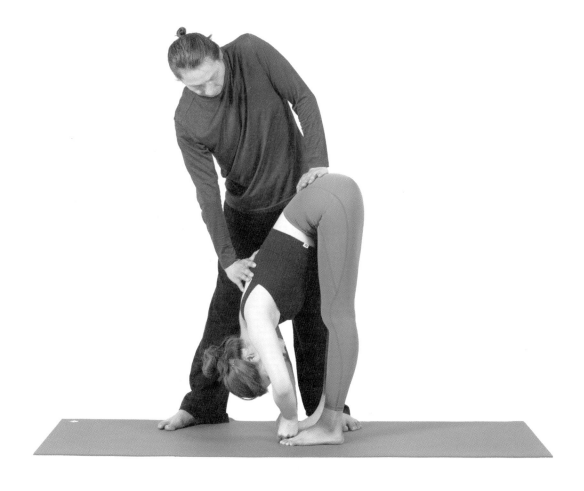

1. 정렬 상태의 빠당구스타사나 & 빠다하스타사나

빠당구스타사나와 빠다하스타사나는 수리야 나마스까라 A의 우따
나사나와 같은 전굴 자세인데 차이는 손가락으로 발가락을 잡거나
손바닥을 발바닥 밑에 넣는 동작이 추가되어 더 깊은 전굴 효과
를 준다는 점이다.

어깨와 목을 연결하는 등세모근[Trapezius]과 어깨올림근[Levator Scapulae]이
긴장하지 않도록 한다. 팔을 측면으로 편안하게 열어 이완한다.

두 아사나의 기본기와 주의점은 거의 동일하기 때문에 하나의 자
세를 통해서만 주의 사항을 설명한다.

전굴에 관한 기본기 역시 수리야 나마스까라 A의 우따나사나와
공통이기에 여기서는 차이점만 설명한다. 중복되는 내용은 해당
페이지를 참조하라.

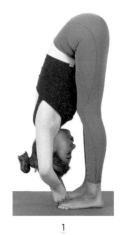

1

2. 정렬 상태를 벗어난 빠당구스타사나 & 빠다하스타사나

빠당구스타사나와 빠다하스타사나는 우따나사나와 같은 기본기를 적용하는 전굴 자세인
데 손동작이 추가됨으로써 자극이 조금 더 깊어질 수 있다.

2-1. 하체 뒤쪽의 유연성이 충분치 않은 상태에서 억
지로 전굴을 깊게 하여 발가락을 잡았기 때문에[a]
부족한 유연성을 보상하기 위해 등이 말리고[b] 어
깨와 목을 연결하는 근육들이 긴장되며[c] 골반이
발목에 비해 뒤쪽으로 빠진 상태[d]를 보여준다. 이
때 주목할 부분은 흔히 백니[Back Knee]라고 부르는
무릎의 과도한 신장[Hyper Extension]인데 무릎 연골에
부담을 줄 수 있으므로 무릎을 완전히 펴지 않는
것이 좋다.

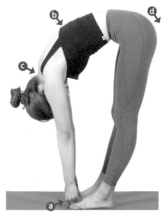

2-1

요가 핸즈온

2-2. 2-1과 같이 하체 뒤쪽의 유연성이 충분치 않은 상태에서 척추 중립을 유지한 상태로 전굴 하려다 보니 척추 중립은 유지하지만[a] 부족한 유연성을 보상하기 위해 골반이 발목에 비해 뒤쪽으로 빠지고[b] 고개를 과도하게 들어[c] 목과 어깨를 연결하는 근육들이 긴장된 상태를 보여준다.

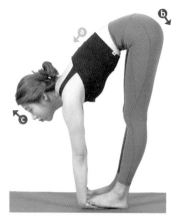

2-2

3. 핸즈온 방법

빠당구스타사나 & 빠다하스타사나 핸즈온은 수리야 나마스까라 A의 우따나사나 핸즈온과 동일한 방식이 많아 이미 설명한 내용은 생략하고 추가된 핸즈온 방법만 제시한다. 자세한 내용은 해당 페이지를 참조하라.

빠당구스타사나 & 빠다하스타사나는 우따나사나보다 더 강력한 전굴이다. 수련생이 유연성의 최대치 또는 준최대치까지 하체 뒤쪽을 이완했을 경우 핸즈온을 통해서 더 깊은 자극을 주면 부상을 입을 수도 있으므로 섬세한 주의를 기울여야 한다. 엄지발가락 쪽으로 무게중심을 옮길 때 중심을 잃지 않도록 부드럽게 유도해야 한다.

3-1. 골반이 뒤꿈치보다 뒤로 밀려 하체 뒤쪽을 충분히 이완시키지 못할 때 핸즈온 하는 방법을 제시한 것이다.

3-1A와 같이 지도자는 측면에 서서 한 손은 골반에 대고[a] 다른 한 손은 요추에 댄다[b]. 3-1B와 같이 요추에 댄 손은 수련생의 무게중심이 앞으로 과도하게 무너지

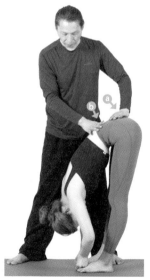

3-1A

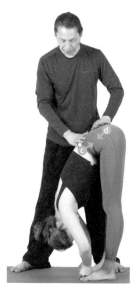

3-1B

지 않도록 지지하고[c] 골반을 댄 손을 누르면서 앞으로 밀어[d] 골반과 뒤꿈치가 수직을 유지하도록 한다. 골반과 뒤꿈치가 수직이 되거나 골반이 뒤꿈치보다 앞쪽으로 이동할 경우 하체 뒤쪽은 더 깊게 이완된다.

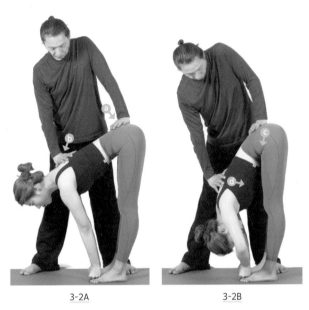

3-2A   3-2B

3-2. 아르다 우따나사나처럼 척추 중립을 유지한 상태에서 전굴할 때 골반이 뒤꿈치보다 뒤로 밀려 하체 뒤쪽을 충분히 이완시키지 못할 때 핸즈온 하는 방법을 제시한 것이다. 등을 굽혀 척추 중립을 유지하지 못할 경우 말로 등을 펴도록 지도한다.

3-2A와 같이 지도자는 측면에 서서 한 손은 골반에 대고[a] 다른 한 손은 등에 댄다[b]. 3-2B와 같이 골반에 댄 손은 수련생의 무게중심이 앞으로 과도하게 무너지지 않도록 아래로 눌러 지지하면서 앞으로 살짝 밀고[c] 등에 댄 손을 눌러[d] 배와 허벅지가 더 가까워지도록 한다. 골반과 뒤꿈치가 수직이 되거나 골반이 뒤꿈치보다 앞쪽으로 이동할 경우 하체 뒤쪽은 더 깊게 이완된다.

요가 핸즈온

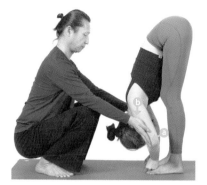

3-3

3-3. 목과 어깨가 긴장하지 않도록 핸즈온 하는 방법을 제시한 것이다. 빠당구스타사나에서 발가락을 잡을 때 더 깊게 전굴하고자 하는 의도가 앞서면 목과 어깨를 연결하는 근육들을 수축하여 팔꿈치를 과도하게 구부리면서 배와 허벅지를 더 가깝게 붙이고 하체 뒤쪽을 이완시키려고 한다. 이런 경우 목과 어깨를 연결하는 근육에 과도한 긴장이 생겨 통증이 생기거나 호흡이 짧아지므로 반드시 팔을 자연스럽게 벌리고 목과 어깨를 멀어지도록 이완해야 한다.

지도자는 앞쪽에 앉아 양손을 팔꿈치에 대어 수련생이 팔꿈치를 살짝 밀게 하고[a] 목과 어깨를 연결하는 근육들을 이완시키도록[b] 유도한다. 필요한 경우 말로 설명한다.

3-4. 목과 어깨가 긴장하지 않도록 핸즈온 하는 방법을 제시한 것이다. 목과 어깨가 긴장되는 원인은 3-3의 설명을 참조하라.

지도자는 측면에 앉아 한 손은 수련생의 골반에 대고 누르고[a] 다른 한 손은 정수리에 대고 아래로 앞으로 밀게 하면서[b] 척추를 길게 늘여 목과 어깨를 연결하는 근육들이 이완되도록 유도한다.

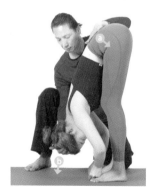

3-4

우띠따 트리코나사나

(Utthita Trikonasana)

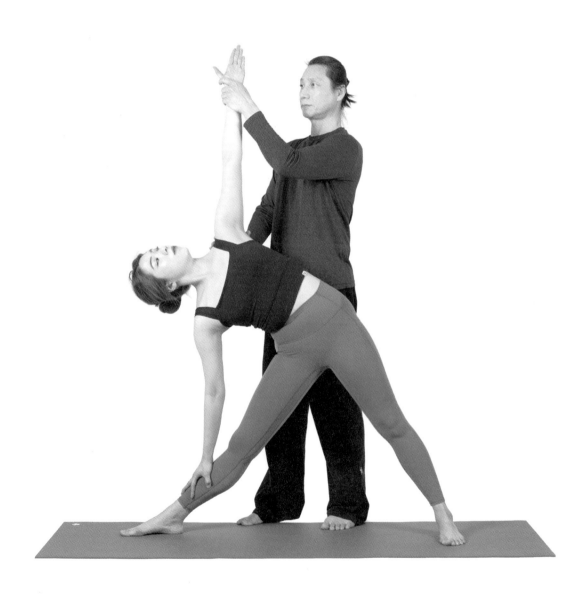

요가 핸즈온

1. 정렬 상태의 우띠따 트리코나사나

우띠따 트리코나사나는 상당한 수준의 유연성이 필요한 아사나이다. 그리고 정렬을 놓치기 가장 쉬운 아사나 중 하나이며 동시에 정렬을 가장 명확히 확인할 수 있는 아사나이기도 하다.

우띠따 트리코나사나는 시상면$^{Sagittal \ Plane}$과 관상면$^{Coronal \ Plane}$의 정렬을 모두 고려해야 하기 때문에 몸에 대한 알아차림이 더욱 섬세해야 한다.

시상면에서 볼 때 척추 라인(경추-흉추-요추)이 일직선인 상태가 정렬이다. 유연성이 충분하지 않은 상태에서 깊은 측굴$^{Side \ Bending}$을 할 경우 시상면의 정렬은 깨진다.

관상면에서 볼 때 천장을 향해 뻗은 팔과 상체, 하체가(머리와 몸통이) 일직선 상에 위치한 상태가 정렬이다. 유연성이 충분하지 않은 상태에서 깊은 측굴$^{Side \ Bending}$을 할 경우 관상면의 정렬은 깨진다.

1A는 시상면의 정렬 상태, 1B와 1C는 관상면의 정렬 상태를 보여준다.

1C에서 보듯이 관상면의 정렬을 맞춘 경우 깊은 측굴이 어려워 아래로 뻗은 팔은 발가락을 잡을 수 없기 때문에 손은 자연스럽게 정강이나 무릎 등에 둔다.

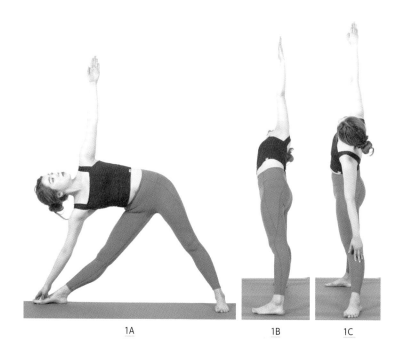

1A   1B   1C

2. 정렬 상태를 벗어난 우띠따 트리코나사나

정렬이 깨지는 원인은 다양한데 크게 여섯 가지 원인으로 구별할 수 있다.

첫째는 주된 원인으로 기울이는 쪽 앞다리의 뒤넙다리근[Hamstrings]의 유연성이 충분치 않은 상태에서 과도하게 측굴을 하면 정렬이 깨진다.

둘째는 기울이는 쪽 앞다리의 모음근과 엉덩허리근이 충분히 이완되지 않은 상태에서 과도하게 측굴을 하면 정렬이 깨진다.

셋째는 측면의 유연성이 충분치 않은 상태에서 과도하게 측굴을 하면 정렬이 깨진다.

넷째는 양발의 좌우 보폭이 간격이 너무 좁을 때 측굴을 하면 정렬이 깨진다. 기울이는 쪽의 반대 다리의 벌림근과 회전근이 모음근과 엉덩허리근보다 긴장되어 있거나 골반 자체가 넓은 경우 좌우 발의 보폭을 좁게 하면 정렬을 맞추기 어려워진다.

다섯째는 좌우 발의 보폭이 너무 넓을 경우 정렬이 깨진다. 앞다리의 모음근과 엉덩허리근이 충분히 유연하지 않다면 좌우 발의 보폭을 좁게 하면 정렬을 맞추기 쉬워진다. 앞다리의 모음근과 엉덩허리근이 충분히 유연하다면 좌우 보폭을 좀 더 넓게 하면 정렬을 맞추기 쉬워진다.

여섯째는 앞다리와 뒷다리의 전후 거리가 너무 가까우면 정렬이 깨진다. 앞다리 뒤쪽의 유연성이 충분치 않은 상태에서 앞 뒷다리의 보폭이 너무 가까우면 부족한 유연성을 보상하기 위해 정렬이 깨진다. 정렬을 맞추려면 앞뒤 다리 간격을 충분히 벌려야 한다.

2-1. 관상면에서 정렬이 깨진 상태를 보여준다. 관상면에서 볼 때 인체의 측면이 일직선 상에 위치할 때 정렬이다. 가슴은 앞으로 돌출되고[a] 엉덩이는 뒤로 돌출 된다[b]. 요추는 과도하게 전만되고[c] 무릎은 과도하게 신장[Hyper Extension-Back Knee] 상태[d]로 변형된다.

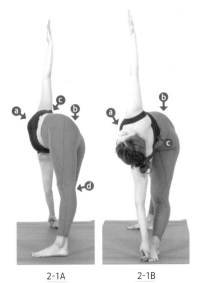

2-1A   2-1B

2-2. 시상면에서 정렬이 깨진 상태를 보여준다. 측면으로 기울인 상체의 흉곽과 골반 사이가 과도하게 눌린다[a]. 골반 위쪽의 척추 부위를 충분히 위로 끌어올리지 않은 상태에서 측굴할 때, 상체 측면의 유연성이 충분하지 않은 상태에서 측굴을 깊이 할 때 그리고 고관절[Hip Joint]을 축으로 쓰지 않고 흉추 하부나 요추 상부를 축으로 측굴할 때 정렬이 깨지기 쉽다.

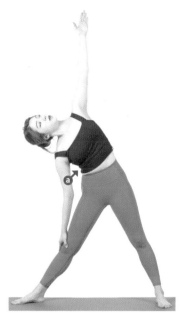

2-2

3. 핸즈온 방법

우띠따 트리코나사나는 상하체가 충분히 이완되어 있어야 정렬에 맞는 아사나 수행을 할 수 있다. 정렬을 맞출 수 있는 가장 좋은 방법은 자신의 유연성의 한계치를 넘지 않는 것이다. 측굴이 유연성의 수준에 비해 너무 깊으면 정렬이 깨지므로 핸즈온 할 때 수련생이 유연성의 한계를 적절히 유지할 수 있도록 안내한다.

3-1. 관상면에서 볼 때 가슴이 앞쪽으로 무너지지 않도록 양손으로 위팔 어깨를 감싸고 상체를 확장시키는 방법을 제시한 것이다. 지도자의 허벅지 측면을 수련생의 엉덩이에 대고[a] 위팔뼈의 머리[Head of Humerus]를 양손으로 감싸고 지도자의 몸쪽으로 당기면서[b] 정렬을 맞춘다.

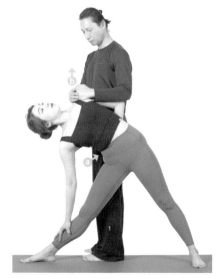

3-1

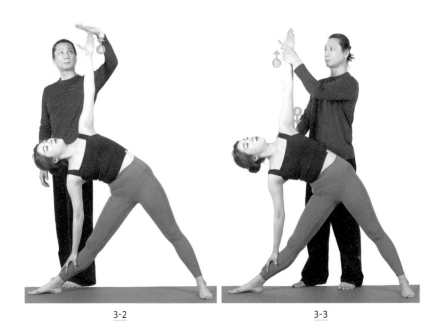

3-2   3-3

3-2. 3-1의 상태에서 척추 정렬이 유지되었을 때 위팔을 천장으로 뻗어 가슴을 더 확장하도록 유도하는 방법을 제시한 것이다. 지도자의 손에 닿도록 수련생이 팔을 더 길게 늘일 때[a] 가슴은 확장된다.

3-3. 3-2의 상태에서 지도자의 한 손은 수련생의 어깨뼈[Scapula]에 대고[a] 다른 한 손은 위팔의 손목을 잡아 위로 끌어올리면서[b] 가슴을 더 확장하도록 유도하는 방법을 제시한 것이다.

3-4. 지도자의 허벅지(골반) 측면은 수련생의 기울인 쪽 골반 측면에 대고[a] 한 손은 수련생의 반대쪽 골반 능선[Iliac Crest]을 대어 지도자의 몸쪽으로 당기고[b] 다른 한 손은 위팔의 손목을 잡아 위로 끌어올리면서[c] 정렬을 맞추는 방법을 제시한 것이다.

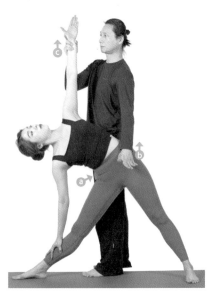

3-4

요가 핸즈온

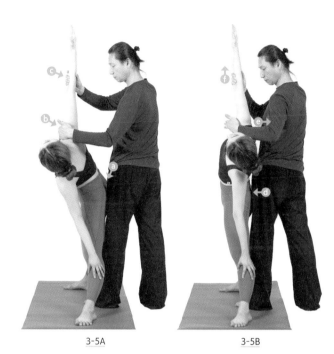

3-5A   3-5B

3-5. 3-5A와 같이 지도자의 허벅지(골반) 측면을 수련생의 엉덩이에 밀착하고[a] 가슴이
   무너지지 않도록 한 손은 위팔 어깨를 감싸고[b] 다른 한 손은 팔(또는 손목)을 잡
   는다[c]. 3-5B와 같이 지도자는 허벅지를 밀고[d] 수련생의 어깨는 당기고[e] 팔은 위로
   끌어올리면서[f] 가슴을 더
   확장하도록 유도하는 방법
   을 제시한 것이다.

3-6. 고관절을 축으로 측굴할
   때 핸즈온 하는 방법을 제
   시한 것이다. 지도자의 한
   손을 고관절에 댄 상태에
   서[a] 다른 한 손으로 수련생
   의 팔을 지도자의 몸쪽으
   로 당겨[b] 상체를 길게 신장
   시키면서 측굴을 유도한다.

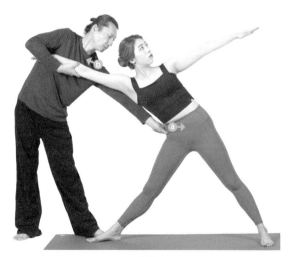

3-6

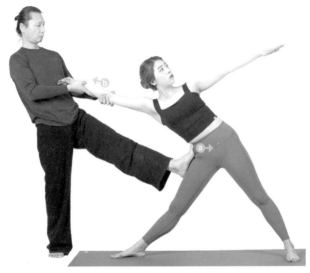

3-7

3-7. 고관절을 축으로 측굴할 때 핸즈온 하는 방법을 제시한 것이다. 지도자의 발을 고관절에 댄 상태에서[a] 수련생의 팔을 지도자의 몸쪽으로 당겨[b] 상체를 길게 신장시키면서 측굴을 유도한다.

3-8. 고관절을 축으로 측굴할 때 골반 정렬을 맞추기 위해 핸즈온 하는 방법을 제시한 것이다. 지도자의 허벅지(골반) 측면을 수련생의 엉덩이에 받쳐 밀고[a] 양손을 골반 능선에 댄 상태에서 당겨[b] 골반 중립 상태를 유도한다.

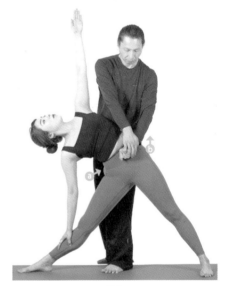

3-8

요가 핸즈온

3-9. 고관절을 축으로 측굴할 때 골반 정렬을 맞추고 가슴을 확장하기 위해 핸즈온 하는 방법을 제시한 것이다. 지도자의 허벅지(골반) 측면을 수련생의 엉덩이에 받쳐 밀고[a] 한쪽 팔(손)을 골반 능선에 댄 상태에서 당기고[b] 다른 한 손은 수련생의 팔을 잡고 위로 당겨[c] 가슴을 확장하며 척추 중립 및 골반 중립 상태를 유도한다.

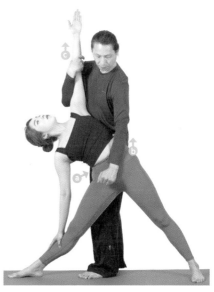

3-9

3-10. 고관절을 축으로 측굴할 때 핸즈온 하는 방법을 제시한 것이다. 3-10A와 같이 지도자의 양손은 수련생의 골반에 댄다[a]. 3-10B와 같이 측굴할 때 지도자의 한 손은 고관절을 축으로 골반을 반대편으로 밀도록 유도하고[b] 다른 한 손은 골반이 안정되도록 누른다[c].

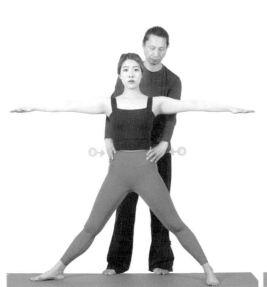

3-10A

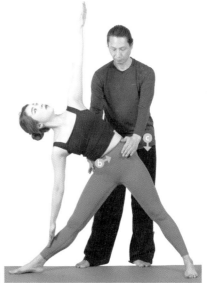

3-10B

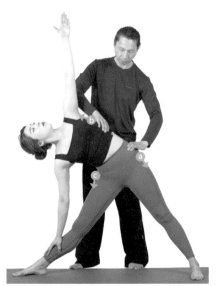

3-11

3-11. 고관절을 축으로 측굴할 때 정렬을 맞춘 상태에서 옆구리 측면을 확장하기 위해
핸즈온 하는 방법을 제시한 것이다. 지도자의 한 손은 골반 측면을 잡고[a] 다른
한 손은 흉곽 측면을 잡아[b] 서로 반대방향으로 당기면서 살짝 아래로 눌러[c] 수련
생이 고관절을 축으로 측굴을 깊이 할 수 있도록 돕는다.

빠리브르타 트리코나사나

(Parivrtta Trikonasana)

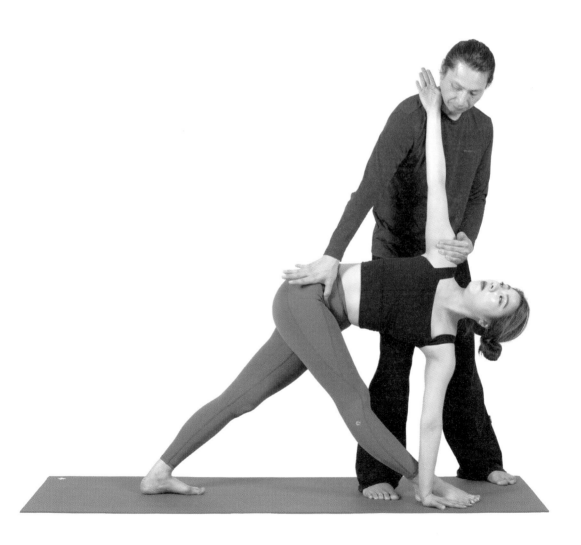

1. 정렬 상태의 빠리브르타 트리코나사나

빠리브르타 트리코나사나는 하체 뒤쪽의 유연성과 상체의 회전이 조화를 이룰 때 자연스러운 아사나 수행을 할 수 있다.

상체는 척추 중립 상태에서 길게 쭉 뻗은 상태여야 하고 하체 골반의 높이는 균등한 상태가 정렬 상태이다.

머리-경추-흉추-요추가 일직선 상태일 때 척추 중립이다.

이 상태에서 목과 어깨에 긴장이 발생하지 않는다.

양발에 무게가 균등히 배분되어 있어야 한다.

상체에서 회전은 흉추$^{Thoracic\ Vertebrae}$를 축으로 일어나는데 등이 말릴 경우 상체의 척추 중립 상태가 깨지면서 회전의 축이 요추로 내려간다. 하지만 요추는 골격구조가 굽힘/신장$^{Flexion/Extension}$에 특화되어 있어 요추에 회전력이 걸릴 경우 골격구조를 벗어난 움직임으로 몸은 긴장되고 회전력이 최종적으로는 엉치엉덩관절$^{Sacroiliac\ Joint}$까지 전이되어 골반 안정성을 무너뜨릴 수 있다.

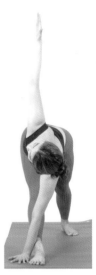

1

하체 뒤쪽의 유연성과 흉추의 회전력이 충분하지 않을 경우 현재 몸이 허용하는 수준까지로 자극의 강도를 조절해야 한다.

2. 정렬 상태를 벗어난 빠리브르타 트리코나사나

2-1. 상체는 관상면, 하체는 시상면에서 정렬이 깨진 상태를 제시한 것이다.

　　상체의 관상면은 귀-어깨 측면-골반 측면을 일직선 상에서 보는 관점이다. 관상면 상의 신체 부위들이 일직선 상에 정렬되어 있어야 불필요한 긴장이 생기지 않는다. 하체의 시상면은 정면에서 보든 후면에서 보든 양쪽 골반과 엉덩이 높이가 동일할 때가 정렬 상태이다. 골반과 엉덩이 높이 차이가 클수록 정렬은 더 크게 깨진 것이다.

　　위 1의 사진에서 보듯이 상체의 관상면인 정수리 부분에서 볼 때 몸통이 일직선 상에 위치하여 상체나 엉덩이가 돌출되지 않아야 정렬 상태이다. 2-1A와 2-1B는 상체의 관상면에서 볼 때 등이 보이고[a] 가슴이 돌출되어[b] 정렬이 깨진 상태와 하체의 시상면에서 볼 때 엉덩이 좌우 높이가 다른 상태[c]를 보여준다. 관상면 상의 정렬이 깨지면 드리스티[Drishti, 응시점]가 손이기 때문에 억지로 드리스티를 유지하면 턱이 들리면서[d] 고개가 과도하게 긴장하게 된다.

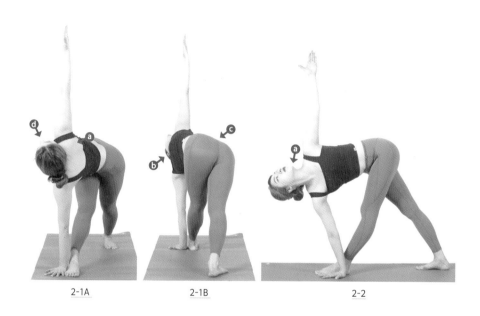

2-1A   2-1B   2-2

2-2. 상체의 시상면 상에서 정렬이 깨진 상태를 제시한 것이다. 코-배꼽-치골을 연결하는 정중선[Median Line]은 시상면의 중심선인데 드리스티인 손을 응시하기 위해 턱이 들리면서 고개가 과도하게 긴장된 상태[a]가 된다. 정렬이 깨진 상태에서 무리해서 드리스티를 할 경우 오히려 긴장이 유발되므로 자세를 완화시켜 드리스티를 자연스럽게 만들거나 자세를 깊이 유지하고자 할 경우 과도하게 목을 긴장시켜 드리스티를 유지하기보다는 턱을 당겨 목을 이완시키고 손으로 의식을 전향한다는 정도만 유지하는 것이 좋다.

드리스티는 정렬이 맞은 상태에서는 자연스럽지만, 정렬이 맞지 않으면 긴장을 유발할 수 있다.

3. 핸즈온 방법

빠리브르타 트리코나사나는 상체의 회전력과 하체의 유연성이 조화를 이룰 때 완성도 높은 아사나 수행이 가능하다. 핸즈온 할 때 상체의 척추 중립과 목과 어깨의 긴장이 없는 것을 우선하고 그 후에 하체의 유연성을 차선으로 선택하는 것이 좋다. 상체의 척추 중립이 무너지면 호흡을 희생하여 아사나를 수행하게 되는데 호흡과 아사나를 바꾸지는 않아야 한다. 호흡을 희생하면 긴장이 남을 뿐이다.

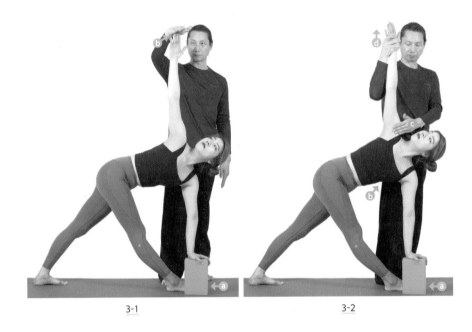

3-1   3-2

3-1. 하체 뒤쪽의 유연성이 떨어지는 경우 요가 블록을 이용하여[a] 부족한 유연성을 보상하고 팔을 천장을 향해 뻗어 지도자의 손에 닿게 하여[b] 가슴을 열고 상체를 확장시키는 방법을 제시한 것이다.

3-2. 부족한 유연성을 보상하기 위해 요가 블록을 이용한[a] 상태에서 지도자는 수련생의 등 쪽에 서서 허벅지는 수련생의 어깨뼈에 대고[b] 한 손은 위로 뻗은 팔의 어깨를 감싸 당기고[c] 다른 한 손은 수련생의 손(손목)을 잡아 위로 끌어올리면서[d] 가슴을 확장하는 방법을 제시한 것이다.

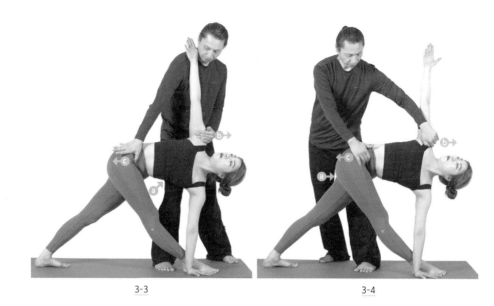

3-3   3-4

3-3. 지도자는 수련생의 등 쪽에 서서 허벅지는 수련생의 등에 대고[a] 한 손은 위로 뻗은 팔의 어깨를 감싸 당기고[b] 다른 한 손은 수련생의 골반능선[Iliac Crest]을 뒤로 밀어[c] 수련생의 몸이 일직선 상으로 정렬되도록 만드는 방법을 제시한 것이다.

3-4. 지도자는 수련생의 등 쪽에 서서 허벅지는 수련생의 엉덩이 측면에 대고[a] 한 손은 위로 뻗은 팔의 어깨를 감싸 머리를 향해 밀고[b] 다른 한 손은 수련생의 골반능선[Iliac Crest]을 뒤로 당겨[c] 수련생의 몸이 일직선으로 정렬되도록 만드는 방법을 제시한 것이다.

3-5. 지도자는 수련생의 등 쪽에 서서 허벅지는 수련생의 등에 대고[a] 한 손은 갈비뼈를 감싸 가슴을 확장하고[b] 다른 한 손은 수련생의 골반 능선[Iliac Crest]을 뒤로 밀어[c] 수련생의 몸이 일직선으로 정렬되도록 만드는 방법을 제시한 것이다.

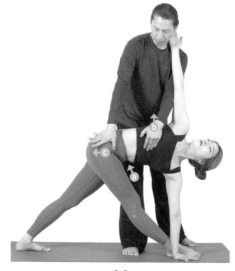

3-5

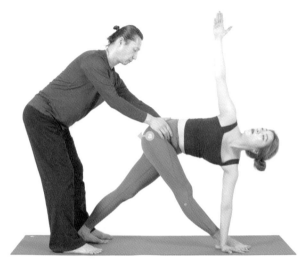

3-6

3-6. 지도자는 수련생의 뒤쪽에서 앞다리 쪽 골반 능선을 뒤로 당겨[a] 골반이 정렬되도록 돕는 방법을 제시한 것이다.

3-7. 3-7A와 같이 지도자는 수련생의 뒤쪽에서 무릎을 구부려 허벅지를 조여[a] 수련생의 뒷다리를 안정화시키고 한 손은 갈비뼈를 감싸[b] 가슴을 확장하고 3-7B와 같이 다른 한 손은 아래 어깨뼈(또는 등)를 받쳐[c] 흉추를 회전시키는 방법을 제시한 것이다.

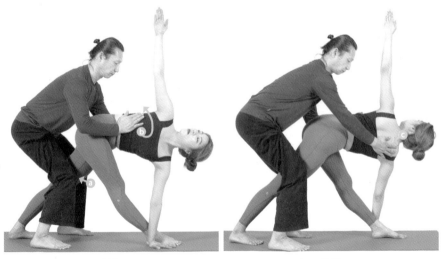

3-7A   3-7B

요가 핸즈온

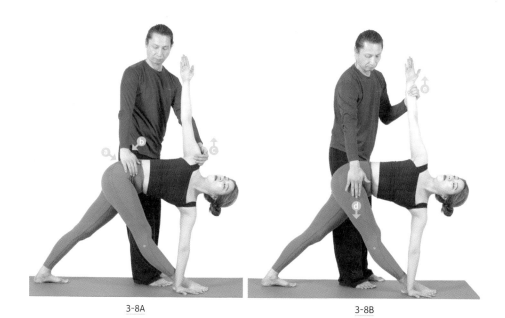

3-8A   3-8B

3-8. 지도자는 수련생의 측면에서 3-8A와 같이 허벅지로 엉덩이 측면을 받치고[a] 한 손은 골반 정렬이 깨져 높아진 수련생의 앞다리 골반을 짚고[b] 다른 한 손은 어깨뼈를 감싸고 가슴을 확장한다[c]. 3-8B와 같이 한 손은 높아진 수련생의 앞다리 골반을 아래로 눌러[d] 골반 중립을 맞추고 다른 한 손은 손목(팔)을 잡고 위로 끌어올려[e] 가슴을 확장하여 척추 중립을 유지하도록 한다.

3-9. 수련생의 뒷다리를 내회전 Internal Rotation 시켜 하체의 안정감을 높이는 방법을 제시한 것이다. 뒷다리가 확고히 내회전되지 않거나 외회전되면 골반 정렬이 깨지면서 자세의 완성도가 떨어진다. 지도자는 3-9A와 같이 수련생의 허벅지를 잡고[a] 3-9B와 같이 내회전시켜[b] 하체 안정성을 높인다.

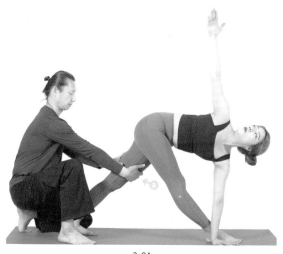

3-9A

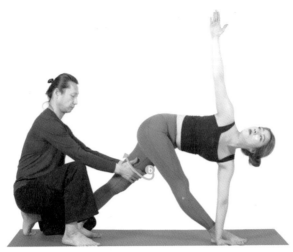

3-9B

3-10. 수련생의 뒷다리가 내회전$^{\text{Internal Rotation}}$되어 뒷발이 약 45° 안쪽을 향하게 하도록 가이드 하는 방법을 제시한 것이다. 뒷다리가 확고히 내회전되지 않거나 외회전되면 골반 정렬이 깨지면서 자세의 완성도가 떨어진다. 지도자는 한 손으로 수련생의 발목을 잡아 45° 안쪽을 향하게 하고[a] 다른 한 손으로 허벅지를 잡아 내회전시켜[b] 하체 안정성을 높인다.

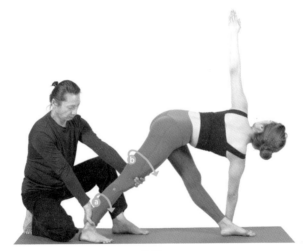

3-10

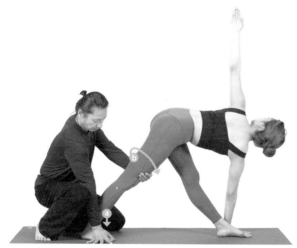

3-11

3-11.   수련생의 뒷발이 약 45° 안쪽을 향한 상태에서 확고한 안정감을 유지하는 방
법을 제시한 것이다. 뒷다리가 확고히 내회전되지 않거나 외회전되면 골반 정렬
이 깨지면서 자세의 완성도가 떨어진다. 지도자는 한 손으로 수련생의 45° 안
쪽을 향한 발을 눌러 뒷다리가 견고하게 지지하게 만들고[a] 다른 한 손으로 허
벅지를 잡아 내회전시켜[b] 하체 안정성을 높인다.

우띠따 빠르스바코나사나
(Utthita Parsvakonasana)

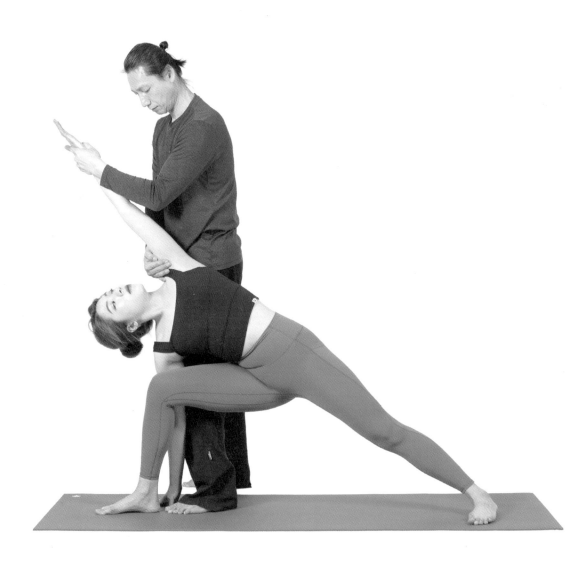

1. 정렬 상태의 우띠따 빠르스바코나사나

우띠따 빠르스바코나사나는 상당한 수준의 유연성이 필요한 아사나이다. 그리고 정렬을 가장 놓치기 쉬운 아사나 중 하나이며 동시에 정렬을 가장 명확히 확인할 수 있는 아사나이기도 하다.

우띠따 빠르스바코나사나는 시상면$^{Sagittal\ Plane}$과 관상면$^{Coronal\ Plane}$의 정렬을 모두 고려해야 하기 때문에 몸에 대한 알아차림이 더욱 섬세해야 한다.

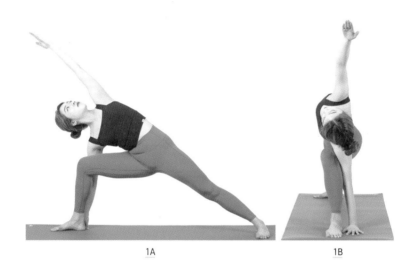

1A   1B

시상면에서는 척추 라인(경추-흉추-요추)이 일직선인 상태가 정렬이다. 유연성이 충분하지 않은 상태에서 깊은 측굴$^{Side\ Bending}$을 할 경우 시상면의 정렬은 깨진다.

관상면에서 머리와 몸통이 일직선 상에 위치한 상태가 정렬이다. 유연성이 충분하지 않은 상태에서 깊은 측굴$^{Side\ Bending}$을 할 경우 관상면의 정렬은 깨진다.

비라바드라사나 B$^{Virabhadrasana\ B}$를 먼저 취하고 우띠따 빠르스바코나사나를 연습하면 정렬의 느낌을 찾기가 수월하다.

2. 정렬 상태를 벗어난 우띠따 빠르스바코나사나

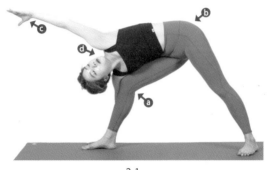

2-1

2-1. 앞뒤 발의 간격이 너무 가까운 경우 손을 발날 옆에 내려놓기 위해 골반을 과도
하게 높이게 된다. 이처럼 발의 좁은 간격을 앞뒤 보상하기 위해 앞무릎의 각도가
90°보다 커지고(둔각)[a] 골반이 높아지면서 상체가 낮아지고[b] 그로 인해 팔을 뻗을
때 상체의 측면 라인보다 팔이 과도하게 위로 들려[c] 정렬이 깨지고 드리스티할 때
목과 어깨에 긴장이 생기는 상태[d]를 보여준다. 머리-경추-흉추-요추가 일직선 상
에 정렬해 있을 때가 척추 중립이다.

2-2. 앞뒤 발의 간격이 너무 가까운 경우 손을 발날 옆에 내려놓기 위해 무릎을 과도하
게 구부리게 된다. 이처럼 발의 좁은 간격을 보상하기 위해 무릎이 발목보다 앞에
위치하여 무릎의 각도가 90°보다 작아지면서(예각)[a] 무게중심이 앞다리에 편중되고
팔을 뻗을 때 위로 들려 정렬이 깨지며[b] 드리스티할 때 과도하게 목과 어깨에 긴
장이 생기는 상태[c]를 보여준다. 머리-경추-흉추-요추가 일직선 상에 정렬해 있을
때가 척추 중립이다.

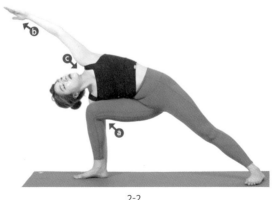

2-2

요가 핸즈온

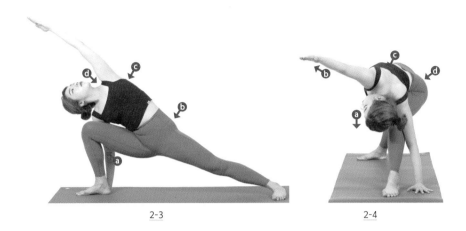

2-3   2-4

2-3. 앞뒤 발의 간격이 너무 먼 상태를 보상하기 위해 무릎이 발목보다 앞에 위치하
여 무릎의 각도가 90°보다 작아지면서(예각)[a] 무게중심이 앞다리에 편중되고 골
반이 꺼지면서[b] 상대적으로 어깨 측면이 솟아[c] 팔을 측면으로 뻗을 때 상체 상
부 측면을 과도하게 이완시켜 척추 중립이 깨진 상태를 보여준다. 이 상태에서는
목과 어깨의 긴장이 생기면서[d] 호흡 공간이 압박되어 호흡이 빨라지고 횟수가 증
가한다.

2-4. 관상면에서 정렬이 깨진 상태를 보여준다. 정렬 상태에서는 머리가 몸통을 가리고
가슴과 엉덩이가 전후로 돌출되어 보이지 않는다. 정렬이 깨지면서 고개가 떨궈지
고[a] 팔은 들리면서[b] 드리스티할 때 목과 어깨에 긴장이 생긴다. 유연성이 충분하
지 않은 상태에서 손바닥으로 바닥을 짚으면 부족한 유연성을 보상하기 위해 가
슴이 측면이 아니라 바닥을 향하면서 등이 보이고[c] 엉덩이가 돌출되어[d] 정렬이 깨
진다.

3. 핸즈온 방법

3-1. 목이 긴장하지 않도록 한 손으로 머리 측면을 받치고[a] 척추 중립을 유지하게 만들면서 팔을 가볍게 당겨[b] 정렬을 맞추는 방법을 제시한 것이다.

3-2. 지도자의 한 손은 앞쪽 골반 능선에 대고 다른 한 손은 어깨(팔꿈치 및 손)를 잡아 중립 상태를 유지할 수 있는 방법을 제시한 것이다.

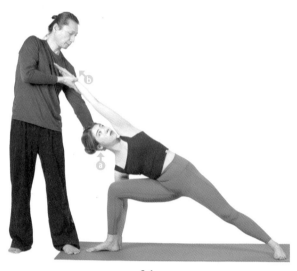

3-1

3-2A와 같이 지도자는 수련생의 등 쪽에서 무릎으로 앉아 허벅지 측면은 수련생의 골반 뒤쪽에 대고 한 손으로 골반 앞을 감싸 당겨[a] 골반이 중립을 유지할 수 있도록 하고 다른 한 손은 어깨를 받치고[b] 앞쪽으로 밀어 정렬 맞추는 방법을 제시한 것이다. 3-2B는 3-2A와 내용은 동일하고 무릎 대고 앉은 자세와 선 자세의 차이가 있을 뿐이다.

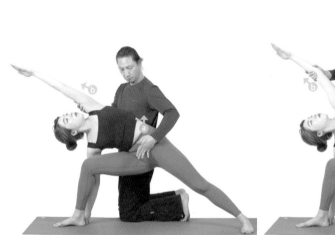

3-2A

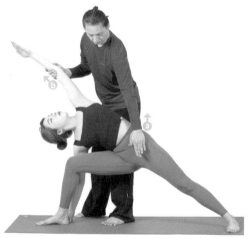

3-2B

요가 핸즈온

3-3. 지도자는 수련생의 뒤쪽에서 허벅지 및 골반
　　　측면을 수련생의 등과 어깨뼈에 받친 상태에
　　　서[a] 양손으로 수련생의 어깨와 팔을 감싸고
　　　당겨[b] 정렬 맞추는 방법을 제시한 것이다.

3-4. 수련생의 뒷다리를 안쪽으로 회전시켜 자
　　　세 안정성을 높이는 방법을 제시한 것이다.
　　　3-4A와 같이 지도자는 수련생의 허벅지를
　　　감싸고[a] 3-4B와 같이 내회전시켜[b] 자세를 확
　　　고히 하는 방법을 제시한 것이다. 우띠따 빠
　　　르스바코나사나의 자세 특성상 무게중심이
　　　앞다리로 편중되는데 이를 방지하기 위해서

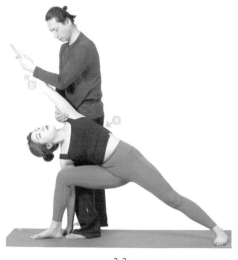

3-3

는 앞다리는 뒤를 향해 밀고 뒷다리는 버티면서 앞을 향해 미는 느낌을 유지해야 한다.
이때 뒷다리에 힘이 들어가 있지 않으면 골반이 과도하게 들리면서 정렬이 깨진다.

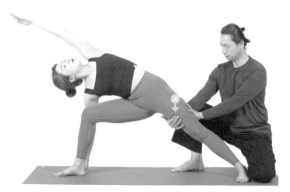

3-4A

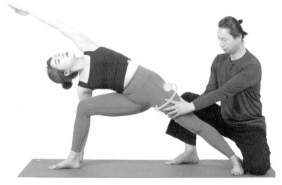

3-4B

3-5. 수련생의 가슴을 확장하여 정렬을 맞추는 방법을 제시한 것이다. 지도자는 수련생의 뒤쪽에서 허벅지 측면을 엉덩이에 대고[a] 한 손은 아래 팔의 어깨뼈에 대고[b] 다른 한 손은 뻗은 팔의 어깨를 잡고[c] 흉추를 축으로 상체를 회전시켜[d] 정렬을 맞추도록 유도한다.

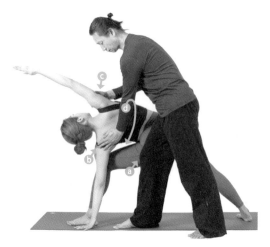

3-5

3-6. 관상면에서 무릎과 골반의 정렬을 맞추도록 핸즈온 하는 방법을 제시한 것이다. 3-6A와 같이 지도자는 한 손으로 수련생의 내전된 무릎을 잡고[a] 다른 한 손은 측면으로 뻗은 팔의 어깨를 잡고[b] 지도자의 무릎을 수련생의 엉덩이에 밀착시켜[c] 핸즈온하기 전에 수련생의 몸을 안정화시킨다. 3-6B와 같이 무릎을 관상면의 중심선으로 당겨 정렬을 맞추고[a] 동시에 수련생의 어깨와[b] 골반을[c] 고정시켜 수련생의 몸이 흔들리지 않도록 만든다. 우띠따 빠르스바코나사나는 다리가 수평을 이루는 아사나인데 모음근이 충분히 유연하지 않을 경우 무릎이 안쪽으로 무너지면서 엉덩이가 뒤로 빠지거나 가슴이 앞으로 무너지면서 정렬이 무너지기 쉽다.

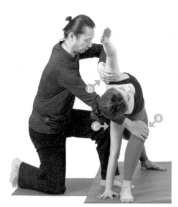

3-6A

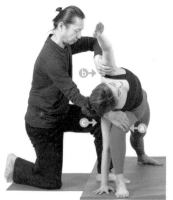

3-6B

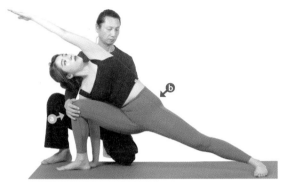

3-7A

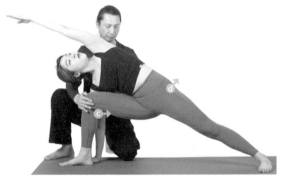

3-7B

3-7. 무릎이 발목을 넘어가 정렬이 깨졌을 때 정렬을 맞추도록 핸즈온 하는 방법을 제
    시한 것이다. 3-7A와 같이 지도자는 수련생의 뒤쪽에 무릎으로 앉아 한 손을 수
    련생의 무릎에 댄다[a]. 무릎이 발목보다 앞으로 돌출될 경우 골반이 아래로 내려앉
    아[b] 정렬이 깨지고 무릎에 과도한 압력이 가해져 통증이 생길 수 있다. 3-7B와
    같이 수련생의 무릎을 뒤로 밀어[c] 무릎과 발목이 수직에 가까울 때까지 밀고 골반
    이 다리와 일직선이 되도록 올려[d] 정렬을 맞춘다.

빠리브르타 빠르스바코나사나
(Parivrtta Parsvakonasana)

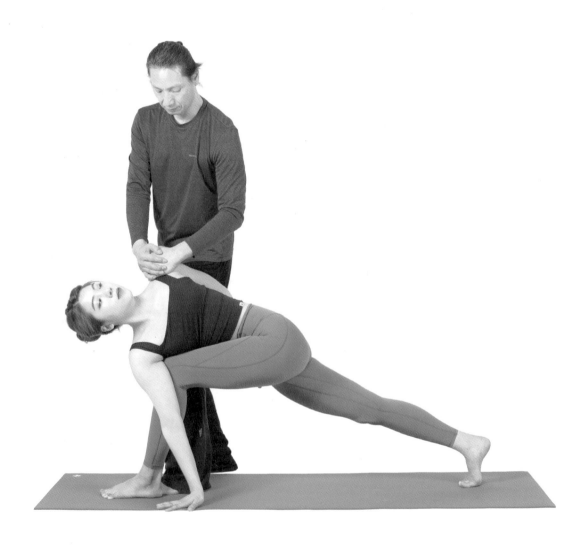

요가 핸즈온

1. 정렬 상태의 빠리브르타 빠르스바코나사나

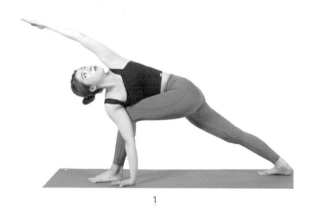

1

빠리브르타 빠르스바코나사나는 상당한 수준의 유연성이 필요한 아사나이다. 그리고 정렬을 놓치기 쉬운 아사나 중 하나이며 동시에 정렬을 가장 명확히 확인할 수 있는 아사나이기도 하다.

빠리브르타 빠르스바코나사나는 시상면$^{Sagittal\ Plane}$과 관상면$^{Coronal\ Plane}$의 정렬을 모두 고려해야 하기 때문에 몸에 대한 알아차림이 더욱 섬세해야 한다.

상체에서는 관상면에서 머리와 몸통이 일직선 상에 위치한 상태가 정렬이다. 시상면에서 척추라인(경추-흉추-요추)이 일직선인 상태가 정렬이다.

하체에서는 시상면에서 골반 수평이 정렬이다. 앞뒤 발의 간격이 너무 멀거나 가까우면 골반 정렬이 깨진다.

유연성이 충분하다면 무릎 각도를 90°로 맞출 수 있고 유연성이 부족하다면 무릎 각도를 90°보다 크게 둔각으로 만드는 것이 정렬을 맞추는 데 도움이 된다.

2. 정렬 상태를 벗어난 빠리브르따 빠르스바코나사나

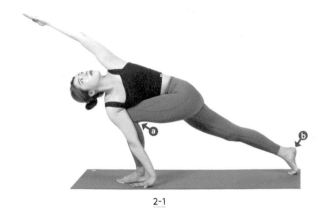

2-1

2-1. 앞무릎의 각도가 90°보다 작아지면서[a] 뒤꿈치가 들려[b] 무게중심이 앞으로 쏠려 정렬이 깨진 상태를 보여준다. 유연성이 떨어진 상태에서 손이 바닥을 짚으면 부족한 유연성을 보상하기 위해 뒤꿈치를 들어 몸을 앞으로 이동시키면서 정렬이 깨진다. 앞뒤 발의 간격이 너무 가까워도 이를 보상하기 위해 무릎이 발목보다 돌출되기도 한다.

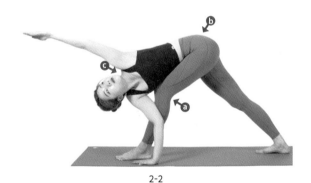

2-2

2-2. 앞뒤 발의 간격이 너무 가까워 무릎이 발목을 넘어가게 되어 통증이 생기거나 정렬이 깨지는 것을 피하기 위해 의식적으로 무릎을 충분히 구부리지 않아 무릎 각도가 90°보다 커지면서[a] 골반이 높아지고 상체가 낮아져서[b] 정렬이 깨진 상태를 보여준다. 상체가 낮아진 상태에서 의식적으로 드리스티를 하려고 손가락을 볼 경우 목과 어깨를 연결하는 근육이 긴장 된다[c].

빠리브르따 빠르스바코나사나는 흉추를 축으로 상체가 회전하면서 겨드랑이를 허벽지 깊숙이 밀착시켜야 하는데 회전하기 위해 필요한 유연성이 충분치 않을 경우 위 자세와 같이 무릎을 펴게 되어 정렬이 깨지게 된다. 앞뒤 발의 간격이 근본적으로 너무 가까워진 이유는 뒤로 뻗은 다리의 엉덩허리근 같은 굽힘근들이 충분히 이완되어 있지 않기 때문이다. 결국, 사전에 충분한 유연성이 확보되기 전에 의지만으로 아사나를 수행할 경우 정렬이 깨질 수밖에 없다.

2-3. 흉추가 충분히 회전되지 않은 상태에서 손이 바닥을 짚었기 때문에 겨드랑이가 무릎에 밀착되지 못하고[a] 부족한 유연성을 보상하기 위해 가슴이 무너져 등이 보이고[b] 엉덩이가 측면으로 돌출되어[c] 관상면의 정렬선에서 벗어난 상태를 보여준다.
이 상태에서는 호흡 공간이 압박되어 호흡이 빠르고 횟수가 증가한다.

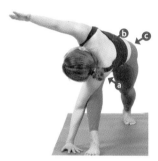

2-3

3. 핸즈온 방법

흉추를 축으로 상체가 충분히 회전되고 앞쪽으로 굽힌 다리의 큰볼기근 및 회전근, 뒷다리의 모음근 및 엉덩허리근, 비복근, 가자미근 등이 충분히 이완되어 있다면 뒷발은 발날을 바닥에 밀착시킬 수 있다. 하지만 위에 언급한 근육들이 충분히 이완되지 않을 경우 뒷다리 뒤꿈치를 수직으로 세워서라도 정렬을 맞추는 것이 자연스럽다.

3-1. 하체의 유연성이 충분치 않은 상태에서 상체의 척추 중립과 회전을 돕기 위해 핸즈온 하는 방법을 제시한 것이다.
3-1A와 같이 수련생은 뒷무릎을 바닥에 대고[a] 양손을 합장[b]한다. 지도자는 수련생의 등 쪽에서 허벅지 측면을 수련생의 어깨뼈에 대고[c] 양손으로 어깨를 감싸 몸쪽으로 당기면서[d] 상체를 회전시킨다.

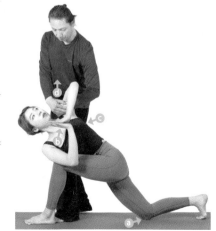

3-1A

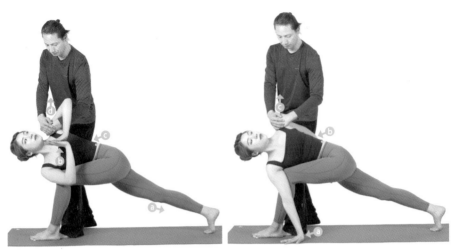

3-1B   3-1C

3-1B는 3-1A와 같은 상태에서 뒷다리의 무릎을 편[a] 상태이다.

3-1C는 3-1B 상태에서 수련생은 한 손은 바닥을 짚고[a] 다른 한 손은 등 뒤로 감게 하고[b] 지도자는 수련생의 어깨뼈를 감싸고 몸쪽으로 당기면서[c] 흉추를 축으로 가슴을 확장시키는 방법이다.

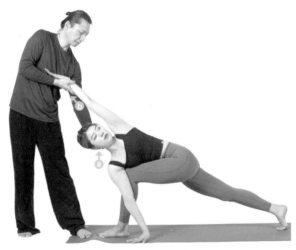

3-2

3-2. 지도자는 한 손으로 수련생의 머리와 목을 받쳐 정렬을 맞추고[a] 다른 한 손은 손목을 잡고 몸쪽으로 당겨[b] 척추 중립을 유지하도록 핸즈온 하는 방법을 제시한 것이다.

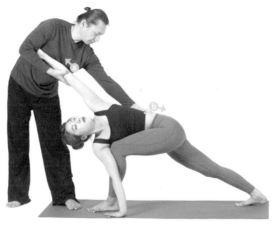

3-3

3-3. 지도자는 한 손으로 사선으로 뻗은 수련생의 팔을 잡아 당기고[a] 다른 한 손은 등에 대고 뒤로 밀어[b] 척추 중립을 유지하도록 핸즈온 하는 방법을 제시한 것이다.

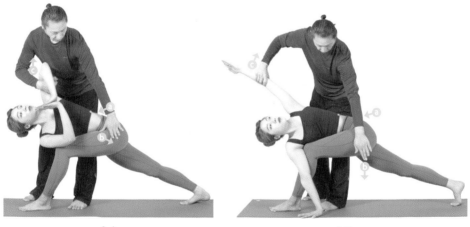

3-4   3-5

3-4. 지도자는 수련생의 등 쪽에서 한쪽 다리의 측면은 등에 대고[a] 한 손은 수련생의 앞다리 서혜부에 대어[b] 뒤로 밀고 다른 한 손은 합장한 수련생의 위팔을 지도자쪽으로 당겨[c] 정렬을 맞추면서 상체를 회전시키도록 핸즈온 하는 방법을 제시한 것이다.

3-5. 지도자는 수련생의 등 쪽에서 한쪽 다리의 측면은 등에 대고[a] 한 손은 수련생의 반대쪽 골반 측면에 대어 아래로 누르고[b] 다른 한 손은 사선으로 뻗은 팔을 잡고 어깨를 지도자 쪽으로 당겨[c] 정렬을 맞추면서 상체를 회전시키도록 핸즈온 하는 방법을 제시한 것이다.

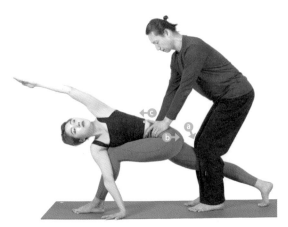

3-6

3-6. 지도자는 수련생의 뒤쪽에서 뒷다리를 무릎으로 조여[a] 안정성을 유지한 상태에서 한 손은 앞다리 골반 능선을 잡아 당기고[b] 다른 한 손은 뒷다리 골반 측면을 밀어[c] 골반이 중립 상태를 유지하도록 핸즈온 하는 방법을 제시한 것이다.

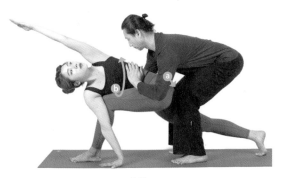

3-7

3-7. 지도자는 수련생의 뒤쪽에서 뒷다리를 무릎으로 조여[a] 안정성을 유지한 상태에서 한 손은 갈비뼈에 대고[b] 다른 한 손은 아래쪽 어깨뼈에 대고 상체를 회전시키도록 핸즈온 하는 방법을 제시한 것이다. 이때 갈비뼈에 너무 강한 압력이 가해지지 않도록 손바닥을 넓게 펼쳐야 한다.

쁘라사리타 빠도타나사나

(Prasarita Padottanasana)

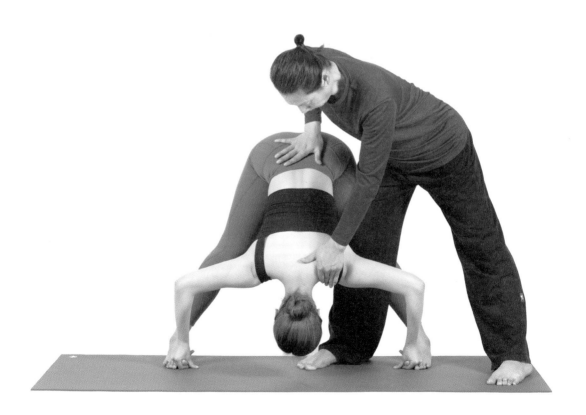

1. 정렬 상태의 쁘라사리타 빠도타나사나

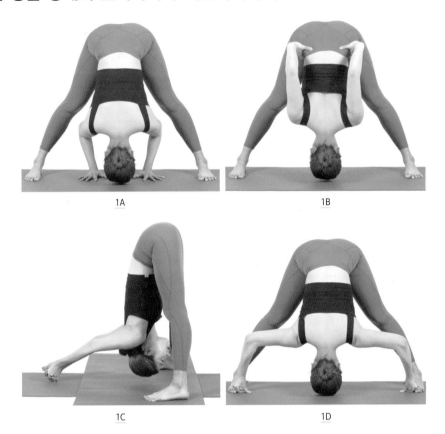

1A

1B

1C

1D

쁘라사리타 빠도타나사나는 A, B, C, D 네 개의 아사나로 이루어져 있다. 팔 모양에서 약간의 차이가 있지만, 기본적으로 다리를 넓게 벌린 상태의 전굴이라는 점에서는 동일하다. 쁘라사리타 빠도타나사나는 '넓은 다리 전굴' 정도로 직역될 수 있는데 기존의 전굴과 차이점은 다리를 넓게 벌린 상태에서 전굴을 한다는 점이다.

다리를 넓게 벌리면 전굴을 좀 더 깊게 할 수 있다. 그런데 다리를 넓게 벌린다는 점에서 어떤 기준을 적용해야 할지 몰라 혼란스러운 경우가 많아서 기준이 필요하다. 다리를 너무 넓게 벌리면서 전굴하면 상체의 등이 말리면서 뒤통수가 바닥에 닿아 정렬이 깨지게 되고, 반대로 다리를 너무 좁게 벌리면서 전굴하면 하체 뒤쪽의 근육들에 자극이 과도해질 수 있고 무릎이 과도한 신장Hyperextension of Knee, Back Knee 상태로 바뀌면서 무릎에 통증이 생길 수 있다.

유연성이 충분하다는 전제를 기준으로 적절한 다리 너비의 조건을 설명하면 다음과 같다.

(1) 고관절을 축으로 척추 중립을 유지한 상태에서 수직으로 전굴했을 때 정수리가 바닥에 가볍게 밀착할 수 있는 다리 너비가 이상적이다.

(2) (1)번 기준을 적용하려고 할 때 하체 뒤쪽의 근육들에 자극이 과도하여 통증이 생기거나, 관상면에서 볼 때 엉덩이가 발목보다 뒤로 빠지면 유연성이 충분치 않은 상태이다. 이때는 다리를 좀 더 넓게 벌려 편안한 수준의 자극이 느껴질 때까지만 전굴한다.

(3) (1)번 기준을 적용했을 때 유연성이 탁월한 이들은 하체 뒤쪽의 자극이 거의 느껴지지 않을 수 있다. 이 경우 무게중심을 발가락으로 옮기면서 관상면에서 볼 때 골반의 중심이 복사뼈보다 전방에 위치하도록 하면 자극의 강도를 높일 수 있다. 이때 무릎이 과도하게 신장되지 않도록 주의한다.

(4) 쁘라사리타 빠도타나사나 C에서 전굴할 때는 상체 앞쪽을 이완하여 어깨뼈 사이를 가까이 당기면서 팔을 내회전^{Internal Rotation}하며 어깨를 더 깊이 이완한다.

(5) 만일 하체 뒤쪽 근육들의 유연성이 충분치 않다면 척추 중립이 유지되는 위치까지만 전굴한다.

2. 정렬 상태를 벗어난 쁘라사리타 빠도타나사나

쁘라사리타 빠도타나사나에서 정렬을 벗어나는 경우는 관상면에서 볼 때 등이 말려 척추 중립이 깨지거나 골반 중심이 뒤꿈치보다 뒤로 빠져 하체 뒤쪽 근육들을 충분히 이완하지 못하는 경우가 대표적이고 시상면에서 볼 때는 골반 높이가 비대칭 되거나 어깨와 목이 과도하게 긴장된 경우를 들 수 있다.

2-1. 하체 뒤쪽의 유연성이 충분치 않은 상태에서 전굴을 깊게 하여 보상작용으로 등이 말리고^a 엉덩이가 발목보다 뒤쪽으로 빠져^b 정렬이 깨진 상태를 보여준다. 유연성이 충분치 않기 때문에 손의 위치가 발에서 멀어져 앞으로 이동^c하게 된다. 손의 위치가 발 쪽으로 가까워질 수록 등과 하체 뒤쪽에 자극이 강해지기 때문이다.

2-1

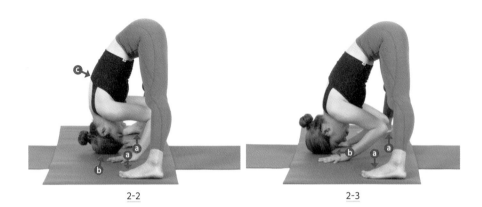

2-2

2-3

2-2. 유연성이 충분한 상태에서 다리 간격이 과도하게 넓어[a] 정수리가 바닥에 닿아[b] 등이 말리고[c] 정렬이 깨진 상태를 보여준다. 이때는 다리 간격을 좁히면서 척추 중립 상태를 유지하면 정렬을 맞출 수 있다. 2-1과 발 너비를 비교하면 너비 차를 쉽게 확인할 수 있다.

2-3. 유연성이 충분한 상태에서 다리 간격이 과도하게 넓어[a] 이마가 바닥에 닿은 상태를 보여준다[b]. 이때는 다리 간격을 좁히면서 척추 중립 상태를 유지하면 정렬을 맞출 수 있다. 2-1과 발 너비를 비교하면 너비 차를 쉽게 확인할 수 있다.

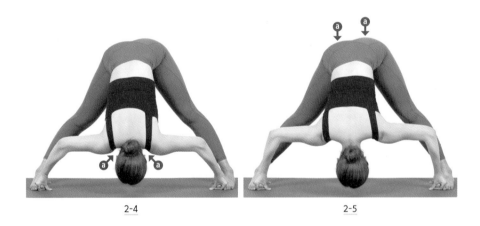

2-4

2-5

2-4. 뒤통수와 어깨를 연결하는 근육들을 과도하게 수축시켜[a] 귀와 어깨 사이가 가까워지며 목과 어깨가 긴장된 상태를 보여준다. 등세모근[Trapezius]과 어깨올림근[Levator Scapulae]이 긴장하지 않도록 힘을 뺀다.

2-5. 양쪽 골반의 높이가 다른 상태[a]를 보여준다. 골반 높이가 다른 주된 이유는 짝다

리를 짚었기 때문이다. 짝다리를 짚은 쪽 골반은 솟아오르게 된다. 이 경우 무게 중심을 반대 다리로 이동하면 골반 중립을 맞출 수 있다. 골반 높이가 다른 또 다른 이유는 척추 측만 같은 근골격의 변형, 알아차림의 부족 등 다양한 원인이 있을 수 있다.

3. 핸즈온 방법

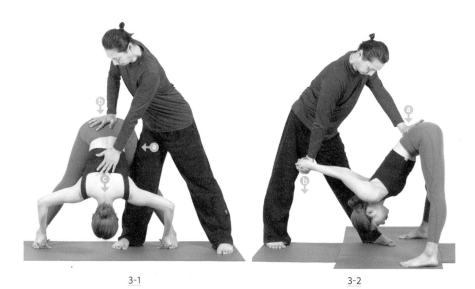

3-1   3-2

3-1. 지도자는 수련생의 측면에 서서 수련생의 허벅지에 지도자의 다리를 받치고[a] 한 손은 골반에 두고[b] 다른 한 손은 등에 대고[c] 살짝 앞으로 아래로 눌러 전굴을 깊게 하도록 핸즈온 하는 방법을 제시한 것이다. 핸즈온을 통해 수련생의 무게중심을 발가락 쪽으로 이동시키면 수련생이 앞쪽으로 넘어질 수도 있으므로 지도자의 다리로 무게중심을 보상한다.

3-2. 지도자는 수련생의 앞쪽에 서서 한 손은 수련생의 골반에 대어[a] 몸통이 움직이지 않도록 하고 다른 한 손은 수련생의 깍지 낀 손을 당겨 누르면서[b] 어깨의 긴장을 이완하고 하체 뒤쪽의 유연성을 늘이도록 핸즈온 하는 방법을 제시한 것이다.

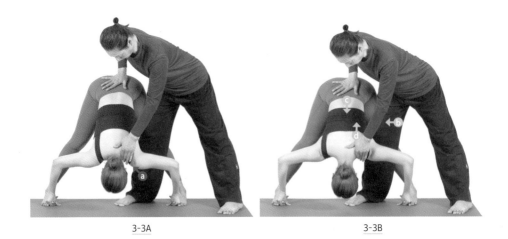

3-3A   3-3B

3-3. 3-3A는 목과 어깨를 연결하는 근육이 긴장되어 가까워진 상태[a]를 보여준다. 전굴을 깊게 하려는 의욕이 앞서고 몸에 대한 알아차림이 약해지면 긴장하지 않아야 할 근육을 긴장시킨다. 3-3B는 지도자는 수련생의 측면에 서서 한 다리를 수련생의 허벅지 앞에 대고[b] 한 손은 골반에 대어 몸통이 움직이지 않도록 하고[c] 다른 한 손은 목과 어깨를 연결하는 근육을 위로 당겨 긴장된 목 근육을 이완시키는[d] 핸즈온 방법을 제시한 것이다.

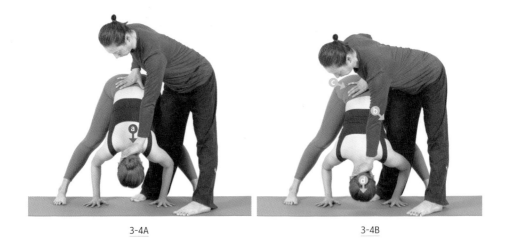

3-4A   3-4B

3-4. 3-4A는 목과 어깨를 연결하는 근육이 긴장되어 가까워진 상태[a]를 보여준다. 전굴을 깊게 하려는 의욕이 앞서고 몸에 대한 알아차림이 약해지면 긴장하지 않아야 할 근육을 긴장시킨다. 3-4B는 지도자는 수련생의 측면에 서서 한 다리를 수련생의 허벅지 앞에 대고[b] 한 손은 골반에 대어 몸통이 움직이지 않도록 하고[c] 다른

한 손은 긴장된 목 근육 아래로 눌러 목과 어깨 사이를 넓혀서 이완시키는[d] 핸즈온 방법을 제시한 것이다.

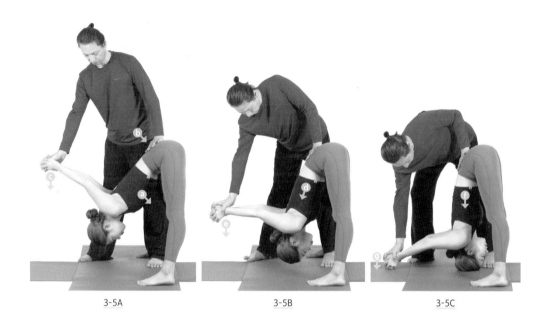

3-5A   3-5B   3-5C

3-5. 쁘라사리타 빠도타나사나 C에서 전굴의 깊이를 깊게 하면서 어깨를 더 깊게 이완시키는 핸즈온 방법을 제시한 것이다. 3-5A는 지도자는 수련생의 측면에 서서 한 다리를 수련생의 허벅지 앞에 대고[a] 한 손은 골반에 대어 몸통이 움직이지 않도록 하고[b] 다른 한 손은 깍지 낀 손을 잡고 아래로 앞으로 눌러[c] 전굴을 깊이 하면서 어깨를 이완시키는 핸즈온 방법을 제시한 것이다. 하체 뒤쪽의 유연성이 충분치 않고 어깨가 충분히 이완되어 있지 않을 때는 무리해서 깊은 핸즈온을 하지 않아야 한다.

수련자의 유연성 정도에 따라 조절해야 하며, 충분히 유연한 수련자에게 실시할 수 있는 핸즈온 방법임을 숙지해야 한다.

3-5B와 3-5C는 3-5A 상태에서 ⓓ, ⓕ와 같이 전굴을 더 깊이 하고 ⓔ, ⓖ와 같이 어깨를 더 깊게 이완시키는 핸즈온 방법을 제시한 것이다.

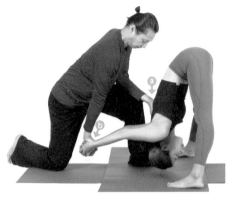
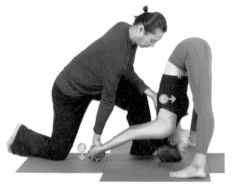

3-6A
3-6B

3-6. 3-6A와 같이 지도자는 수련생의 등 쪽에서 한쪽 무릎을 바닥에 대고 한쪽 무릎은 세운 상태에서 한 손은 수련생의 흉추에 대고[a] 다른 한 손은 수련생의 깍지 낀 손을 잡는다[b]. 3-6B와 같이 흉추에 댄 손을 밀어[c] 전굴을 깊게 하고 깍지 낀 손을 아래로 눌러[d] 어깨를 더 깊게 이완시키도록 핸즈온 한다.

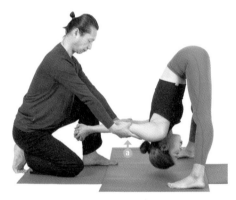
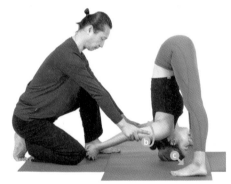

3-7A
3-7B

3-7. 지도자는 3-7A와 같이 수련생의 앞쪽에서 무릎으로 앉아 수련생의 양팔을 잡는다[a]. 3-7B와 같이 수련생의 양팔을 내회전시켜[b] 어깨를 이완시키면서 가슴을 확장하고 수련생의 몸을 앞으로 아래로 밀어[c] 배와 허벅지가 가까워지도록 만들어 전굴이 깊어지도록 핸즈온 한다.

3-8. 지도자는 수련생의 깍지 낀 팔 사이에 다리를 집어넣어 수련생의 등에 밀착시키고[a] 양손으로 어깨를 잡아 당기면서[b] 가슴을 확장하도록 핸즈온 하는 방법을 제시한 것이다.

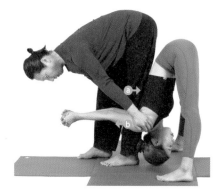

3-8

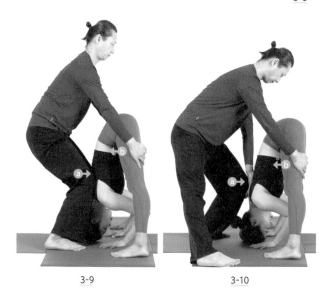

3-9 3-10

3-9. 지도자는 수련생의 등 쪽에서 양 무릎을 수련생의 어깨뼈[Scapulae]에 대고[a] 양손은 뒤넙다리근[Hamstrings]을 잡아[b] 무릎은 밀고 손은 당겨 수련생의 허벅지와 배가 가까워져 전굴이 더 깊어지도록 핸즈온 한다.

3-10. 지도자는 수련생의 등 쪽에서 한 손은 수련생의 어깨뼈 사이에 댄 상태에서 한쪽 무릎을 그 손 위에 대고[a] 다른 한 손은 뒤넙다리근[Hamstrings]을 잡아[b] 무릎은 밀고 손은 당겨 수련생의 허벅지와 배가 가까워져 전굴이 더 깊어지도록 핸즈온 한다. 수련생의 등에 지도자의 손을 대고 그 위에 무릎을 대는 이유는 무릎을 바로 수련생의 등에 대고 밀 경우 통증이 생길 수 있기 때문이다.

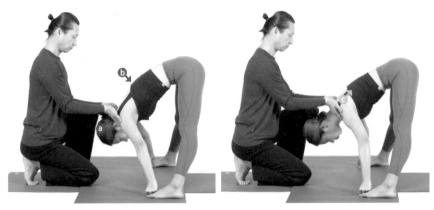

3-11A   3-11B

3-11. 쁘라사리타 빠도타나사나에서 알아차림하지 않으면 전굴을 깊게 하려는 의도가
강해 3-11A와 같이 목과 어깨를 연결하는 근육이 긴장되고[a] 이 과정에서 등이
말려[b] 척추 중립이 깨진다. 전굴 자세에서 목과 어깨를 연결하는 근육은 수축할
필요가 없다. 지도자는 3-11A와 같이 수련생의 앞쪽에서 무릎으로 앉아 수련생
의 긴장된 등세모근[Trapezius, 승모근]에 손을 댄다[a].

3-11B와 같이 수련생의 등세모근을 위로 들어 올려[c] 목과 어깨가 멀어지면서 긴
장이 이완되고 척추 중립을 회복하도록 핸즈온 한다.

참고로 등세모근은 세 줄기로 구성된 근육인데 목과 어깨를 긴장시킬 때 관여하
는 부위는 등세모근의 윗줄기[Upper Fiber]이다. 등세모근 외에 목과 어깨를 가깝게 만
드는 근육에는 어깨올림근[Levator Scapulae]도 있다. 어깨올림근은 등세모근보다 심부
에 위치하기 때문에 표면에서는 쉽게 촉진되지 않는다.

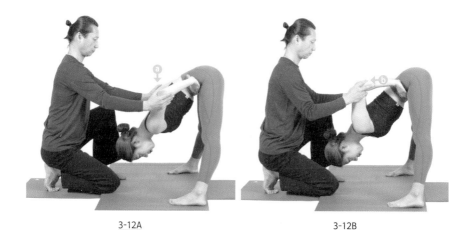

3-12A   3-12B

3-12. 쁘라사리타 빠도타나사나 B에서 전굴할 때 양 팔꿈치를 척추 중심으로 모은 후
      전굴하지 않으면 등이 말리면서 척추 중립이 깨지기 쉽다.
      지도자는 3-12A와 같이 수련생의 앞쪽에서 무릎으로 앉아 수련생의 양 팔꿈치
      를 잡는다[a]. 3-12B와 같이 수련생의 양 팔꿈치를 척추 중심으로 모아[b] 어깨를
      이완시키면서 가슴을 확장하고 척추 중립을 유지하도록 핸즈온 한다.

3-13. 쁘라사리타 빠도타나사나 D에서 전굴해서 손가락으로 발가락을 잡을 때 양 팔꿈치
      를 수평으로 벌리지 않고 몸쪽으로 붙이면 등이 말리면서 척추 중립이 깨지기 쉽다.
      지도자는 수련생의 앞쪽에서 무릎으로 앉아 수련생의 양 팔꿈치를 잡고 측면으로
      벌려 양팔이 수평[a]을 유지하도록 핸즈온 한다.

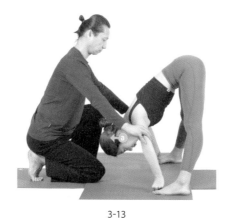

3-13

빠르스보타나사나

(Parsvottanasana)

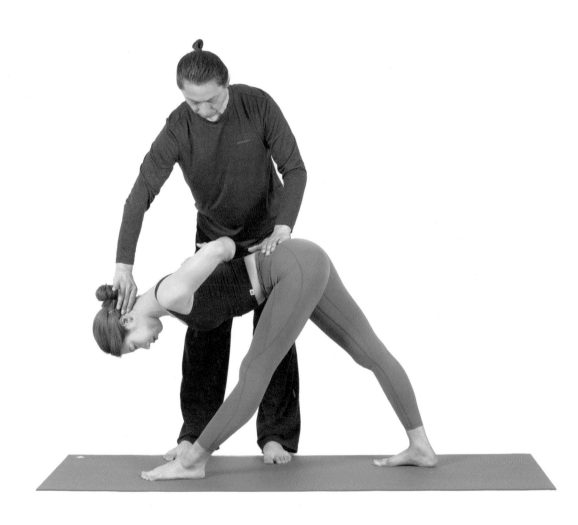

1. 정렬 상태의 빠르스보타나사나

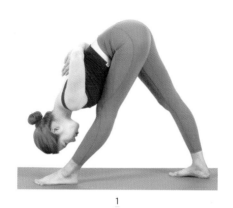

1

빠르스보타나사나는 깊은 전굴과 어깨 및 골반 정렬이 통합되었을 때 자연스럽게 아사나를 수행할 수 있다.

하체 뒤쪽의 유연성이 충분하지 않으면 전굴이 깊어질 수 없고 부족한 유연성을 보상하기 위해 골반이 틀어지는데 골반의 정렬이 틀어지면 어깨의 정렬도 틀어지므로 유연성 정도를 고려하여 긴장이 생기지 않는 수준까지만 수행한다. 앞다리의 유연성이 충분치 않다면 고관절을 축으로 전굴할 때 척추-골반-어깨 정렬이 깨지지 않는 수준까지만 전굴하거나 앞무릎을 가볍게 구부려 정렬이 깨지지 않도록 한다. 뒷다리의 유연성이 충분치 않아 정렬이 깨진다면 발날을 바깥쪽으로 더 열거나 뒤꿈치를 들어도 좋다.

골반과 어깨가 정면과 수평을 이룰 때가 정렬 상태이다.

등 뒤에서 합장이 어려운 경우나 불가능한 경우가 있는데 이는 큰가슴근, 작은가슴근, 어깨세모근, 삼두근을 위시해 위팔과 아래팔에 걸친 근육들의 유연성이 충분치 않거나 손목이 충분히 유연하지 않기 때문이다. 이 경우 요추 부위에서 양손을 잡거나 팔꿈치를 잡는 것으로 대체한다.

드리스티가 발가락인데 턱을 정강이에 놓으면 상체의 정렬이 깨지므로 턱을 정강이 안쪽에 두기를 권한다.

앞발에 체중이 편중되게 실리기 쉬운데 앞발과 뒷발에 50%씩 체중을 균등하게 놓을 때 정렬을 맞추기가 수월하다.

2. 정렬 상태를 벗어난 빠르스보타나사나

아사나 수련지도를 할 때는 판단 기준을 가지고 있어야 한다. 이 책은 해부학적으로 골격구조와 그에 따른 가동범위 및 생리적 기능을 가능한 해치지 않거나 방해하지 않는 아사나 지도를 지향한다. 따라서 어떤 아사나가 바른 자세인가 그렇지 않은가를 판단함에 있어서 다른 요가 전통과 견해 차이가 있음을 미리 밝힌다. 이 책에 제시된 아사나에 대한 판단은 저자가 이해하고 지향하는 기준이며 운동목적(수련 목적)에 따라 판단이 달라질 수 있음을 주지하기 바란다.

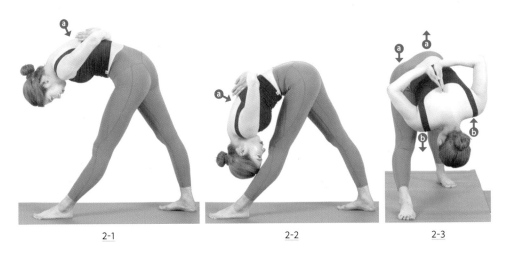

| 2-1 | 2-2 | 2-3 |

2-1. 하체 뒤쪽의 유연성이 충분치 않은 상태에서 전굴할 때 부족한 유연성을 보상하기 위해 등이 말려[a] 정렬이 깨진 상태를 보여준다.

2-2. 하체 뒤쪽의 유연성이 충분한 상태에서 전굴하여 어깨와 골반의 정렬도 맞지만, 이마를 무릎에 대는 과정에서 흉추가 과도한 후만[Hyper Kyphosis] 상태[a]로 바뀐 것을 보여준다. 이 상태에서는 호흡 공간이 압박되어 호흡이 빠르고 횟수가 증가한다.

2-3. 하체 뒤쪽의 유연성이 충분치 않은 상태에서 전굴할 때 부족한 유연성을 보상하기 위해 골반 중립이 깨지고[a] 그로 인해 어깨 정렬이 깨진 상태[b]를 보여준다.

3. 핸즈온 방법

빠르스보타나사나에서 핸즈온은 대부분 골반 정렬과 관련된다. 그 이유는 다리를 앞뒤로 벌린 상태로 전굴하기 때문에 골반 정렬이 깨질 경우 이완시키고자 하는 하체 뒤쪽의 근육들이 적절히 이완되지 않기 때문이다. 따라서 전굴을 깊게 하는 것보다는 골반 정렬이 맞은 상태에서 전굴하여 하체 뒤쪽을 이완시키는지 알아차림 해야 한다.

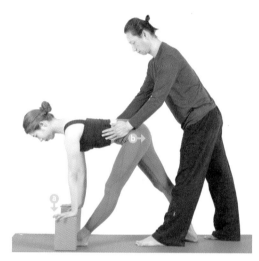

3-1

3-1. 요가 블록을 짚어[a] 부족한 유연성을 보상한 상태에서 핸즈온 하는 방법을 제시한 것이다. 지도자는 수련생의 뒤쪽에서 골반 능선을 잡고[b] 정렬을 맞출 수 있도록 핸즈온 하는 방법을 제시한 것이다. 앞다리 뒤쪽의 유연성이 떨어질 경우 부족한 유연성을 보상하기 위해 동측 골반이 앞쪽으로 돌출된다. 이 경우 전굴의 강도를 낮추거나 요가 블록을 사용하여 부족한 유연성을 보상하면 된다.

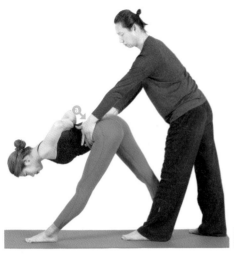

3-2A

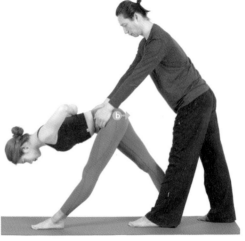

3-2B

3-2. 3-2A와 같이 지도자는 수련생의 뒤쪽에서 양손으로 골반 능선을 잡는다[a]. 앞다리의 골반이 앞쪽으로 틀어져 있다. 3-2B와 같이 앞다리의 골반을 뒤로 당겨[b] 골반 정렬을 맞추도록 핸즈온 한다.

3-3. 지도자는 수련생의 뒤쪽에서 양 팔꿈치를 들어 올려[a] 손바닥을 등 뒤에서 온전히 합장하는 방법을 제시한 것이다. 수련생의 손목이 사전에 충분히 이완되어 있어야 하므로 통증을 느끼지 않는 수준까지만 핸즈온 한다.

3-4. 지도자는 수련생의 뒤쪽에서 아래팔과 팔꿈치는 골반에[a] 두고 양손은 수련생의 팔꿈치를 받쳐 들어 올리면서[b] 골반과 어깨의 정렬을 맞추도록 핸즈온 하는 방법을 제시한 것이다.

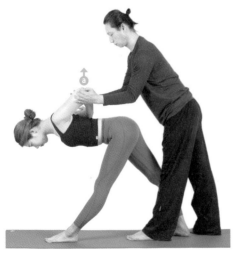

3-3

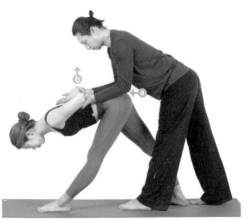

3-4

요가 핸즈온

3-5. 지도자는 수련생의 측면에서 한 손은 골반 에 두어[a] 자세를 안정화시키고 다른 한 손 은 뒤통수를 잡고 앞으로 밀어[b] 척추를 길 게 늘이도록 핸즈온 하는 방법을 제시한 것 이다.

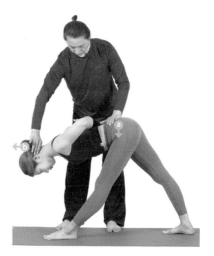

3-5

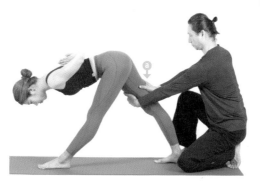

3-6A

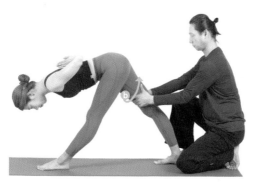

3-6B

3-6. 뒷다리를 내회전시켜 골반 정렬을 맞추고 자세를 안정화시키는 핸즈온 방법을 제시 한 것이다. 3-6A와 같이 지도자는 수련생의 뒤쪽에서 뒷다리 허벅지를 잡는다[a]. 3-6B와 같이 뒷다리를 내회전 시킨다[b].

우띠따 하스타 빠당구스타사나

(Utthita Hasta Padangusthasana)

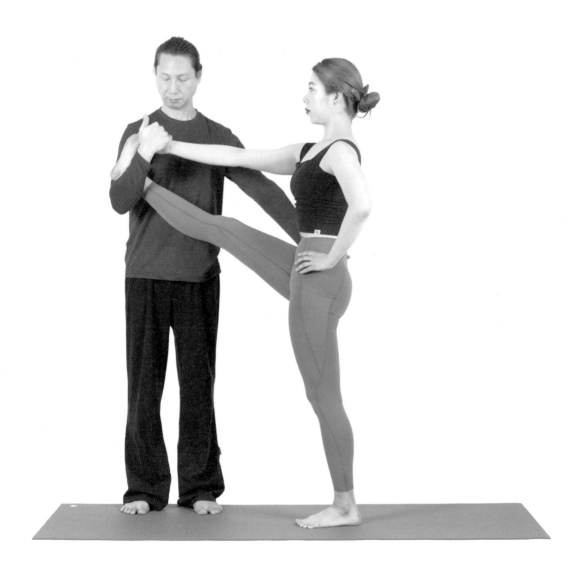

1. 정렬 상태의 우띠따 하스타 빠당구스타사나

우띠따 하스타 빠당구스타사나는 아쉬탕가 프라이머리 시리즈의 스탠딩 아사나 중 근력 및 유연성이 정점에 달했을 때 자연스럽게 수행할 수 있는 비교적 난이도가 높은 아사나이다. 우띠따 하스타 빠당구스타사나는 크게 4개의 동작으로 나뉘어 있는데 첫 번째는 정면에서 다리 들어 올리기(1-A), 두 번째는 정면에서 다리를 최대한 들어 올리고 상체와 밀착시키기(1-B), 세 번째는 측면으로 다리 벌리기(1-C), 네 번째는 한 다리를 수평으로 유지하기(1-D)이다.

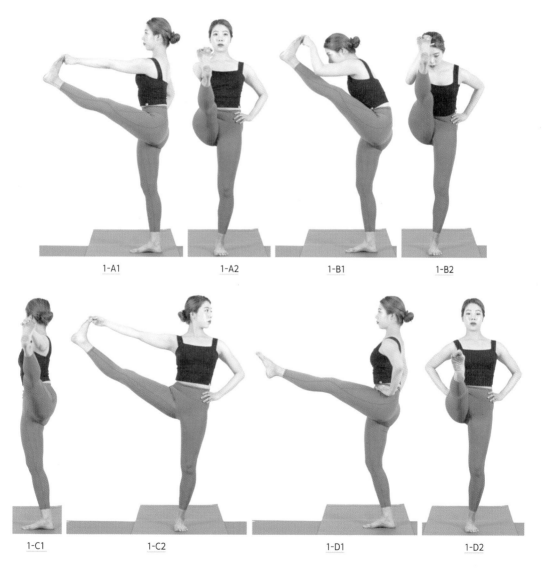

1-A1   1-A2   1-B1   1-B2

1-C1   1-C2   1-D1   1-D2

위 네 자세 공히 들어 올릴 때 저항으로 작용하는 하체 뒤쪽이 충분히 이완되어 있어야 하고 들어 올리는 근육이 충분히 강해야 한다. 요가는 맨몸 운동이기 때문에 들어 올리는 다리의 근력을 강화하는 데 한계가 있으므로 길항근을 이완시키는 데 중점을 둘 필요가 있다. 다리를 들어 올릴 때는 들어 올리는 작용을 하는 근육의 근력이 충분한가와 길항근의 저항이 사전에 충분히 낮춰졌는가를 따져보면 어떻게 아사나를 수행해야 할지 쉽게 이해할 수 있다. 1-C의 경우 위 내용에 추가로 치골과 허벅지 안쪽을 연결하는 모음근^{Adductors}도 충분히 이완되어야 한다.

시상면에서의 정렬은 신체의 좌우가 대칭일 때이고 관상면에서의 정렬은 측면인 귀-어깨 중심-골반 중심-무릎 중심-복사뼈가 일직선 상에 있을 때이다.

우띠따 하스타 빠당구스타사나에서 시상면과 관상면의 정렬을 유지하면서 아사나를 수행하기 위해서는 관련 근육들이 사전에 충분히 이완되거나 강화되어 있어야 한다.

2. 정렬 상태를 벗어난 우띠따 하스타 빠당구스타사나

2-1부터 2-3은 1-A 자세를 할 때 정렬이 깨지는 상태를 보여준다.

2-1. 하체 뒤쪽의 유연성이 충분치 않은 상태에서 다리를 들어 올렸기 때문에 부족한 유연성을 보상하기 위해 양 무릎이 굽고[a] 추가적으로 등 역시 말려[b] 정렬이 깨진 상태를 보여준다.

2-2. 하체 뒤쪽의 유연성이 충분치 않은 상태에서 들어 올린 다리를 뻗었기 때문에 부족한 유연성을 보상하기 위해 선 다리의 무릎이 굽고[a] 추가적으로 등 역시 말려[b] 정렬이 깨지고 목과 어깨가 긴장되어 가까워진[c] 상태를 보여준다.

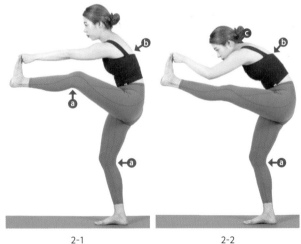

2-1   2-2

2-3. 전체적인 유연성이 나쁜 상태는 아니지만 양 다
리를 뻗고 한 다리를 수평으로 들어 올릴 정도로
하체 뒤쪽의 유연성이 충분치 않은 상태이기 때문
에 부족한 유연성을 보상하기 위해 상체가 측면으
로 회전하면서 어깨 정렬이 깨져 등이 보이는[a] 상
태를 보여준다. 이 상태에서는 어느 한쪽 무릎
을 살짝 구부리면 정렬을 맞추기 수월해진다.

2-4와 2-5는 1-B 자세를 할 때 정렬이 깨지는 상
태를 보여준다.

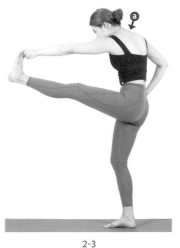

2-3

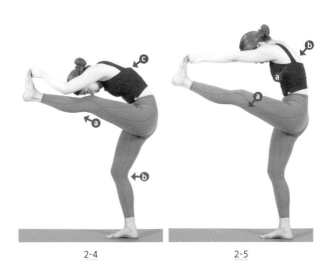

2-4   2-5

2-4. 하체 뒤쪽의 유연성이 충분치 않은 상태에서 들어 올린 다리를 뻗었기 때문에[a] 선
다리를 구부리고[b] 등을 말아[c] 부족한 유연성을 보상한 상태를 보여준다. 1-B 자
세에서는 선 다리의 엉덩허리근의 유연성이 충분치 않아도 정렬이 깨진다. 한 무릎
(또는 필요시 양 무릎)을 살짝 구부리면 정렬을 맞출 수 있다.

2-5. 2-4와 비슷한 하체 뒤쪽의 유연성 상태에서 선 다리를 더 폈기 때문에 이를 보상
하기 위해 상체와 하체가 더 멀어지게 만들고[a] 여전히 등이 말려 있다[b]. 1-B 자
세에서는 선 다리의 엉덩허리근의 유연성이 충분치 않아도 정렬이 깨진다. 한 무릎
(또는 필요 시 양 무릎)을 살짝 구부리면 정렬을 맞출 수 있다.

2-6부터 2-8은 1-C 자세를 할 때 정렬이 깨지는 상태를 보여준다.

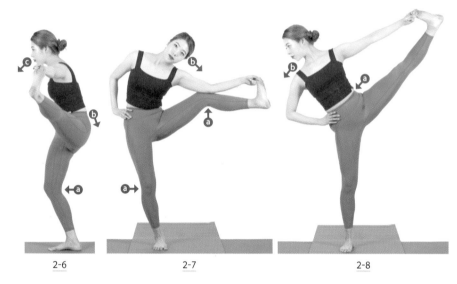

| 2-6 | 2-7 | 2-8 |

2-6. 하체 뒤쪽의 유연성이 충분치 않은 상태에서 들어 올린 다리를 뻗고 측면으로 벌렸기 때문에 부족한 유연성을 보상하기 위해 선 다리의 무릎이 굽고[a] 치골과 허벅지 안쪽을 연결하는 모음근이 충분히 이완되지 않아 이를 보상하기 위해 골반이 뒤로 빠지고[b] 상체가 앞으로 기울어[c] 정렬이 깨진 상태를 보여준다.

2-7. 2-6과 유사한 신체 상태에서 유연성이 부족하여 양 무릎을 구부리고[a] 추가적으로 상체조차 들어 올린 다리 쪽으로 기울어[b] 정렬이 깨진 상태를 보여준다.

2-8. 하체 뒤쪽과 모음근의 유연성이 향상된 상태이지만 상체를 척추 중립 상태로 수직으로 세우지 못하여 시상면의 정렬이 깨진 상태를 보여준다. 시상면의 정렬이 깨진 이유는 측면으로 뻗은 다리의 높이가 유연성에 비하여 과도하기 때문에 골반을 들고[a] 이를 보상하기 위해 상체 전체를 옆으로 뻗은 다리와 반대 방향으로 기울여[b] 무게중심을 맞췄기 때문이다.

2-9. 1-D 자세를 할 때 정렬이 깨지는 상태를 보여준다.

들어 올리는 다리의 엉덩허리근의 근력이 충분치 않거나 하체 뒤쪽의 유연성이 충분치 않아 무릎을 펼 수 없거나[a] 선 다리의 엉덩허리근이 과도하게 긴장되어 다리를 뻗지 못해 무릎을 구부린[b] 상태를 보여준다. 이 자세는 정렬이 깨졌다고 볼 수는 없다. 단지 유연성과 근력이 충분치 않은 상태이기 때문에 이 자세보다 자극이 약한 상태로 아사나 수련을 하는 것이 좋다.

요가 핸즈온

들어 올린 다리의 높이를 낮추고 쭉 펴고 선 다리 역시 펴는 것이 더 자연스럽다.

관상면의 중심선에서 신체의 어떤 부분이든 거리가 멀어지면 멀어진 길이만큼 힘의 손실이 생겨 들어 올릴 때 더 강한 근력이 필요한데 동일 무게의 다리라 하더라도 구부려 길이를 줄이면 더 적은 힘으로 다리를 들어 올릴 수 있기 때문에 의식하지 못하는 사이에도 몸은 힘의 효율을 위해 무릎을 구부리게 된다.

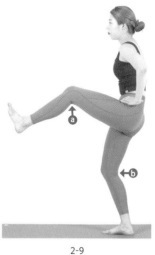

2-9

3. 핸즈온 방법

우띠따 하스타 빠당구스타사나에서의 핸즈온은 대부분 하체 뒤쪽의 유연성이 충분치 않거나 다리를 측면으로 벌릴 때 관상면의 정렬이 깨지는 것을 보완하기 위한 것이다.

3-1. 1-A 자세의 핸즈온 방법으로 들어 올린 다리의 골반 정렬이 깨지면서 상체가 앞으로 기울었을 때 핸즈온하는 방법을 제시한 것이다. 3-1A와 같이 지도자는 수련생의 뒤쪽에서 한 손은 들어 올린 다리의 골반에 대고[a] 다른 한 손은 반대편 어깨에 둔다[b].

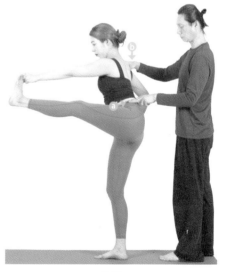

3-1A

3-1B와 같이 한 손은 들린 골반을 아래로 눌러^c 골반 정렬을 맞추고 다른 한 손은 어깨 뒤로 당겨^d 앞으로 숙여진 상체를 수직으로 세운다.

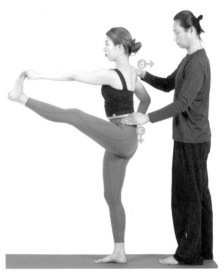

3-1B

3-2. 1-A 자세를 할 때의 핸즈온 방법으로 지도자는 수련생의 측면에서 지도자의 팔오금에 수련생의 뒤꿈치를 받쳐 들어 올리고^a 다른 한 손은 수련생의 골반을 잡아^b 정렬을 유지하도록 돕는 핸즈온 방법을 제시한 것이다. 하체 뒤쪽의 유연성이 떨어지거나 굽힘근이 충분히 강화되어 있지 않으면 다리를 수평(또는 그 이상)으로 들어 올리기 어려운데 지도자의 도움으로 가동범위를 확장시킬 수 있다.

3-3. 1-B 상태의 핸즈온 방법으로 지도자는 수련생의 정면에서 수련생의 뒤꿈치를 지도자의 어깨에 걸치고^a 양손은 수련생의 허벅지에 대고^b 안정화시키면서 올린 다리의 가동범위를 넓히고 선 다리의 굽힘근을 이완시키는 핸즈온 방법을 제시한 것이다. 무릎이 과도하게 눌리면 과도한 신전^{Hyper Extension/Back Knee}이 되므로 주의한다.

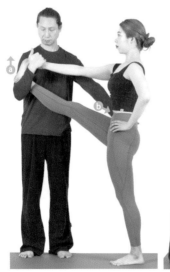

3-2

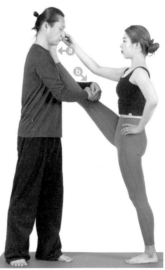

3-3

3-4. 1-B 상태의 핸즈온 방법으로 지도자는 수련생의 정면에서 한 손으로 수련생의 뒤꿈치를 받쳐 들어 올린다.[a] 들어 올린 다리의 이완을 극대화 시키고 다른 한 손은 수련생의 어깨를 잡아 안정화시키면서[b] 어깨와 골반 정렬을 맞추도록 핸즈온 하는 방법을 제시한 것이다.

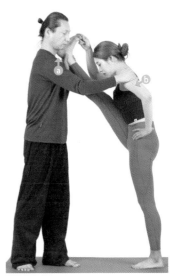

3-4

3-5. 1-C 자세를 할 때의 핸즈온 방법으로 지도자는 수련생의 측면에서 팔오금에 수련생의 뒤꿈치를 받치고 들어 올리며 뒤로 당겨[a] 다리를 측면으로 벌리고 다른 한 손은 골반을 밀면서[b] 정렬을 유지하도록 핸즈온 하는 방법을 제시한 것이다. 3-5A는 정면에서 핸즈온 하는 방법을 3-5B 는 후면에서 핸즈온 하는 방법을 보여준다.

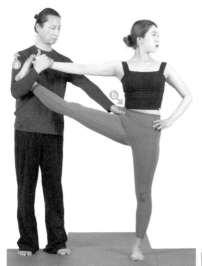

3-5A

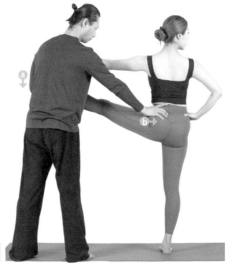

3-5B

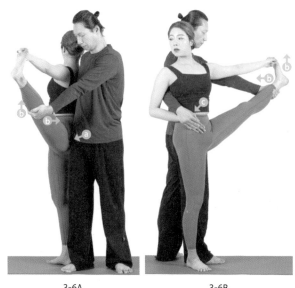

3-6A   3-6B

3-6. 1-C 자세를 할 때의 핸즈온 방법으로 지도자는 수련생의 뒤쪽에서 수련생의 들어 올린 다리의 엉덩이에 지도자의 골반 측면을 대고[a] 한 손은 수련생의 들어 올린 다리를 받치면서 바깥으로 당기고[b] 다른 한 손은 수련생의 골반 능선에 수련생의 손을 댄 상태에서 잡아[c] 안정화시킨다. 수련생의 손을 먼저 골반 능선에 받치는 이유는 간접적인 신체접촉이 더 편한 수련생을 위한 배려이다. 골반 능선을 잡고 안정화시킨 상태에서 들어 올린 다리를 바깥쪽으로 열 때 모음근은 더 깊게 이완된다. 3-6A는 측면에서 핸즈온 하는 방법을 3-6B는 비교적 정면에서 핸즈온 하는 방법을 보여준다.

3-7. 1-C 자세를 할 때의 핸즈온 방법으로 지도자는 수련생의 뒤쪽에서 수련생의 들어 올린 다리의 엉덩이에 지도자의 골반 측면을 대고[a] 한 손은 수련생의 들어 올린 다리를 받치면서 바깥으로 당기고[b] 다른 한 손은 수련생의 어깨에 댄 상태에서 잡아당긴다[c]. 수련생의 엉덩이에 댄 지도자의 허벅지 측면을 축으로 하여 양쪽 끝인 어깨와 다리를 뒤로 당기면 모음근은 더 깊게 이완되고 가슴은 더 확장되어 관상면의 정렬이 맞춰진다.

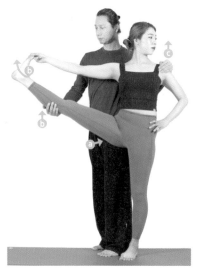

3-7

         요가 핸즈온

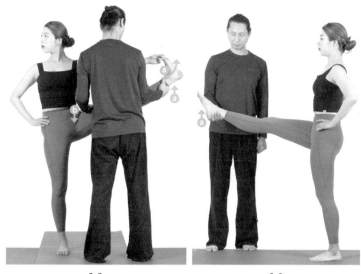

3-8   3-9

3-8. 1-C 자세를 할 때의 핸즈온 방법으로 지도자는 수련생의 앞쪽에서 수련생의 들
어 올린 다리를 한 손으로 받친 후 바깥쪽으로 열고[a] 다른 한 손은 허벅지에 대
고 몸쪽으로 당겨[b] 모음근을 이완시킨다.

3-9. 1-D 자세의 핸즈온 방법으로 지도자는 수련생의 측면에서 수련생의 뒤꿈치를 받
쳐 들어 올린[a] 후 수련생의 굽힘근이 충분히 다리를 들어 올릴 수 있다고 판단될
때 자연스럽게 손을 놓는 방법을 제시한 것이다.

아르다 받다 빠드모타나사나

(Ardha Baddha Padmòttanasana)

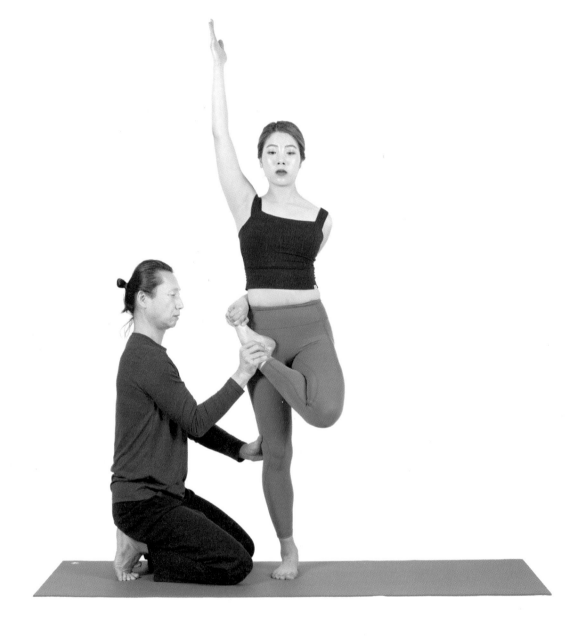

요가 핸즈온

1. 정렬 상태의 아르다 받다 빠드모타나사나

아르다 받다 빠드모타나사나는 선 상태에서 등 뒤로 팔을 둘러 같은 쪽 발을 잡을 때 상체에서는 가슴과 어깨 근육은 이완, 하체 전면에서 접은 다리의 모음근, 넙다리네갈래근과 정강이 앞쪽 근육들이 이완되어 있어야 한다. 상체를 숙인 상태에서는 선 다리의 하체 후면의 큰볼기근, 뒤넙다리근 ^{Hamstrings} 및 종아리 근육 등이 이완되어야 자연스럽게 아사나를 수행할 수 있다.

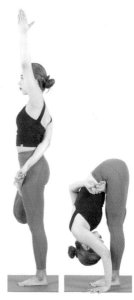

1A   1B

아르다 받다 빠드모타나사나는 크게 1A의 선 자세와 1B의 전굴 자세로 나눌 수 있다.

1A에서는 관상면의 정렬을 확인할 수 있는데 귀-어깨-골반-무릎-복사뼈에 이르는 신체 측면의 정렬을 확인할 수 있다.

1B에서도 전굴 상태의 관상면의 정렬을 확인할 수 있는데 상체의 척추 중립 상태 및 하체의 골반-무릎-복사뼈에 이르는 정렬을 확인할 수 있다.

아르다 받다 빠드모타나사나를 정렬에 맞춰 수행하기 위해서는 사전에 아래 근육들을 충분히 이완해야 한다.

(1) 상체 앞쪽의 가슴과 어깨 근육이 충분히 이완되어 있어야 팔을 등 뒤로 감아 반대편에서 엄지발가락을 잡으면서도 골반과 어깨의 정렬을 맞출 수 있다.

(2) 접은 다리의 허벅지 안쪽의 모음근이 충분히 이완되어 있어야 대퇴골을 외회전^{External Rotation}해도 무릎이 들리지 않고 정렬을 맞출 수 있다.

(3) 접은 다리의 넙다리네갈래근^{Quadriceps}이 충분히 이완되어 있어야 다리를 편안하게 접을 수 있고 무릎이 들리지 않고 정렬을 맞출 수 있다.

(4) 접은 다리의 정강이 앞쪽 근육들이 충분히 이완되어 있어야 발목에서 통증이 발생하지 않으며 무릎이 들리지 않고 정렬을 맞출 수 있다.

(5) 선 다리의 큰볼기근^{Gluteus Maximus}, 회전근, 뒤넙다리근^{Hamstrings}, 종아리 근육들이 충분히 이완되어 있어야 부드럽게 전굴할 수 있다. 선 자세에서 전굴할 때 접은 다리의 큰볼기근과 회전근이 충분히 이완되지 않으면 이를 보상하기 위해 선 다리 쪽 엉덩이를 뒤로 빼는데 이때 선 다리 뒤쪽의 유연성이 충분치 않으면 이를 보상하기 위해 등을 말게 된다.

2. 정렬 상태를 벗어난 아르다 받다 빠드모타나사나

앞에서 이미 설명하였듯이 정렬을 맞추는 데 필요한 내용을 참조하면 아래에 제시한 정렬 상태를 벗어난 자세를 보고 어떻게 아사나를 수행해야 하는지 이해할 수 있을 것이다. 유연성이 부족하여 정렬이 깨지면 도구를 이용해 부족한 유연성을 보완하거나 유연성이 허용하는 수준까지만 아사나를 수행하는 것이 좋다.

2-1. 1A 자세를 할 때 시상면의 정렬이 깨진 상태를 보여준다. 시상면에서 볼 때 양어깨의 높이가 다르고[a] 양 골반의 높이가 다르면[b] 정렬이 깨진 상태이다. 상체의 어깨와 하체의 골반이 서로 반대방향으로 기울어 정렬이 깨진 상태[c]이다. 이는 뒤로 감은 팔과 굽힌 다리의 유연성이 충분치 않은 상태에서 무리해서 자세를 취했기 때문에 보상작용으로 정렬이 깨진 것이다.

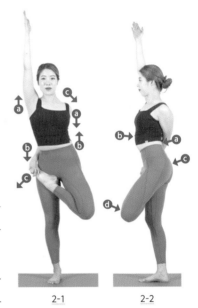

2-2. 1A자세를 할 때 관상면의 정렬이 깨진 상태를 보여준다. 상체의 경우 요추는 과도하게 전만되고[a] 명치가 돌출되어[b] 정렬이 깨진 상태이다. 하체의 경우 엉덩이는 뒤로 돌출되고[c] 접은 다리의 무릎은 앞으로 돌출되어[d] 정렬이 깨진 상

2-1   2-2

태이다. 앞에서 언급한 바른 정렬에 필요한 근육들이 충분히 이완되지 않으면 정렬이 깨진다. 이런 경우 유연성이 허용하는 수준까지 아사나를 수행하는 것이 좋다.

2-3. 1B 자세를 할 때 관상면의 정렬이 깨진 상태를 보여준다. 상체는 등이 말려[a] 척추 중립이 깨졌다. 이때는 호흡이 빠르고 짧게 변형되고 내부 장기가 눌려 생리적 기능이 저하된다.

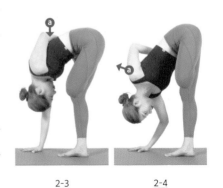

2-4. 1B 자세를 할 때 관상면의 정렬이 깨진 상태를 보여준다. 상체는 뒤로 감은 팔 쪽 가슴과 어깨가 들려[a] 척추 중립이 깨졌다.

2-3   2-4

2-5. 1B 자세를 할 때 시상면의 정렬이 깨진 상태를 보여준다. 상
체의 어깨[a]와 하체의 골반[b]이 사선 방향에서 서로 반대방향으
로 기울어 정렬이 깨진 상태이다. 이는 뒤로 감은 팔과 가슴
근육들, 굽힌 다리의 유연성이 충분치 않은 상태에서 무리해
서 자세를 취했기 때문에 보상작용으로 정렬이 깨진 것이다.

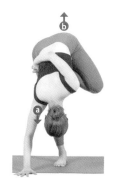

2-5

3. 핸즈온 방법

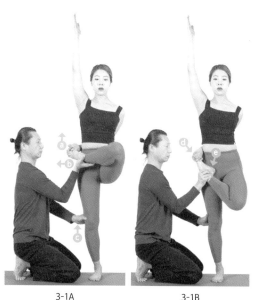

3-1A   3-1B

3-1. 지도자는 수련생의 측면에서 수련생이 등 뒤로 팔을 감아 엄지발가락을 잡을 수
있도록 핸즈온 하는 방법을 제시한 것이다. 3-1A와 같이 지도자의 한 손은 수련
생의 발등을 잡아 접은 다리를 들어 올리면서[a] 서혜부로 당기고[b] 다른 한 손은 수
련생의 다리를 잡아[c] 무게중심이 흔들리지 않도록 한다. 3-1B와 같이 수련생이
엄지발가락을 확고히 잡으면[d] 발날을 서혜부에 밀착시키도록 발을 수련생의 몸에
밀착시킨다[e].

3-2. 지도자는 수련생의 앞쪽에서 수
     련생이 등 뒤로 팔을 감아 엄지
     발가락을 잡으면서 접은 무릎이
     들려 정렬이 깨질 때 정렬을 맞
     출 수 있도록 핸즈온 하는 방법
     을 제시한 것이다. 3-2A와 같이
     지도자의 한 손은 수련생의 발등
     을 잡아 서혜부에 밀착시키고[a] 다
     른 한 손은 들린 무릎에 댄다[b].
     3-2B와 같이 무릎을 밀어 관상
     면의 정렬을 맞춘다[c].

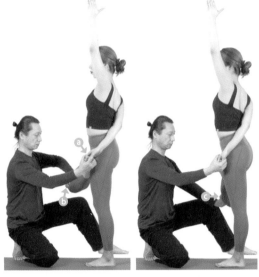

3-2A   3-2B

3-3. 지도자는 수련생의 뒤쪽에서 수련생이 전굴할 때 자세를 안정화시켜 정렬을 맞출
     수 있도록 핸즈온 하는 방법을 제시한 것이다. 3-3A와 같이 지도자의 한 손은
     발가락을 잡은 수련생의 손목(손)을 잡고 다른 한 손은 반대편 골반 능선을 잡는
     다[a]. 3-3B와 같이 수련생이 전굴할 때 수련생의 몸을 뒤로 당겨[b] 수련생의 몸이
     앞으로 쏠리지 않아 무게중심이 유지되도록 돕는다. 전굴이 완성되면 골반-무릎-
     발목이 수직이 되도록 골반을 살짝 앞으로 민다.

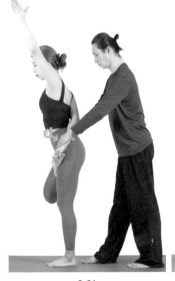 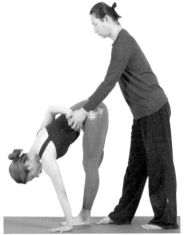

3-3A   3-3B

         요가 핸즈온

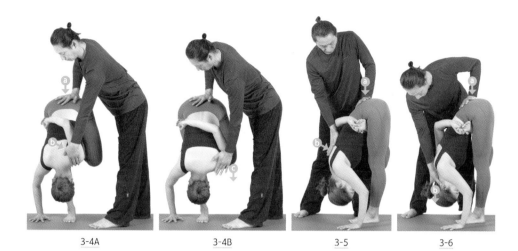

3-4A   3-4B   3-5   3-6

3-4. 지도자는 수련생의 측면에서 수련생이 전굴했을 때 어깨 정렬을 맞출 수 있도록 핸즈온 하는 방법을 제시한 것이다. 3-4A와 같이 지도자의 한 손은 수련생의 골반에 대고 눌러[a] 자세를 안정시키고 다른 한 손은 정렬이 깨진 수련생의 어깨뼈에 댄다[b]. 3-4B와 같이 수련생의 어깨뼈를 눌러[c] 정렬을 맞춘다.

3-5. 지도자는 수련생의 측면에서 전굴을 깊이 하도록 핸즈온 하는 방법을 제시한 것이다. 지도자의 한 손은 수련생의 골반에 대고 눌러[a] 자세를 안정시키고 다른 한 손은 흉추에 대고 아래로 앞으로 밀어[b] 전굴을 깊게 만든다.

3-6. 지도자는 수련생의 측면에서 전굴할 때 목이 이완되도록 핸즈온 하는 방법을 제시한 것이다. 지도자의 한 손은 수련생의 골반에 대고 눌러[a] 자세를 안정시키고 다른 한 손은 뒤통수 뼈에 대고 아래로 길게 늘여[b] 목이 이완되도록 만든다.

비라바드라사나 B

(Virabhadrasana B)

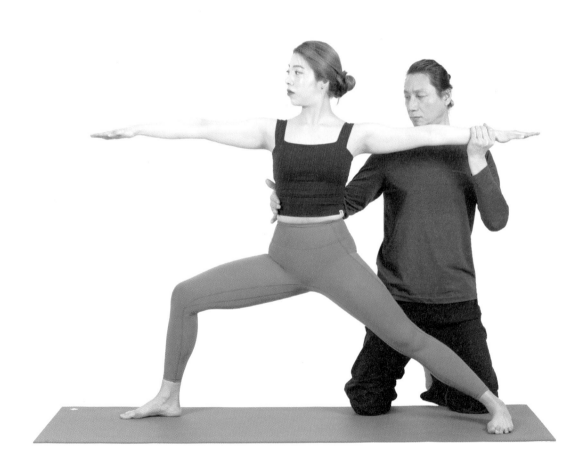

1. 정렬 상태의 비라바드라사나 B

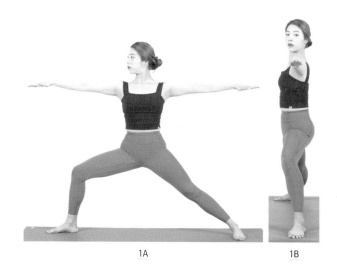

1A   1B

비라바드라사나 B는 시상면과 관상면의 정렬을 확인해볼 수 있는 가장 탁월한 자세이다. 시상면에서 볼 때는 좌우 대칭을 확인할 수 있고, 무릎과 발목의 각도를 보고 유연성과 근력을 객관적으로 파악할 수 있다. 관상면을 통해서 볼 때는 전후 대칭을 확인할 수 있고, 하체의 모음^{Adduction}과 벌림^{Abduction}에 관계된 정렬 상태를 객관적으로 파악할 수 있다.

정렬을 강조하는 이유는 다양하지만, 몸이 준비되지 않은 상태에서 무리해서 아사나를 수행하면 부족한 유연성을 보상하기 위해 신체의 다른 부분을 변형하게 되고, 이것이 장기간 반복되면 통증과 긴장을 일으키기 때문이다. 아사나 수행은 자세 자체의 완성도에 집중하기보다는 자세가 완성되어 가는 과정에 순응하고 점진적인 방법으로 자연스럽게 완성도를 높여가는 것이 바람직하다.

1A는 시상면 상태의 균형 잡힌 정렬을 보여준다. 시상면을 통해 좌우 대칭 상태를 확인할 수 있다.

1B는 관상면 상태의 균형 잡힌 정렬을 보여준다. 관상면을 통해 전후 대칭 상태를 확인할 수 있다.

2. 정렬 상태를 벗어난 비라바드라사나 B

2-1부터 2-3은 시상면에서 신체 좌우 각도의 대칭성을 보여준다.

보편적인 몸 상태에서는 아사나를 수행할 때 무릎의 각도가 수직(90°)이나 둔각(수직보다 큰 각도)일 때 무릎 연골을 보호하고 상체의 정렬을 바르게 유지하기 쉽다. 무릎이 발목보다 앞쪽에 위치하면 무릎의 각도가 예각(수직보다 작은 각도)이 되면서 체중이 앞 다리에 과도하게 실리는데 이때 하중 대부분은 구부린 무릎 연골에 부과된다. 무릎에서는 반월판^{Meniscus}이라는 연골이 완충작용을 하는데 넙다리네갈래근으로 체중을 분산하지 못하면 무릎 연골에 손상이나 통증이 발생할 수 있다. 또한, 상체는 앞쪽으로 쏠린 체중을 보상하기 위해 다른 부분을 왜곡하게 된다.

정렬이 깨졌다는 것은 수련자가 자신의 자세를 객관적으로 알아차림 하지 않음을 드러낸다. 따라서 척추 중립 상태, 팔과 어깨의 높이 및 각도, 골반 대칭, 무릎 및 다리의 각도 등이 정렬에서 벗어나는 것이다. 아사나는 자세이기도 하지만 알아차림을 통해 몸과 마음을 일치시키는 수행법이기도 하다.

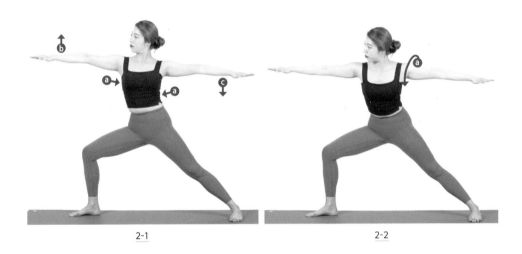

2-1   2-2

2-1. 상체를 뒷다리 방향으로 꺾어서[a] 무게중심을 보상한 상태를 보여준다. 척추 중립이 깨진 상태이다. 체중이 앞쪽으로 쏠리는 것을 보상하기 위해 앞 팔은 수평보다 높이 들어 올리고[b] 뒤 팔은 수평보다 낮게 들어 올리게[c] 된다.

2-2. 2-1의 상태에 추가로 상체가 관상 축$^{Coronal Axis}$에서 앞쪽으로 숙여진[a] 상태를 보여준다. 이는 모음근이 충분히 이완되지 않았기 때문이다.

2-3. 시상면 상에서 무릎이 발목보다 과도하게 앞으로 돌출되어[a] 무릎 연골을 압박한 상태를 보여준다. 체중이 앞쪽으로 쏠리는 것을 보상하기 위해 상체는 뒷다리 쪽으로 크게 휘어 왜곡되고[b] 어깨와 팔 높이도 단차가 생기게 된다[c]. 이러한 과정은 무의식적 균형 보상 반응이다.

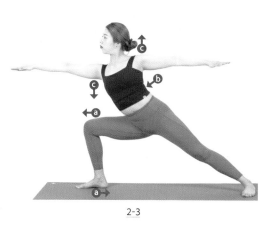

2-3

2-4와 2-5는 양발의 간격이 너무 멀거나 가까울 때 드러나는 정렬이 깨진 상태를 보여준다. 양발의 간격이 너무 멀거나 가까운 것 자체는 근력이나 유연성이 충분하다면 그다지 문제가 되지는 않는다. 하지만 무릎이 발목보다 과도하게 앞쪽이나 뒤쪽에 위치할 경우 유연성과 근력이 뒷받침되지 않으면 보상작용으로 신체의 다른 부분을 왜곡시키는 원인이 된다.

2-4. 양발의 간격이 너무 멀어[a] 시상면 상에서 무릎이 발목보다 뒤쪽에 위치하면서[b] 상체가 앞쪽을 향해 기울어[c] 골반 중립과 척추 중립이 깨진 상태를 보여준다. 상체의 척추 중립과 골반 정렬이 깨진 이유는 하체의 비대칭을 상체의 일부를 왜곡시켜 보상시켜야 신체의 긴장통합Tensegrity을 이룰 수 있기 때문이다.

2-5. 양발의 간격이 너무 가까워[a] 시상면 상에서 무릎이 발목보다 앞쪽에 위치하며[b] 상체가 뒤쪽을 향해 기울어[c] 골반 중립과 척추 중립이 깨진 상태를 보여준다. 상체를 뒤쪽으로 무너뜨리면서 팔의 높이가 낮아진다[d].

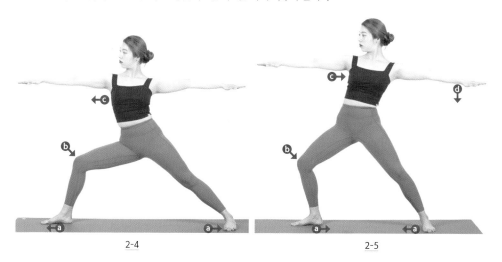

2-4   2-5

2-6과 2-7은 무릎과 발목이 수직 정렬을 맞춘 상태에서 상체의 정렬이 깨진 상태를 보여준다.

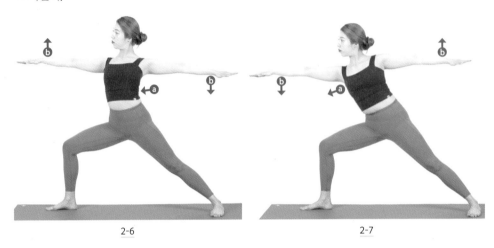

2-6

2-7

2-6. 시상면 상에서 무릎과 발목은 수직으로 정렬 상태를 유지하지만, 상체는 뒤쪽으로 휘어져[a] 척추 중립이 깨지고 그로 인해 양팔의 높이가 달라진 상태[b]를 보여준다. 이런 경우는 유연성의 문제라기보다는 몸에 대한 알아차림이 부족하여 무의식적으로 몸을 비틀어 쓰는 것이기 때문에 자신의 몸을 객관적으로 알아차림 하는 연습을 하면 정렬을 쉽게 맞출 수 있다.

2-7. 시상면 상에서 무릎과 발목은 수직으로 정렬 상태를 유지하지만, 상체가 시선이 향하는 전방으로 기울어져[a] 척추 중립이 깨지고 그로 인해 양팔의 높이가 달라진 상태[b]를 보여준다. 이런 경우 역시 유연성의 문제라기보다는 몸에 대한 알아차림 이 부족하여 무의식적으로 몸을 비틀어 쓰는 것이기 때문에 자신의 몸을 객관적으로 알아차림 하는 연습을 하면 정렬을 쉽게 맞출 수 있다. 알아차림의 문제가 아닌 유연성의 문제일 경우는 뒷다리의 엉덩허리근이 긴장되었기 때문이다.

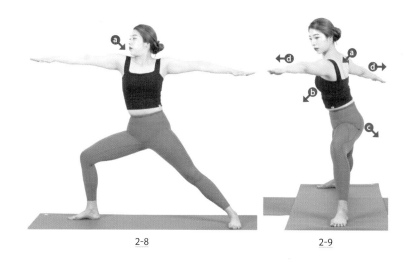

2-8   2-9

2-8. 어깨가 긴장되어 어깨와 귀가 과도하게 가까워진 상태ª를 보여준다. 어깨를 들어
올리되 긴장을 풀어 자연스러운 아사나를 수행하도록 한다. 무의식적으로 몸을
긴장시키는 것이기 때문에 몸을 객관적으로 알아차림 하는 연습을 하면 긴장을
쉽게 이완할 수 있다.

2-9. 관상면을 통해서 볼 때 팔과 몸통의 정렬이 깨진 상태를 보여준다. 관상면의 정
렬은 귀-어깨 측면-골반 측면-무릎 중심-발목 중심이다. 관상면의 정렬에서 벗
어났기 때문에 수련생의 등이 보이고ª 가슴이 앞으로 숙여지고ᵇ 엉덩이가 뒤로
빠지고ᶜ 양팔이 관상면의 중심선에서 벗어나ᵈ 앞뒤로 돌출한다. 하체의 엉덩허리
근 및 모음근의 긴장으로 인해 상체가 보상작용으로 정렬이 깨진 것이다.

2-10과 2-11은 관상면 상에서 무릎과 몸통의 정렬이 깨진 상태를 보여준다. 2-10과
2-11은 몸 상태가 비슷하지만, 무릎을 안쪽으로 무너뜨렸는지 아니면 의도적으로 정렬
을 맞췄는지에 따라 왜곡되는 신체 부위가 달라진다. 관상면 상에서 발목-무릎-고관절
측면-몸통 측면이 일직선 상에 위치할 때가 정렬 상태이다.

굽힌 앞무릎은 둘째 발가락과 무릎 중심이 일직선일 때 정렬 상태이다. 하지만 대부분
의 경우 이와 같이 정렬이 맞지는 않는다. 왜냐하면, 모음근이나 엉덩허리근이 긴장되었
을 경우 무릎은 안쪽으로 무너지고 반대로 벌림근이나 회전근 또는 큰볼기근이 긴장될
경우 무릎은 바깥쪽으로 열리게 되기 때문이다. 따라서 현재 자신의 유연성 정도에 따
라 무릎과 발목의 정렬 상태를 확인한 다음 무릎과 발목의 위치를 편안한 수준으로 놓
고 아사나 수행을 하는 것이 좋다.

2-10. 무릎이 안쪽으로 무너져[a] 관상면 상에서 정렬이 깨진 상태를 보여준다. 모음근과 엉덩허리근이 충분히 이완되지 않으면 정렬이 깨진다.

2-11. 무릎과 발목은 일직선 상에 위치하여 정렬이 맞지만, 상체의 명치가 돌출되어[a] 정렬이 깨진 상태를 보여준다. 2-11과 같이 모음근과 엉덩허리근이 충분히 이완되지 않은 상태에서 무릎과 발목의 정렬을 억지로 맞추면 부족한 유연성을 보상하기 위해 상체를 왜곡시켜 정렬이 깨지게 된다.

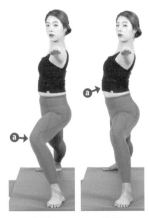

2-10   2-11

3. 핸즈온 방법

3-1부터 3-3은 상체가 구부린 다리 방향으로 기울어져 있는 경우의 핸즈온 방법을 제시한 것이다.

3-1. 3-1A와 같이 지도자는 수련생의 뒤쪽에서 한 손은 수련생의 팔을 잡고[a] 다른 한 손은 수련생의 돌출된 갈비뼈에 댄다[b]. 3-1B와 같이 수련생의 팔을 뒤로 뻗은 다리 쪽으로 당기고[c] 돌출된 옆구리를 집어넣어[d] 척추 중립을 맞추는 핸즈온 방법을 제시한 것이다. 시선이 앞으로 구부린 다리 쪽 팔의 손끝을 향하는 과정에서 몸에 대한 알아차림을 놓치면 무의식적으로 몸이 시선을 따라 앞으로 기운다.

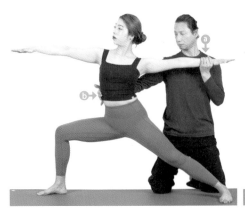

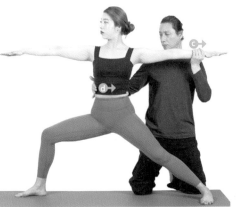

3-1A   3-1B

요가 핸즈온

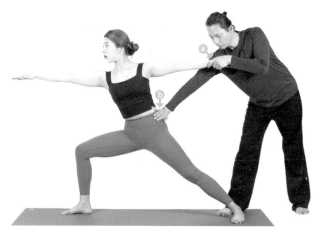

3-2A

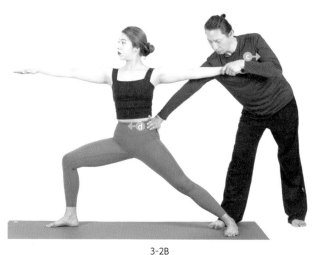

3-2B

3-2. 3-2A와 같이 지도자는 수련생의 뒤쪽에서 한 손은 수련생의 팔을 잡고[a] 다른 한 손은 수련생의 골반 측면에 댄다[b]. 3-2B와 같이 수련생의 팔을 뒤로 뻗은 다리 쪽으로 당기고[c] 돌출된 골반을 집어넣어[d] 척추 중립을 맞추는 핸즈온 방법을 제시 한 것이다. 시선이 앞으로 구부린 다리 쪽 팔의 손끝을 향하는 과정에서 몸에 대 한 알아차림을 놓치면 무의식적으로 몸이 시선을 따라 앞으로 기운다.

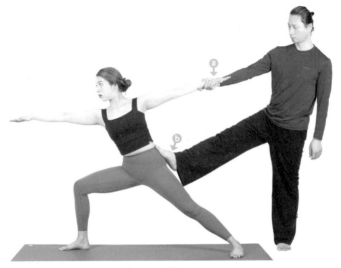

3-3A

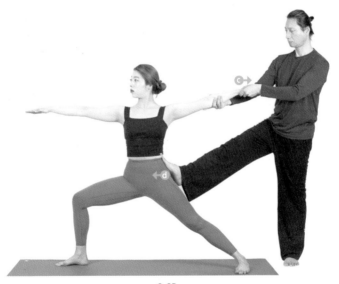

3-3B

3-3. 3-3A와 같이 지도자는 수련생의 뒤쪽에서 한 손은 수련생의 팔을 잡고[a] 한 발은
수련생의 골반 측면에 댄다[b]. 3-3B와 같이 수련생의 팔을 뒤로 뻗은 다리 쪽으로
당기고[c] 돌출된 골반을 집어넣어[d] 척추 중립을 맞추는 핸즈온 방법을 제시한 것이
다. 시선이 앞으로 구부린 다리 쪽 팔의 손끝을 향하는 과정에서 몸에 대한 알아
차림을 놓치면 무의식적으로 몸이 시선을 따라 앞으로 기운다.

3-4와 3-5는 긴장된 어깨를 이완시키는 핸즈온 방법을 제시한 것이다.

3-4. 3-4A와 같이 지도자는 수련생의 뒤쪽에서 수련생의 긴장된 어깨에 손을 댄다[a]. 3-4B와 같이 긴장된 어깨를 가볍게 눌러[b] 이완시키는 핸즈온 방법을 제시한 것이다.

3-5. 3-5A와 같이 지도자는 수련생의 뒤쪽에서 수련생의 긴장된 어깨의 양팔을 잡는다[a]. 3-5B와 같이 양팔을 좌우로 확장시켜[b] 어깨의 긴장을 이완시키는 핸즈온 방법을 제시한 것이다. 양어깨를 좌우로 멀리 뻗을 수 있도록 잡아당기면서 살짝 낮추면[c] 어깨 긴장을 푼다.

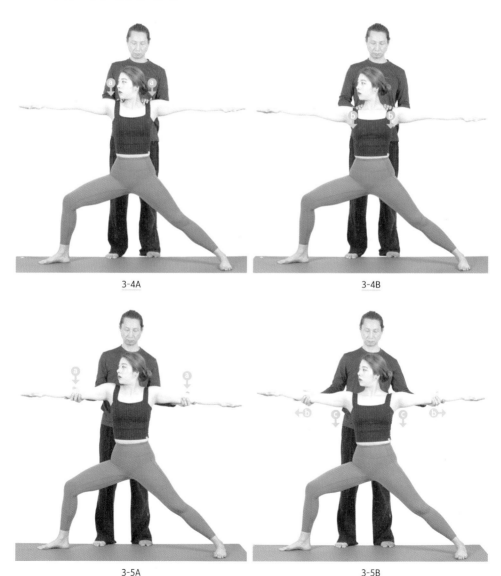

3-4A   3-4B

3-5A   3-5B

3-6과 3-7은 관상면 상에서 무릎이 안쪽으로 무너진 정렬을 맞추는 방법을 제시한다. 모음근과 엉덩허리근이 과도하게 긴장한 상태에서 아사나를 하면 양발의 가로 보폭을 좁혀야 한다. 그렇지 않으면 보상작용으로 무릎이 안쪽으로 무너진다. 이때 무릎을 강제로 관상면의 정렬에 맞추면 통증이 생기거나 반대편 골반이 보상작용으로 앞으로 튀어나오면서 정렬이 무너진다. 따라서 수련생의 유연성을 확인하여 필요하면 좌우 보폭이 좁아지도록 앞발의 위치를 좀 더 안쪽으로 이동시킨 후 무릎을 관상면의 정렬에 맞도록 핸즈온 할 필요가 있다.

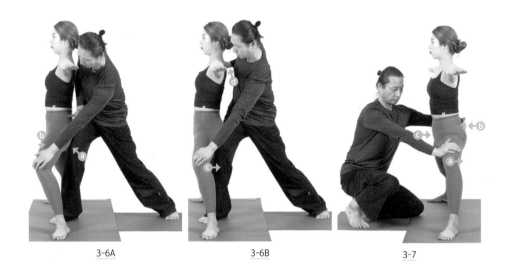

3-6A   3-6B   3-7

3-6. 구부린 다리의 무릎이 안쪽으로 무너진 경우 관상면의 정렬을 맞추는 핸즈온 방법을 제시한 것이다.

3-6A와 같이 지도자는 수련생의 엉덩이에 허벅지 측면을 받치고[a] 한 손은 앞으로 접은 무릎을 잡는다[b].

3-6B와 같이 지도자는 수련생의 엉덩이에 받친 허벅지를 축으로 한 손은 무릎을 바깥쪽으로 당기고[c] 다른 한 손은 수련생의 반대편 어깨를 잡아 몸통을 고정시켜[d] 무릎 정렬을 맞춘다.

3-7. 지도자는 수련생의 앞쪽에서 한 손은 무릎을 바깥쪽으로 밀고[a] 다른 한 손은 골반을 잡아 당기되[b] 수련생은 뒤로 뺀 다리의 골반을 뒤로 밀게 하여[c] 정렬을 맞추는 방법을 제시한 것이다.

3-8과 3-9는 구부린 다리의 무릎 각도를 안정적인 각도가 되도록 만드는 핸즈온 방법을 제시한 것이다.

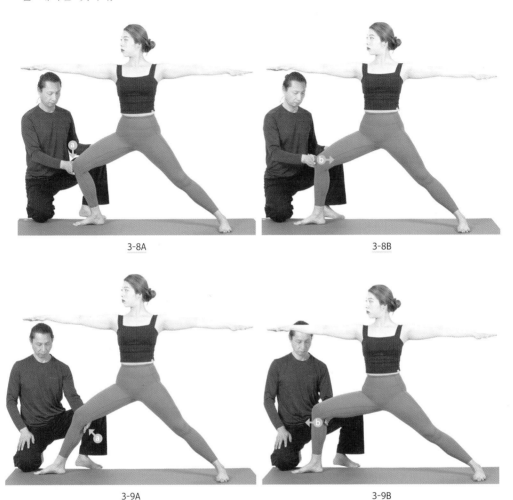

3-8A

3-8B

3-9A

3-9B

3-8. 무릎이 발목보다 앞쪽으로 돌출된 상태를 중립 상태로 핸즈온 하는 방법을 제시한 것이다. 3-8A와 같이 지도자는 수련생의 측면에 무릎을 대고 앉아 한 손을 돌출된 무릎에 댄다[a]. 3-8B와 같이 무릎과 발목이 90˚가 될 때까지 뒤로 밀어[b] 정렬을 맞춘다.

3-9. 무릎이 발목보다 과도하게 뒤쪽으로 이동한 상태를 중립 상태로 핸즈온 하는 방법을 제시한 것이다. 3-9A와 같이 지도자는 수련생의 측면에 무릎을 대고 앉아 한 손을 오금에 댄다[a]. 3-9B와 같이 무릎과 발목이 90˚가 될 때까지 앞으로 당겨[b] 정렬을 맞춘다.

Sitting
Sequence

단다사나

(Dandasana)

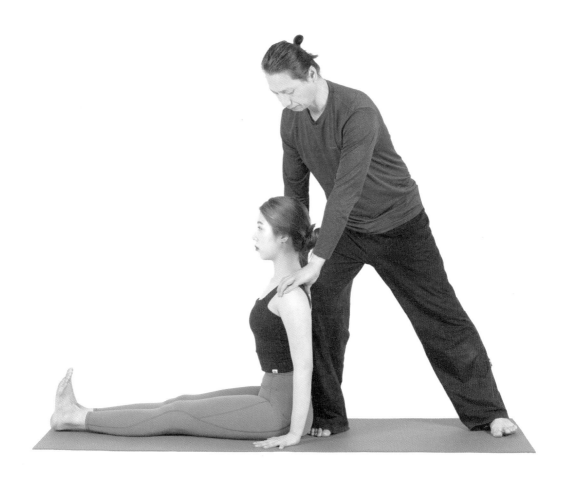

1. 정렬 상태의 단다사나

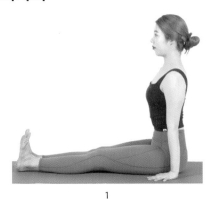

1

단다사나는 외형적으로는 쉬워 보일 수 있지만 실제로 수행해보면 결코 쉽지 않다. 척추 중립을 유지하며 다리를 수평으로 뻗고 상체를 수직으로 세우기 위해서는 신체 뒤쪽이 온전히 이완되어야 하기 때문이다. 현대인은 평소 앉아서 생활하는 시간이 길고 구부정한 자세로 전자기기 등을 이용하는 시간이 길기 때문에 등이 말리고 하체 뒤쪽의 근육들이 수축된 체형이 많다. 등이 말리면 보상작용으로 하체 뒤쪽의 뒤넙다리근Hamstrings 및 종아리 근육들Calf Muscles이 수축한다. 그런데 이러한 체형적 불균형을 개선하지 않은 상태에서 바닥에 앉아 다리를 뻗고 발등을 당기면 보상작용으로 등을 더 말게 되거나 고관절을 축으로 상체 전체가 뒤로 기운다. 따라서 단다사나를 하면서 척추 중립을 유지하기 위해서는 먼저 긴장된 신체 부위를 충분히 이완해야 하고 근본적으로는 평소 앉는 자세를 개선해야 한다.

단다사나를 통해 앉은 상태의 관상면의 정렬을 확인해볼 수 있다.

2. 정렬 상태를 벗어난 단다사나

2-1. 단다사나를 수행할 때 드러나는 전형적인 관상면 상의 정렬이 깨진 상태를 보여준다. 하체 뒤쪽의 유연성이 현저하게 떨어져 꼬리뼈가 바닥을 향해 말리면서[a] 뒤넙다리근이 긴장된다. 또 하체 뒤쪽의 긴장을 보상하기 위해 등이 말리면서[b] 머리가 앞으로 과도하게 돌출되고[c]거북목, Forward Head Posture, 흉추 후만[b]이 과도해지며Hyper

Kyphosis, 요추의 자연스러운 C 만곡이 사라져 I 형태로 바뀌면서[d] 상체 전체의 무게 중심이 고관절을 축으로 뒤로 무너진 상태이다. 이 상태를 개선하여 척추 중립 및 정렬 상태를 회복하기 위해서는 상체 앞쪽은 이완, 상체 뒤쪽은 강화, 하체 앞쪽은 강화, 하체 뒤쪽은 이완시켜야 한다. 이 상태에서는 호흡이 짧고 빨라지며 내부 장기가 압박되어 생리적 기능이 떨어진다.

2-2. 2-1과 비슷한 몸 상태에서 상체를 과도하게 말아 무게중심이 앞으로 무너진 상태를 보여준다. 요추의 자연스러운 C 만곡이 등을 과도하게 만 이유로) 형태(역 C자 형태)로 변형되어[a] 요추의 추간판[Discs]이 과도한 압박을 받아 통증이 생기거나 추간판 탈출[Herniated Discs]의 원인이 되기도 한다. 발을 수직으로 세우지 못하고 앞쪽으로 뻗은[b] 이유는 종아리 근육이 긴장되었기 때문이다. 이 상태에서는 호흡이 짧고 빨라지며 내부 장기가 압박되어 생리적 기능이 떨어진다.

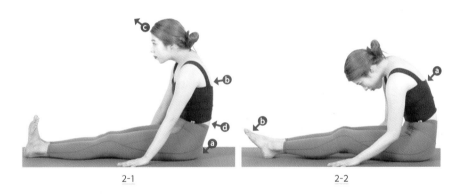

2-1   2-2

3. 핸즈온 방법

유연성이 부족한 수련생의 정렬을 지도자의 핸즈온으로 회복시키는 것이 과연 도움될까? 이 부분은 여전히 쟁점이 될 수 있다. 핸즈온을 할 때는 외력이 수련생에게 끼치는 영향을 항상 고려해야 한다. 다소 강제적이더라도 핸즈온의 도움을 받아 유연성을 향상시키면 정렬을 맞추고 가동범위를 넓히면서 더 깊은 수련의 맛을 느낄 수 있을지도 모른다. 하지만 이 과정이 수련생의 몸과 마음에 긴장을 유발할 수 있다는 점을 간과하면 안 된다. 저자가 제안하는 핸즈온의 수준은 수련생이 가진 유연성의 한도 내에서 정렬에 조금 도움이 될 수 있는 정도까지로 제한하며 그마저도 수련생의 자세를 고친다는 의미보다는 수련생이 자신의 자세를 인지하고 정렬의 감각을 터득하는 것을 돕는데 방점을 둔다.

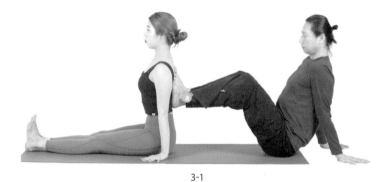
3-1

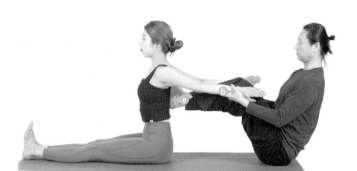
3-2

3-1. 지도자는 수련생의 뒤쪽에 앉아 수련생의 상체가 뒤쪽으로 무너진 경우 등을 발로 밀어[a] 척추 중립을 회복하여 정렬을 맞추는 핸즈온 방법을 제시한 것이다.

3-2. 지도자는 수련생의 뒤쪽에 앉아 수련생의 상체가 뒤쪽으로 무너진 경우 발로 어깨뼈[Scapula]를 받치고[a] 팔을 당겨[b] 가슴을 확장하고 척추 중립을 회복하여 정렬을 맞추는 핸즈온 방법을 제시한 것이다.

3-3. 지도자는 수련생의 뒤쪽에 앉아 수련생의 경추와 골반을 잡고 척추를 길게 늘여[a] 척추 정렬을 맞추는 핸즈온 방법을 제시한 것이다.

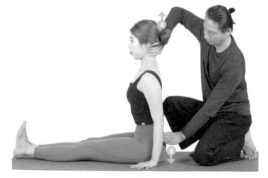
3-3

요가 핸즈온

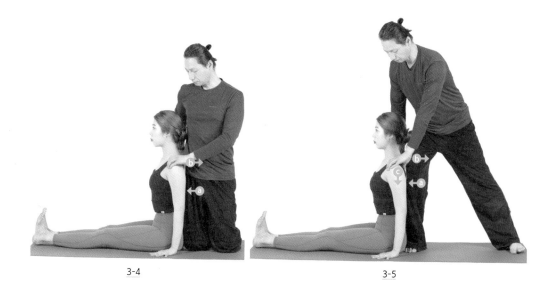

3-4   3-5

3-4. 지도자는 수련생의 뒤쪽에서 무릎을 바닥에 대고 몸의 측면으로 수련생의 척추에 대고[a] 수련생의 상체가 뒤쪽으로 무너진 경우 앞으로 밀면서 양어깨를 당겨[b] 가슴을 확장하고 척추 중립을 회복하여 정렬을 맞추는 핸즈온 방법을 제시한 것이다.

3-5. 지도자는 수련생의 뒤쪽에 서서 무릎을 수련생의 어깨뼈 사이에 대고[a] 양손으로 어깨를 당기면서[b] 눌러[c] 긴장을 이완하고 척추 중립을 회복하여 정렬을 맞추는 방법을 제시한 것이다.

3-6. 긴장된 어깨를 낮춰 이완시키는 핸즈온 방법을 제시한 것이다.

3-6A와 같이 지도자는 수련생의 뒤쪽에 서서 긴장된 어깨에 양손을 댄다[a].

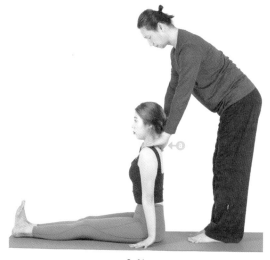

3-6A

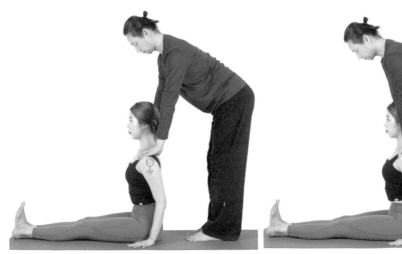

3-6B   3-6C

3-6B와 같이 지도자는 수련생의 뒤쪽에 서서 긴장된 어깨를 아래로 눌러 긴장을 이완시킨다[b].

3-6C와 같이 지도자는 수련생의 뒤쪽에 서서 무릎을 구부려 상체가 뒤로 무너지지 않도록 지지하고[c] 양 어깨뼈를 잡고 아래로 눌러[d] 어깨 긴장을 이완시킨다.

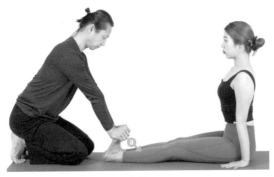

3-7

3-7.   지도자는 수련생의 앞쪽에서 수련생의 발바닥을 잡고 수련생의 몸쪽으로 밀어[a] 종아리 근육을 이완하는 핸즈온 방법을 제시한 것이다. 종아리 근육이 이완되지 않으면 서서 전굴할 때 발목을 수직으로 세우지 못하고 앞쪽을 향해 뻗는 발바닥 굽힘[Plantar Flexion] 상태가 된다.

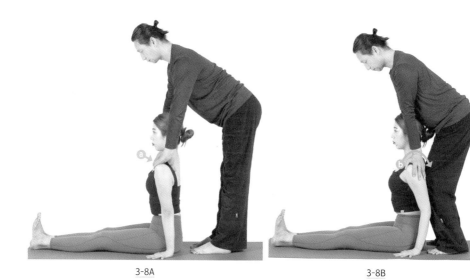

3-8A   3-8B

3-8. 어깨가 라운드 숄더$^{Round\ Shoulder}$로 말려 있을 때 핸즈온 하는 방법을 제시한 것이다. 3-8A와 같이 지도자는 수련생의 뒤쪽에서 라운드 숄더로 말린 수련생의 어깨를 잡는다[a]. 3-8B와 같이 어깨를 뒤로 당겨 확장하고[b] 가슴을 열어 이완시킨다.

3-9. 지도자는 수련생의 뒤쪽에 서서 다리 측면을 수련생의 척추에 대어[a] 수련생의 몸이 뒤로 무너지지 않도록 하고 수련생의 양 손목을 잡고 위로 당겨[b] 척추를 신장시키는 핸즈온 방법을 제시한 것이다.

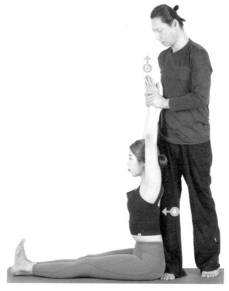

3-9

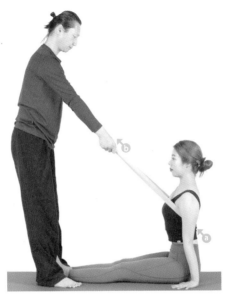

3-10

3-10. 지도자는 수련생의 앞쪽에 서서 스트랩으로 수련생의 등 상부를 감싸고[a] 앞쪽으로 당기면서[b] 수련생의 상체를 수직으로 세워 척추 중립을 유지할 수 있도록 돕는 핸즈온 방법을 제시한 것이다.

빠스치마타나사나
(Paschimottanasana)

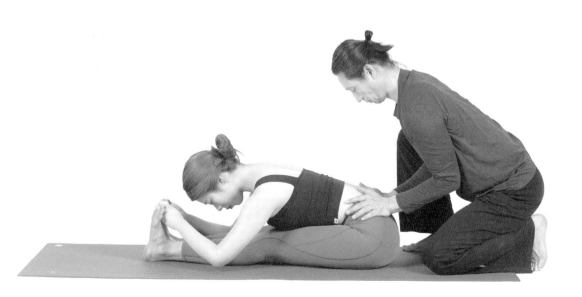

1. 정렬 상태의 빠스치마타나사나

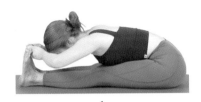

1

빠스치마타나사나는 앉은 자세에서 신체 뒤쪽을 이완하는 대표적인 아사나이다. 해부학적으로 인체의 타고난 골격을 고려하면 신체 뒤쪽을 이완할 때 가장 이상적인 방식은 상체는 척추 중립을 유지한 상태에서 고관절^{Hip Joint}을 축으로 하체 뒤쪽의 유연성이 허용하는 수준에서 전굴하는 것이다. 이 자세를 할 때 상체의 척추 정렬이 하체 뒤쪽의 유연성보다 우선되어야 한다. 하지만 하체 뒤쪽의 유연성을 향상시키려는 의도가 앞서면 상체의 척추 중립이 깨지면서 등이 말리는데 이때 몸통이 압박되고, 목과 어깨 사이의 근육이 긴장하여 호흡이 짧아지고 생리적 기능이 떨어질 수 있다.

빠스치마타나사나의 관상면의 정렬을 확인해볼 수 있다. 빠스치마타나사나는 손의 위치에 따라 빠스치마타나사나 A, B, C, D의 4개 아사나로 나뉘지만 여기서는 A만 다룬다. 손의 위치 즉 손이 발가락이나 발날 또는 발바닥 전체를 잡거나 감싸는 자세로 나뉘는 것은 자극의 강도를 높이는 데는 영향을 주지만 자세의 원리는 동일하기 때문이다.

2. 정렬 상태를 벗어난 빠스치마타나사나

2-1. 빠스치마타나사나를 수행할 때 드러나는 전형적인 관상면의 정렬이 깨진 상태를 보여준다. 하체 뒤쪽의 유연성이 현저하게 떨어져 꼬리뼈가 바닥을 향해 말리고^a 하체 뒤쪽의 긴장을 보상하기 위해 등이 말리게^b 된다. 등이 말리면서 흉추 후만^b이 과도해지고

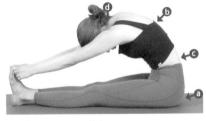

2-1

Hyper Kyphosis 요추의 자연스러운 C 만곡이 사라져 I 또는) 형태로 바뀌면서^c 요추에 강한 자극을 가하여 추간판^{Discs}을 압박하게 되는데 이는 요통의 원인이 되기도 한다. 하체 뒤쪽의 유연성이 충분치 않은 상태에서 등을 말고 팔을 뻗어 억지로 발가락을 잡았기 때문에 목과 어깨 사이의 근육이 긴장하여^d 통증이 생길 수 있

다. 등이 말렸기 때문에 가로막^{Diaphragm}의 자연스러운 상하 운동 공간이 압박되면서 호흡이 짧고 빨라지며 긴장이 생긴다. 내부 장기 역시 압박되어 생리적 기능이 떨어진다.

2-2. 2-1보다 하체 뒤쪽의 유연성이 떨어진 상태를 보여준다. 부족한 유연성을 보상하기 위해 무릎은 구부리고[a] 발 날을 수직으로 세우지 못하고[b] 다리 전체를 외회전시켜[c] 긴장을 완화시킨 상태이다. 흉추 역시 과도하게 말려 있다[d]. 2-1에서 설명한 상태 대부분을 경험한다. 발

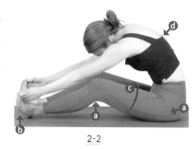

2-2

을 수직으로 세우지 못하고 앞쪽으로 뻗은 발바닥 굽힘$^{Plantar\ Flexion}$이 되는 이유는 종아리 근육이 긴장되었기 때문이다.

3. 핸즈온 방법

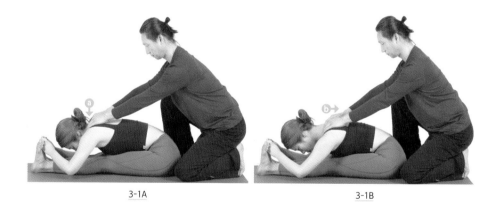

3-1A   3-1B

3-1. 지도자는 수련생의 뒤쪽에 앉아 수련생의 목과 어깨의 긴장을 풀 수 있는 핸즈온 방법을 제시한 것이다. 3-1A와 같이 지도자는 양손을 수련생의 긴장된 목과 어깨를 연결하는 부위에 댄다[a]. 3-1B와 같이 양손을 아래로 당겨[b] 목과 어깨를 연결하는 근육들을 이완시킨다.

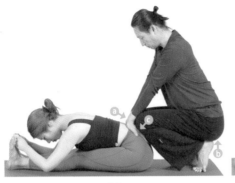
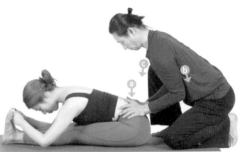

3-2   3-3

3-2. 지도자는 수련생의 뒤쪽에 앉아 양손을 수련생의 골반 상부에 대고[a] 뒤꿈치를 들어[b] 지도자의 체중을 무릎으로 전이시켜[c] 그 힘으로 수련생의 하체 뒤쪽 근육들을 이완하는 핸즈온 방법을 제시한 것이다. 지도자의 손의 위치가 수련생의 골반 상부가 아니고 어깨나 흉추에 위치한 상태에서 전굴을 깊게 하기 위해 상체를 누르면 요추에 부상을 유발할 수 있으므로 주의한다.

3-3. 지도자는 수련생의 뒤쪽에서 한 다리는 무릎을 바닥에 대고 다른 한 다리는 무릎을 세운 상태에서 양손을 수련생의 골반 상부에 대고[a] 양팔을 몸통에 밀착하고[b] 지도자의 체중을 앞쪽으로 전이시켜[c] 그 힘으로 수련생의 하체 뒤쪽 근육들을 이완하는 핸즈온 방법을 제시한 것이다.

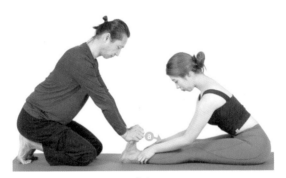

3-4

3-4. 지도자는 수련생의 앞쪽에서 무릎을 바닥에 대고 양손으로 수련생의 발바닥을 잡고 뒤로 밀어[a] 수련생의 종아리 근육을 이완시키는 핸즈온 방법을 제시한 것이다.

3-5. 지도자는 수련생의 앞쪽에서 수련생의 양손을 잡고 지도자의 무게중심을 뒤쪽으로 던져 수련생의 척추를 신장시켜 척추 중립을 유지하면서 고관절을 축으로 상체를 앞으

로 기울여 하체 뒤쪽의 유연성을 향상
시키는 핸즈온 방법을 제시한 것이다.

3-5A는 지도자는 수련생의 앞쪽에
서서 수련생의 양손을 잡고[a] 지도자
의 무게중심을 뒤쪽으로 던져[b] 수련
생의 척추를 신장시켜 척추 중립을
유지하면서[c] 하체 뒤쪽의 유연성을
향상시키는 방법을 제시한 것이다.

3-5B는 지도자는 수련생의 앞쪽에서
팔을 구부려 팔꿈치를 허벅지에 두고[a]
수련생의 손목을 잡고 당기면서[b] 수련
생의 척추를 신장시켜 척추 중립을 유
지하면서[c] 하체 뒤쪽의 유연성을 향상
시키는 방법을 제시한 것이다. 공간적
문제나 더 강한 자극을 가할 목적으
로 지도자가 팔을 구부려야 할 경우라
면 팔꿈치를 신체 부위에 밀착시켜 안
정성을 확보해야 한다.

3-5C는 지도자는 수련생의 앞쪽에 앉
아 무릎을 구부려 발바닥으로 수련생의
발바닥을 밀어[a] 종아리 근육을 이완시키
고 양손으로 수련생의 손목을 잡아 당
기면서[b] 수련생의 척추를 신장시켜 척추
중립을 유지하면서[c] 하체 뒤쪽의 유연성
을 향상시키는 방법을 제시한 것이다. 지
도자는 팔을 구부리지 않고 팔을 펴야
하는데 이는 만일 지도자가 팔을 구부

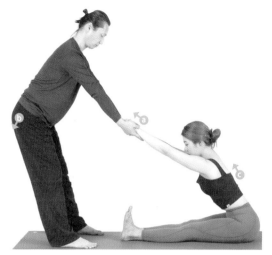

3-5A

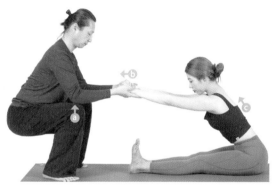

3-5B

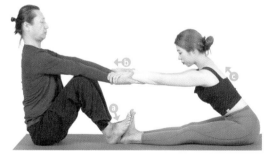

3-5C

려 수련생의 손을 잡아당기면 지도자의 팔 근육에 피로가 누적되어 핸즈온이 불안정해지기
때문이다. 또한, 지도자의 앉은 자세 역시 척추 중립을 유지해야 무게중심을 뒤로 던질 때
지도자의 신체에 무리를 가하지 않고 핸즈온의 효과를 극대화시킬 수 있다.

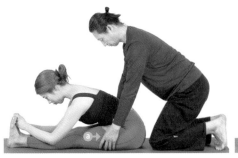

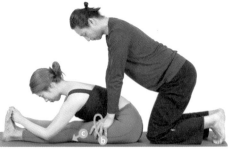

3-6A

3-6B

3-6. 수련생의 허벅지를 내회전^{Internal Rotation}시키면서 하체 뒤쪽을 이완시키는 핸즈온 방법을 제시한 것이다. 수련생의 허벅지를 내회전시키는 이유는 유연성이 부족할 때는 자연스럽게 다리가 외회전되면서 효율적인 전굴이 되지 않기 때문이다.

3-6A와 같이 양손으로 수련생의 허벅지를 잡는다[a].

3-6B와 같이 허벅지를 잡은 양손을 내회전 시키고[b] 아래로 누르면서 앞쪽으로 밀어[c] 하체 뒤쪽을 더 깊게 이완시킨다.

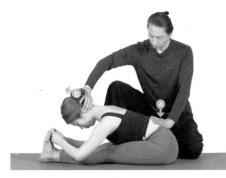

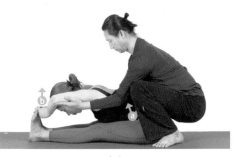

3-7

3-8

3-7. 지도자는 수련생의 뒤쪽에서 한 손은 골반에 대고[a] 다른 한 손은 뒤통수를 잡고 길게 늘여[b] 척추 중립을 유지하며 전굴하도록 핸즈온 하는 방법을 제시한 것이다.

3-8. 지도자는 수련생의 뒤쪽에서 허벅지로 수련생의 몸통을 조여 자세를 안정시키고[a] 양손으로 수련생의 팔꿈치를 잡고 위쪽으로 당겨[b] 가슴을 열고 척추 중립을 유지하면서 전굴하도록 핸즈온 하는 방법을 제시한 것이다.

3-9. 수련생의 등이 말려 척추 중립이 깨진 경우 핸즈온 하는 방법을 제시한 것이다.

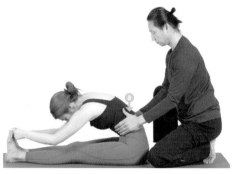

3-9A

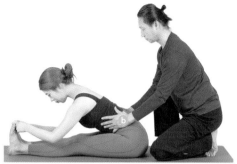

3-9B

3-9A와 같이 양손으로 수련생의 갈비와 등을 잡는다[a].

3-9B와 같이 구두로 척추를 펴도록 지도하고 고관절을 축으로 상체를 앞으로 아래로 밀어[b] 하체 뒤쪽을 더 깊게 이완시킨다.

3-10. 수련생이 전굴을 깊게 할 수 있도록 지도자는 볼스터를 사이에 두고 상체의 체중을 전이시키고[a] 양손으로 수련생의 발바닥을 잡아 당기면서[b] 하체 뒤쪽을 깊게 이완시키는 핸즈온 방법을 제시한 것이다. 강력한 전굴 자세이므로 수련생의 유연성을 고려하여 자극의 강도를 조절해야 한다.

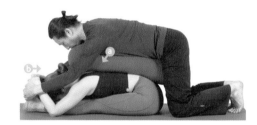

3-10

3-11. 유연성이 부족한 수련생의 경우 스트랩을 통해 유연성을 보상하고[a] 지도자는 스트랩의 반대편을 잡고 지도자의 무게중심을 뒤쪽으로 던져[b] 수련생의 척추를 신장시켜 척추 중립을 유지하면서[c] 하체 뒤쪽의 유연성을 향상시키는 핸즈온 방법을 제시한 것이다.

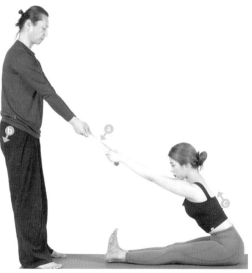

3-11

뿌르바타나사나

(Purvottanasana)

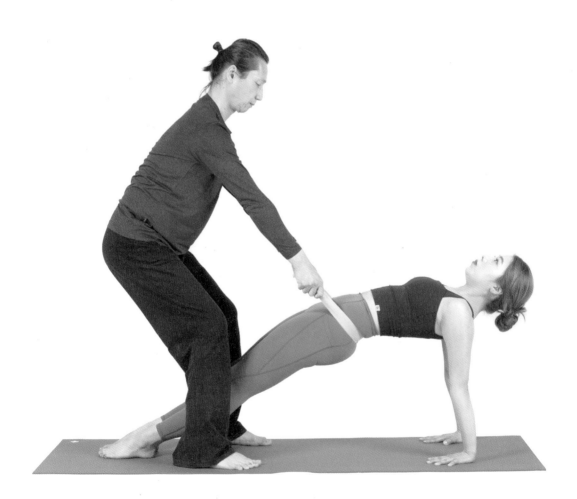

요가 핸즈온

1. 정렬 상태의 뿌르바타나사나

뿌르바타나사나는 빠스치마타나사나와 대
응되는 아사나이다. 빠스치마타나사나는
강한 전굴$^{Forward\ Bending}$로 신체 앞쪽은
수축하고 뒤쪽은 이완하는데 뿌르바타나
사나는 이와는 반대로 강한 후굴^{Backward}
^{Bending}로 신체 앞쪽은 이완하고 뒤쪽은

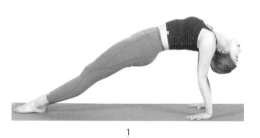

1

강화하는 아사나이다. 신체의 움직임과 균형 상태를 결정하는 근육들이 적절하게 길항
작용^{Antagonism}을 할 때 몸은 건강한 균형을 유지할 수 있다. 따라서 뿌르바타나사나를
자연스럽게 수행하기 위해서는 신체 앞쪽의 이완과 뒤쪽의 강화가 필수이다.

뿌르바타나사나를 수행할 때 목의 자세는 턱을 당겨 머리를 가슴 쪽으로 당기거나 고개
를 뒤로 떨궈 목 앞쪽 근육을 이완하는 것 중 선택할 수 있다. 고개를 앞쪽, 수평, 뒤
쪽으로 두는 것을 결정하는 것은 전적으로 목과 어깨 주변 근육의 긴장, 이완 상태에
달려 있다. 따라서 자신에게 가장 편안한 상태로 목 자세를 유지하기를 권한다.

2. 정렬 상태를 벗어난 뿌르바타나사나

2-1.   손목이 어깨보다 뒤쪽에 위치하여 어깨와 손목의 위치가 수직이 아니고[a] 발은 수
       직을 유지하지 못하고 반쯤 외회전되어 있는 상태[b]를 보여준다. 손목이 어깨보다
       뒤쪽에 위치하면 손가락과 손목을 굽히는 근육들이 강력하게 이완되기 때문에

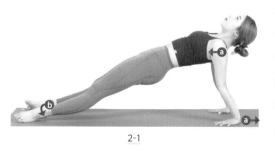

2-1

통증이 생기기 쉽다. 물론 손목의 유
연성에 따라 문제가 되지 않을 수도
있지만, 보편적인 몸 상태를 기준으로
바른 정렬을 판단하는 것을 제안한다.
발의 상태는 신체 앞쪽의 근육들이
충분히 이완되지 않고 신체 뒤쪽의
근육들은 충분히 강화되지 않은 것

을 보상할 때 나타나는 정렬이다. 신체 앞쪽의 근육들이 충분히 이완되지 않으면 강력한 신장근육[Extensor]인 큰볼기근[Gluteus Maximus]이 수축할 때 저항하는 힘이 커진다. 큰볼기근은 신체 앞쪽 근육의 저항과 중력을 거슬러 몸을 들어 올려야 하는데 이때 다리를 외회전하여 큰볼기근이 수축하기 쉬운 환경을 만들기 위해 다리가 벌어지고 발날로 바닥을 딛게 된다.

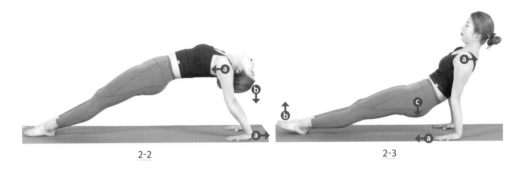

2-2   2-3

2-2. 손목이 어깨보다 뒤쪽에 위치하여 어깨와 손목의 위치가 수직이 아니다[a]. 목 상태에 따라서는 고개를 과도하게 뒤로 젖히면[b] 통증이 생길 수도 있으므로 주의하는 것이 좋다. 손목이 어깨보다 뒤쪽에 위치하면 손가락과 손목을 굽히는 근육들이 강력하게 이완되기 때문에 통증이 생기기 쉽다. 물론 손목의 유연성에 따라 문제가 되지 않을 수도 있다.

2-3. 어깨와 손목의 위치가 수직이 아니고 손목이 어깨보다 앞쪽에 위치하고[a] 발바닥 바닥에 닿지 못하여 떠 있고[b] 엉덩이가 처진[c] 상태를 보여준다. 이는 신체 앞쪽의 근육들이 충분히 이완되지 않아 저항으로 작용하고 신체 뒤쪽의 근육들은 충분히 강화되지 않아 들어 올리는 힘이 부족할 때 이를 보상하기 위해 손목을 어깨보다 앞쪽으로 짚어서 들어 올려야 하는 신체 하중을 줄인 것이다. 강력한 신장근육[Extensor]인 큰볼기근[Gluteus Maximus]이 충분히 힘을 발휘하지 못하기 때문에 엉덩이는 처진다. 경우에 따라서는 상체의 가슴근들[Pectoral Muscles]이나 어깨세모근의 앞줄기[Anterior Fiber of Deltoid]가 충분히 이완되지 않아 저항이 생기는 것을 피하기 위해 서일 수도 있다.

3. 핸즈온 방법

뿌르바타나사나 핸즈온은 다른 아사나의 핸즈온과 비교해서 지도자가 근력을 좀 더 적극적으로 사용해야 한다.

핸즈온은 기본적으로 지도자의 근력을 이용하여 자세교정을 돕기보다는 아사나의 느낌을 일깨우고 수련생 스스로 그 느낌을 찾아갈 수 있도록 돕는 과정이지만 수련생의 근력이 부족하거나 힘쓰는 방법을 알지 못하면 지도자의 근력을 이용해서 느낌을 일깨워줘야 한다. 이때 지도자는 자신의 무게중심과 정렬이 깨지지 않도록 주의해야 한다. 지도자의 무게중심과 정렬이 깨진 상태에서 근력을 사용하여 핸즈온 하면 부상으로 이어질 위험이 있다.

일반적으로 핸즈온 시 지도자는 근력을 사용하기보다는 체중과 각도를 이용하여 지도자의 근력 사용을 최소화하는 것이 바람직하다. 즉 지도자의 무게중심을 이용하면 근력을 덜 사용하고도 핸즈온의 효과를 줄 수 있다.

3-1. 수련생의 다리를 내회전시키는 핸즈온 방법을 제시한 것이다.

3-1A와 같이 지도자는 수련생의 앞쪽에 앉아 외회전된 수련생의 정강이를 잡는다[a]. 3-1B와 같이 외회전된 다리를 내회전시킨다[b].

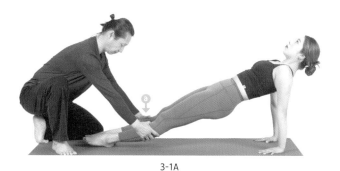

3-1A

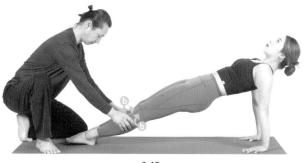

3-1B

다리를 내회전시키는 것과 몸을 위쪽으로 들어 올리는 것 사이에는 해부학적인 역설이 있다. 다리를 내회전시키면 모음근이 작용하고 외회전시키면 회전근[6 Rotators]과 큰볼기근이 주로 작용하는데 큰볼기근은 가장 강력한 신장근육이다. 즉 골반을 위로 끌어올리는데 가장 주된 역할을 한다. 따라서 다리를 내회전시키면 큰볼기근을 약화시키기 때문에 등 근육이나 팔과 어깨 근육 등이 더 많은 역할을 해야 한다. 쉽게 설명하면 수월하게 골반을 위로 끌어올리려면 다리를 외회전되게 두고 더 어렵게 끌어올리려면 내회전시킬 필요가 있다. 내회전시킬 때 비로소 발바닥을 바닥에 밀착시킬 수 있다. 그만큼 아사나의 난이도가 올라가는 셈이다.

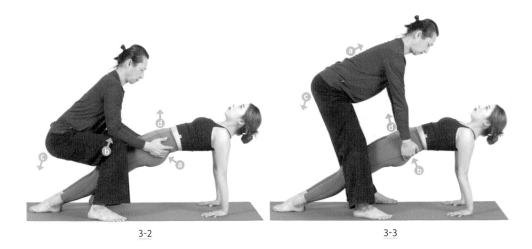

3-2   3-3

3-2. 지도자는 수련생의 다리 쪽에서 자세를 낮추고 양손으로 수련생의 골반을 잡고[a] 팔꿈치는 허벅지에 댄[b] 상태에서 지도자의 무게중심을 뒤쪽으로 무너뜨려[c] 수련생이 골반을 더 들어 올릴[d] 수 있는 핸즈온 방법을 제시한 것이다.

3-3. 지도자는 수련생의 다리 바깥에 서서 척추 중립을 유지한 상태[a]에서 양손으로 수련생의 골반을 잡고[b] 지도자의 무게중심을 뒤쪽으로 무너뜨려[c] 수련생이 골반을 더 들어 올릴[d] 수 있는 핸즈온 방법을 제시한 것이다. 지도자의 자세가 척추 중립이 깨지면 지도자의 허리에 부상이 발생할 수 있으므로 필요하다면 무릎을 구부려 지도자의 자세를 낮춘다.

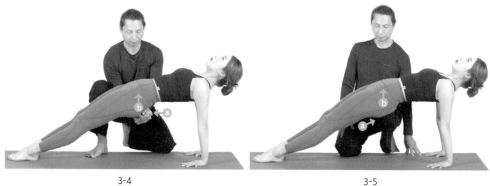

| 3-4 | 3-5 |

3-4. 지도자는 수련생의 측면에 무릎을 대고 앉아 양손을 모아 수련생의 엉덩이를 받쳐[a] 위로 들어 올려[b] 수련생이 골반을 더 들어 올릴 수 있는 핸즈온 방법을 제시한 것이다. 지도자의 자세가 척추 중립이 깨지면 지도자의 허리에 부상이 발생할 수 있으므로 주의한다.

3-5. 지도자는 수련생의 측면에 무릎을 대고 앉아 세운 무릎으로 수련생의 엉덩이를 받치고[a] 뒤꿈치를 들어 수련생의 골반을 위로 밀어 올려[b] 수련생이 골반을 더 들어 올릴 수 있는 핸즈온 방법을 제시한 것이다. 지도자의 자세가 척추 중립이 깨지면 지도자의 허리에 부상이 발생할 수 있으므로 주의한다.

3-6. 스트랩을 이용하여 수련생이 골반을 더 들어 올릴 수 있는 핸즈온 방법을 제시한 것이다. 지도자는 수련생의 앞쪽 무릎 가까이 서서[a] 스트랩으로 골반을 감싸고[b] 자세를 낮춰 척추 중립을 유지한 상태에서[c] 무게중심을 뒤로 던져[d] 수련생이 골반을 더 들어 올릴 수 있도록 핸즈온 한다. 수련생이 다리를 뻗지 않고 무릎을 세워 뿌르바타나사나를 할 때의 핸즈온이다.

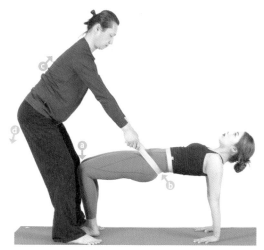

3-6

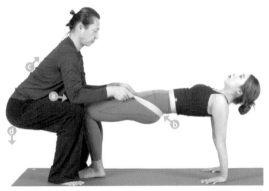

3-7

3-7. 스트랩을 이용하여 수련생이 골반을 더 들어 올릴 수 있는 핸즈온 방법을 제시
한 것이다. 지도자는 수련생의 앞쪽 무릎 가까이에서 팔꿈치를 허벅지에 두고[a]
스트랩으로 골반을 감싸고[b] 자세를 낮춰 척추 중립을 유지한 상태에서[c] 무게중심
을 뒤로 던져[d] 수련생이 골반을 더 들어 올릴 수 있도록 핸즈온 한다. 수련생이
다리를 뻗지 않고 무릎을 세워 뿌르바타나사나를 할 때의 핸즈온이다.

3-8. 스트랩을 이용하여 수련생이 골반을 더 들어 올릴 수 있는 핸즈온 방법을 제시한
것이다. 지도자는 수련생의 정강이 좌우 바깥 측면에 서서[a] 스트랩으로 골반을 감
싸고[b] 자세를 낮춰 척추 중립을 유지한 상태에서[c] 무게중심을 뒤로 던져[d] 수련생
이 골반을 더 들어 올릴 수 있도록 핸즈온 한다. 수련생이 다리를 완전히 뻗은
상태로 뿌르바타나사나를 할 때의 핸즈온이다.

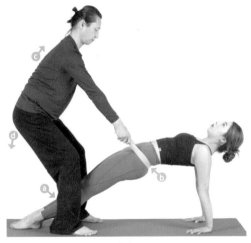

3-8

요가 핸즈온

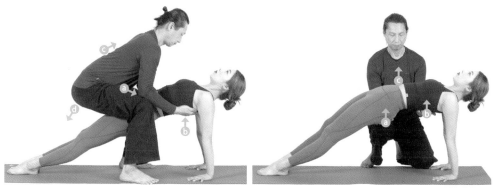

3-9   3-10

3-9. 지도자는 수련생의 골반 좌우 바깥 측면에서 자세를 낮추고 양 팔꿈치를 허벅지에 두고[a] 양손은 수련생의 어깨뼈를 받친 상태에서[b] 척추 중립을 유지하며[c] 무게중심을 뒤로 던져[d] 수련생이 골반을 더 들어 올릴 수 있도록 핸즈온 하는 방법을 제시한 것이다.

3-10. 지도자는 수련생의 측면에서 자세를 낮추고 한 손은 엉덩이를 받치고[a] 다른 한 손은 등을 받쳐[b] 위로 들어 올리며[c] 수련생이 골반을 더 들어 올릴 수 있도록 핸즈온 하는 방법을 제시한 것이다.

3-11. 지도자는 수련생의 머리 뒤쪽에서 자세를 낮추고 앉아 양 팔꿈치를 허벅지에 두고[a] 양손은 수련생의 어깨뼈를 받친 상태에서[b] 척추 중립을 유지하며[c] 무게중심을 뒤로 던져[d] 수련생이 골반을 더 들어 올릴 수 있도록 핸즈온 하는 방법을 제시한 것이다.

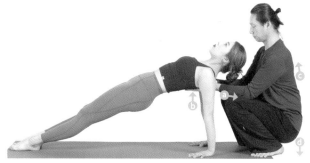

3-11

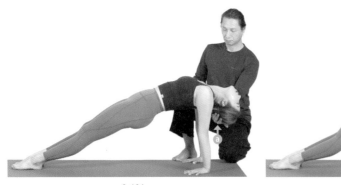

3-12A

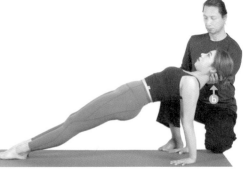

3-12B

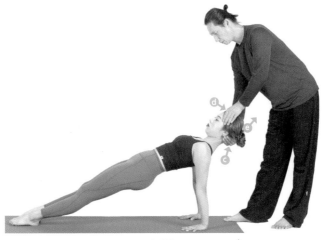

3-12C

3-12. 목이 불편하지 않도록 핸즈온 하는 방법을 제시한 것이다.

3-12A와 같이 지도자는 수련생의 머리 쪽에서 자세를 낮추고 목이 과도하게 꺾여 긴장된 뒤통수와 목을 손으로 받친다[a].

3-12B와 같이 머리를 들어 올려[b] 뒷목이 길어지게 만들어 긴장을 완화한다.

3-12C와 같이 지도자는 수련생의 머리 쪽에 서서 한 손은 뒤통수 뼈와 목을 감싸고[c] 다른 한 손은 이마에 대서 머리를 안정시키고[d] 들어 올리며 당겨[e] 뒷목이 길어지게 만들어 긴장을 완화한다.

목을 뒤로 꺾어 넘기든 턱을 당겨 뒷목을 길게 늘이든 어떤 자세가 절대적으로 좋거나 나쁜 것은 아니다. 개인의 목 상태에 따라 목을 뒤로 꺾어 넘겼을 때 통증이 생기거나 불편함이 생기는 경우에는 턱을 가슴 쪽으로 당겨 목의 부담을 줄이는 것이 좋다.

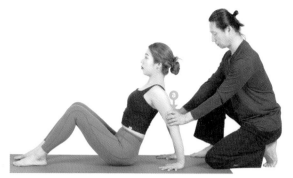
3-13A

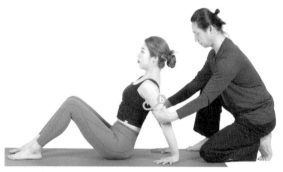
3-13B

3-13. 팔을 내회전하도록 핸즈온 하는 방법을 제시한 것이다.

　　3-13A와 같이 지도자는 수련생의 뒤쪽에서 양팔을 잡는다[a].

　　3-13B와 같이 수련생의 양팔을 내회전시킨다[b].

　　팔을 내회전시키는 이유는 신체의 하중을 손바닥 전체에 고루 분산시키기 위해서
이다. 의식하지 않으면 새끼 손바닥 두덩 쪽으로 하중이 편중되는데 이때는 팔꿈
치가 과도하게 신장되어 팔꿈치 관절에 무리가 되기 쉽다. 실제 수련에서는 엄지
손바닥 두덩 쪽으로 하중을 싣는다는 느낌으로 한다.

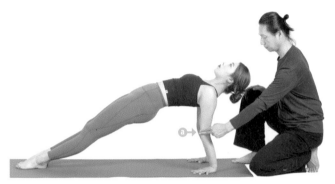

3-14A

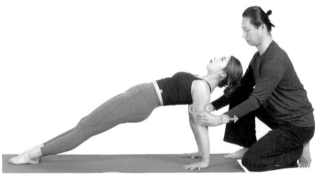

3-14B

3-14. 과도하게 신장된 팔꿈치의 긴장을 완화시키도록 핸즈온 하는 방법을 제시한 것이다.

3-14A와 같이 지도자는 수련생의 머리 쪽에서 과도하게 신장된 팔꿈치에 손을 대서 수련생에게 인지시킨다[a].

3-14B와 같이 수련생의 양팔을 잡고 뒤로 살짝 당기면서[b] 약간 내회전시켜[c] 과도한 신장을 완화시킨다.

팔을 내회전시키는 이유는 신체의 하중을 손바닥 전체에 고루 분산시키기 위해서이다. 의식하지 않으면 새끼 손바닥 두덩 쪽으로 하중이 편중되는데 이때는 팔꿈치가 과도하게 신장되어 팔꿈치 관절에 무리가 되기 쉽다. 실제 수련에서는 엄지 손바닥 두덩 쪽으로 하중을 싣는다는 느낌으로 한다.

아르다 받다 빠드마 빠스치마타나사나

(Ardha Baddha Padma Paschimottanasana)

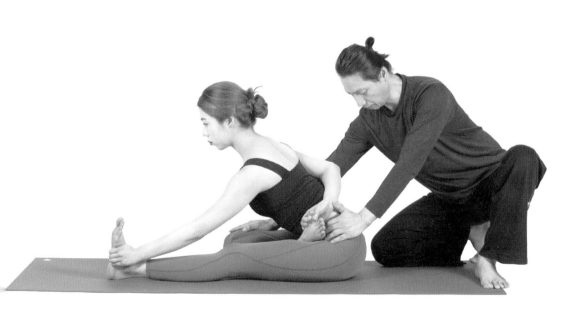

1. 정렬 상태의 아르다 받다 빠드마 빠스치마타나사나

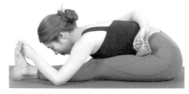

1

아르다 받다 빠드마 빠스치마타나사나는 기본적으로는 깊은 전굴 자세이기 때문에 하체 뒤쪽이 충분히 이완되어야 하고, 추가로 팔과 다리의 유연성이 갖추어져야 자연스럽게 아사나를 수행할 수 있다. 팔을 등 뒤로 돌려 반대편 허벅지 위의 엄지발가락을 잡기 위해서는 가슴과 팔 및 어깨가 충분히 이완되어야 한다. 또한, 다리를 접은 후 발등을 반대편 허벅지 깊이 서혜부^{Groin Region}에 올린 상태에서도 무릎이 뜨지 않기 위해서는 접은 다리의 앞쪽 근육이 충분히 이완되어야 한다. 위의 조건들이 충분히 갖춰졌을 때 골반과 어깨의 정렬이 깨지지 않은 상태에서 아사나를 수행할 수 있다.

2. 정렬 상태를 벗어난 아르다 받다 빠드마 빠스치마타나사나

유연성이 충분하지 않은 상태에서 아사나를 하면 몸의 긴장을 보상하기 위해 정렬이 깨지면서 운동목적에서 벗어나게 된다.

2-1. 유연성이 충분치 않은 상태에서 무리해서 등 뒤로 팔을 감아 접은 다리의 엄지발가락을 잡으려고 했으나 발가락을 잡을 수 없고[a] 유연성의 허용치보다 깊은 전굴을 하였기 때문에 이를 보상하기 위해 등이 말려[b] 정렬이 깨지고 하체는 다리가 외회전되면서[c] 발을 수직으로 세우지 못한[d] 상태를 보여준다.

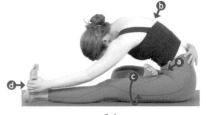

2-1

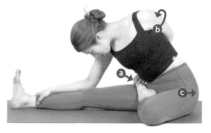

2-2

2-2. 유연성이 충분치 않은 상태에서 무리해서 등 뒤로 팔을 감아 접은 다리의 엄지발
가락을 잡고ª 깊은 전굴을 하였기 때문에 등 뒤로 감은 팔쪽 가슴을 바깥쪽으로
열고ᵇ 골반도 접은 다리 쪽을 뒤로 빼ᶜ 정렬이 깨지면서 부족한 유연성을 보상한
상태를 보여준다.

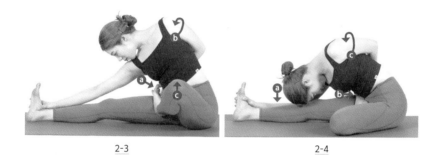

2-3   2-4

2-3. 유연성이 충분치 않은 상태에서 무리해서 등 뒤로 팔을 감아 접은 다리의 엄지발
가락을 잡았을 때ª 상·하체의 부족한 유연성을 보상하기 위해 상체는 어깨가 바깥
으로 열리고ᵇ 하체는 접은 다리 쪽 무릎이 바닥에서 들리게 만들어ᶜ 정렬이 깨지
면서 부족한 유연성을 보상한 상태를 보여준다.

2-4. 유연성이 나쁘지는 않으나 고개를 떨궈ª 하체 뒤쪽의 유연성을 떨어뜨렸기 때문
에 이를 보상하기 위해 배와 허벅지 사이가 밀착되지 못하고ᵇ 상체는 어깨가 바깥
으로 열려ᶜ 정렬이 깨진 상태를 보여준다. 해부학적으로 긴장을 줄일 수 있는 대
안 자세는 뒤통수-척추-골반을 일직선으로 만들고 고관절을 축으로 전굴하여 먼
저 배와 허벅지가 밀착되게 만들고 다음으로 가능하다면 가슴과 허벅지가 밀착되
게 만들어 하체 뒤쪽을 좀 더 깊게 이완시키는 것이다.

3. 핸즈온 방법

3-1. 지도자는 수련생의 앞쪽에 앉아 수련생의
양어깨 정렬을 맞추는 핸즈온 방법을 제시
한 것이다.

3-1A와 같이 지도자는 양손을 수련생의 정
렬이 깨진 어깨를 잡는다[a].

3-1B와 같이 가슴이 측면으로 열린 어깨를
낮춰 수평으로 맞춘다[b].

뻗은 다리의 유연성이 충분치 않거나 등 뒤
로 감은 팔과 어깨의 유연성이 충분치 않으
면 등 뒤로 감은 쪽 가슴이 열리면서 정렬
이 깨진다. 유연성이 충분한데 정렬이 깨진
경우는 핸즈온을 통해 정렬을 맞추도록 안
내하고 유연성이 충분치 않아 정렬이 깨진
상태라면 등 뒤로 감은 팔의 손이 엄지발가
락을 잡지 않고 놓도록 안내한다. 목과 어깨
도 멀어지도록 한다.

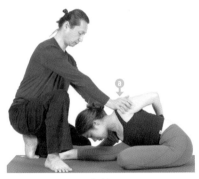

3-1A

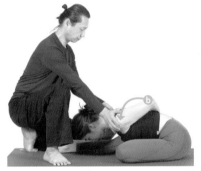

3-1B

3-2. 지도자는 수련생의 접은 다리 쪽에 앉아 정렬이 깨진 수련생의 무릎과 어깨 정렬
을 맞추는 핸즈온 방법을 제시한 것이다.

3-2A와 같이 지도자는 한 손은 수련생의 골반에 대고[a] 다른 한 손은 수련생의
들린 무릎에 댄다[b].

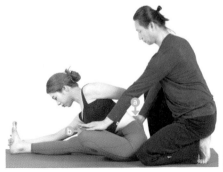

3-2A

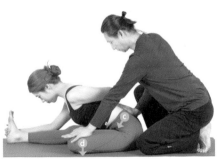

3-2B

요가 핸즈온

3-2B와 같이 골반을 아래로 앞으로 누르고[c] 무릎을 낮춰[d] 무릎과 어깨의 정렬을 맞춘다.

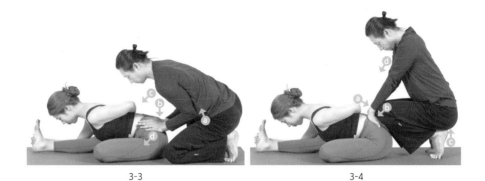

3-3   3-4

3-3. 지도자는 수련생의 뒤쪽에서 자세를 낮추고 양 팔꿈치를 몸통에 붙인 상태에서[a] 양 손을 수련생의 골반에 대고[b] 지도자의 무게중심을 앞쪽으로 무너뜨려[c] 골반을 앞 으로 아래로 밀어[d] 수련생의 하체 뒤쪽 근육이 이완될 수 있도록 돕는 방법을 제 시한 것이다.

3-4. 지도자는 수련생의 뒤쪽에서 양손을 손가락을 아래로 하여 수련생의 골반에 대고[a] 지도자의 무릎을 자신의 손등에 대고[b] 뒤꿈치를 들어 올리면서[c] 무게중심을 앞쪽 으로 무너뜨려[d] 수련생의 하체 뒤쪽 근육이 이완될 수 있도록 돕는 방법을 제시한 것이다. 뒤꿈치를 들어 올리면 지도자의 신체 하중을 수련생의 몸으로 전이시키기 쉽다. 이렇게 전이된 힘은 수련생의 하체 뒤편을 이완시키는 힘으로 작용한다.

3-5. 지도자는 수련생의 뒤쪽에 앉아 수련생의 양어깨 정렬을 맞추는 핸즈온 방법을 제 시한 것이다.

3-5A와 같이 지도자는 양손을 수련 생의 정렬이 깨진 어깨를 잡는다[a].

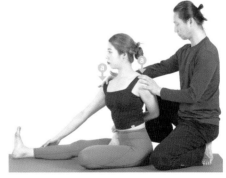

3-5A

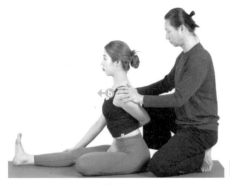

3-5B

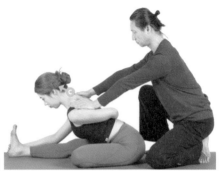

3-5C

3-5B와 같이 측면으로 열린 어깨를 밀어 수평을 맞춘다[b].

3-5C와 같이 양어깨의 정렬을 맞춘 상태에서 척추 중립을 유지하도록 몸을 앞으로 위로 밀어[c] 전굴케 한다.

뻗은 다리의 유연성이 충분치 않거나 등 뒤로 감은 팔과 어깨의 유연성이 충분치 않으면 등 뒤로 감은 쪽 가슴이 열리면서 정렬이 깨진다. 유연성이 충분한데 정렬이 깨진 경우는 핸즈온을 통해 정렬을 맞추도록 안내하고 유연성이 충분치 않아 정렬이 깨진 상태라면 등 뒤로 감은 팔의 손이 엄지발가락을 잡지 않고 놓도록 안내한다.

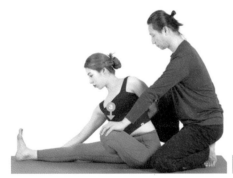

3-6A

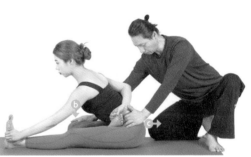

3-6B

3-6. 지도자는 수련생의 뒤쪽에 앉아 수련생의 어깨, 무릎 및 골반의 정렬을 맞추는 핸즈온 방법을 제시한 것이다.

3-6A와 같이 지도자의 손을 수련생의 들린 무릎에 두고 아래로 눌러[a] 정렬을 맞춘다.

3-6B와 같이 무릎을 눌러[b] 낮추고 뻗은 다리 쪽 골반을 뒤로 당겨[c] 정렬을 맞춘다.

뻗은 다리의 유연성이 충분치 않거나 등 뒤로 감은 팔과 어깨의 유연성이 충분치 않으면 등 뒤로 감은 쪽 가슴이 열리면서 골반과 어깨의 정렬이 깨진다. 유연성이 충분한데 정렬이 깨진 경우는 핸즈온을 통해 정렬을 맞추도록 안내하고 유연성이 충분치 않아 정렬이 깨진 상태라면 등 뒤로 감은 팔의 손이 엄지발가락을 잡지 않고 놓도록 안내한다. 목과 어깨도 멀어지도록 한다.

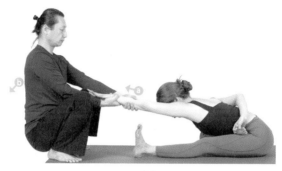

3-7

3-7. 지도자는 수련생의 앞쪽에서 수련생의 한쪽 팔을 잡고 당기면서[a] 지도자의 무게중심을 뒤로 넘겨[b] 수련생이 더 깊게 전굴하도록 돕는 핸즈온 방법을 제시한 것이다.

뜨리앙 묵카 이카 빠다
빠스치마타나사나
(Triang Mukha Eka Pada Paschimottanasana)

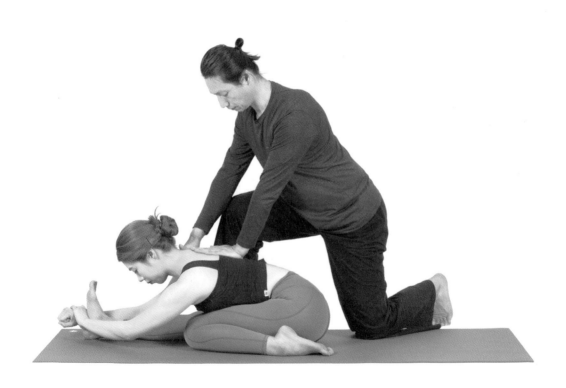

1. 정렬 상태의 뜨리앙 묵카 이카 빠다 빠스치마타나사나

뜨리앙 묵카 이카 빠다 빠스치마타나사나는 한
다리는 뻗고 다른 한 다리는 뒤로 접은 상태에
서 전굴하는 자세이기 때문에 기본적으로 좌우
비대칭을 태생적으로 안고 있는 아사나이다. 다
리를 뒤로 접은 쪽은 유연성이 탁월하지 않는

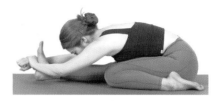

1

한 골반이 높아지고 체중은 다리를 앞으로 뻗은 쪽으로 기운다. 따라서 다리를 뒤로 접
은 쪽과 앞으로 뻗은 쪽 좌골^{Ischium, 궁둥뼈}이 모두 바닥에 닿을 방법을 찾아야 정렬에 맞
는 아사나 수련이 가능하다.

추가로 한쪽 다리를 뻗는 자세의 특성상 주의를 기울이지 않으면 뻗은 다리 쪽 골반이
앞으로 나가면서 골반 정렬이 깨지는데 이와 더불어 좌우 높이의 차이까지 더해지면 연
쇄적으로 상체 전체의 정렬에 영향을 끼친다. 이런 점들을 주의하면서 시상면에서 볼 때
는 골반과 어깨가 수평으로 평행한 정렬을 이루고 관상면에서 볼 때는 척추 중립을 유
지하며 전굴해야 한다.

2. 정렬 상태를 벗어난 뜨리앙 묵카 이카 빠다 빠스치마타나사나

유연성이 충분하지 않은 상태에서 아사나를 하면 몸의 긴장을 보상하기 위해 정렬이 깨
지면서 운동목적에서 벗어나게 된다.

2-1. 앉은 상태를 시상면에서 본 모습으로 접은 다리의
하체 앞쪽의 유연성이 충분치 않은 상태에서 무릎을
접고 앉아 통증이 발생하는 것을 보상하기 위해 골
반이 들리고[a] 척추 중립이 깨져 상체가 비틀리며[b]
몸이 뻗은 다리 쪽으로 기운 상태[c]를 보여준다.

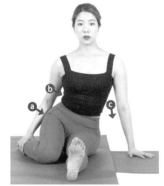

2-1

2-2. 앉은 상태를 관상면에서 본 모습으로 등이 말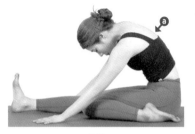
려 척추 중립이 깨진 상태[a]를 보여준다. 등이
말리는 원인은 다양하지만, 대개는 뻗은 다리
의 하체 뒤쪽이 긴장되었기 때문에 이를 보상
하기 위해서이다. 경우에 따라서는 접은 다리
의 하체 앞쪽의 유연성이 충분치 않은 상태에

2-2

서 무릎을 접고 앉아 통증이 발생할 때 이를 보상하기 위해서 등을 마는 경우도
있고 몸에 대한 알아차림이 약해져 등이 말리는 경우도 있다.

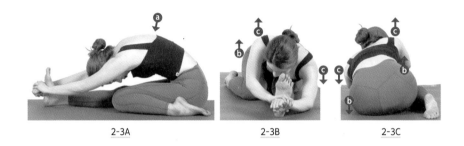

2-3A   2-3B   2-3C

2-3. 접은 다리의 하체 앞쪽의 유연성이 충분치 않은 상태에서 무릎을 접고 앉아 통증
이 발생하고 뻗은 다리의 하체 뒤쪽이 긴장된 상태에서 깊은 전굴을 시도하여 정
렬이 깨진 상태를 보여준다.

2-3A는 관상면에서 척추 정렬이 깨진 상태[a]를 보여준다.

2-3B는 앞쪽 시상면에서 정렬이 깨진 골반[b]과 어깨[c]의 상태를 보여준다.

2-3C는 뒤쪽 시상면에서 정렬이 깨진 골반[b]과 어깨[c]의 상태를 보여준다.

3. 핸즈온 방법

뜨리앙 묵카 이카 빠다 빠스치마타나사나에서 핸즈온 할 때는 수련생의 접은 무릎의 상
태를 주의 깊게 살펴 과도한 자극이 가해지지 않도록 해야 한다.

뒤로 접은 다리 쪽이 높아서 몸이 뻗은 다리 쪽으로 기울기 때문에 엉덩이를 들어 뻗은
다리 쪽으로 옮기고 체중을 접은 다리 쪽으로 기울여 준다.

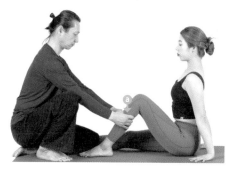
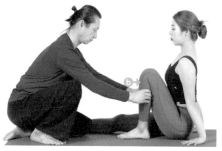

3-1A   3-1B

3-1. 종아리와 뒤넙다리근이 겹쳐져서 두꺼워짐으로써 하체 앞쪽 근육들과 무릎에 긴장
이 증가하는 것을 완화하기 위한 핸즈온 방법을 제시한 것이다. 3-1A와 같이 지
도자는 양손으로 수련생의 종아리를 잡고 좌우로 얇게 펼친다[a]. 3-1B와 같이 종
아리 근육들을 얇게 펼친 후 뒤넙다리근과 밀착할 수 있도록 민다[b]. 무릎을 꿇고
앉기 전에 위와 같이 종아리 근육들을 조치하면 하체 앞쪽의 긴장을 완화시킬 수
있다.

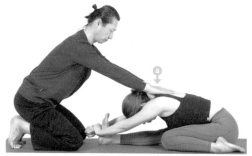
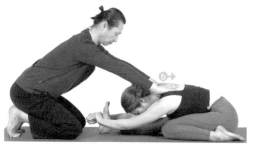

3-2A   3-2B

3-2. 지도자는 수련생의 앞쪽에서 수련생의 양어깨가 긴장하지 않도록 이완하는 핸즈온
방법을 제시한 것이다. 3-2A와 같이 머리와 어깨를 연결하는 긴장된 근육에 양
손을 댄다[a]. 3-2B와 같이 머리와 어깨를 연결하는 근육들을 뒤로 밀어[b] 이완시킨
다. 머리와 어깨를 연결하는 근육들은 다양하지만 주로 등세모근 윗줄기와 어깨올
림근이 경직된다.

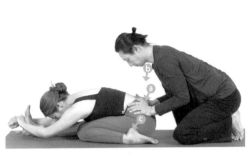

3-3

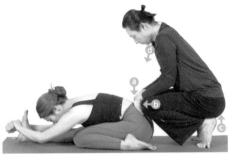

3-4

3-3. 전굴을 깊게 하는 핸즈온 방법을 제시한 것이다. 지도자는 수련생의 뒤쪽에서 자세를 낮추고 양손을 수련생의 골반에 대고[a] 지도자의 무게중심을 앞쪽으로 무너뜨려[b] 아래로 앞으로 밀면서[c] 수련생의 뻗은 다리의 하체 뒤쪽 근육이 이완될 수 있도록 돕는 방법을 제시한 것이다. 위팔을 몸에 밀착시키면 안정감을 키울 수 있다.

3-4. 전굴을 깊게 하는 핸즈온 방법을 제시한 것이다. 지도자는 수련생의 뒤쪽에서 양손을 손가락을 아래로 하여 수련생의 골반에 대고[a] 지도자의 무릎을 자신의 손등에 대고[b] 뒤꿈치를 들어 올리면서[c] 무게중심을 앞쪽으로 무너뜨려[d] 수련생의 하체 뒤쪽 근육이 이완될 수 있도록 돕는 방법을 제시한 것이다. 뒤꿈치를 들어 올리면 지도자의 신체 하중을 수련생의 몸으로 전이시키기 쉽다. 이렇게 전이된 힘은 수련생의 하체 뒤편을 이완시키는 힘으로 작용한다.

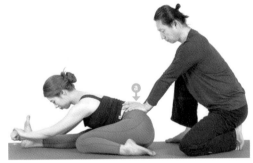

3-5A

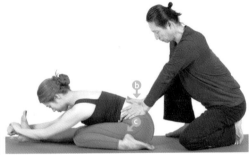

3-5B

3-5. 뒤로 접은 다리의 골반이 높아져 정렬이 깨질 때 골반 정렬을 맞추도록 핸즈온 하는 방법을 제시한 것이다.

3-5A와 같이 지도자는 수련생의 뒤쪽에 앉아 양손을 수련생의 골반에 댄다[a].

3-5B와 같이 뒤로 접은 다리의 높아진 골반 쪽으로 무게중심을 싣고[b] 앞으로 아래로 밀어[c] 골반 정렬을 맞춘다.

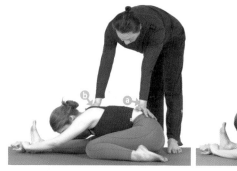
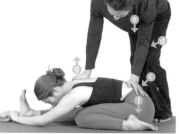

3-6A   3-6B

3-6. 뒤로 접은 다리의 골반이 높아져 어깨와 골반의 정렬이 깨질 때 정렬을 맞추도록 핸즈온 하는 방법을 제시한 것이다.

3-6A와 같이 지도자는 수련생의 뻗은 다리 쪽에서 한 손은 접은 다리 쪽 높아진 골반에 대고[a] 다른 한 손은 반대편 어깨를 잡는다[b].

3-6B와 같이 지도자는 수련생의 접은 다리의 높아진 골반을 짚은 손[c]의 팔꿈치를 허벅지로 밀면서[d] 무게중심을 이동시키고[e] 골반을 아래로 눌러[f] 골반 정렬을 맞추고 반대편 어깨를 잡은 손을 들어 올려[g] 어깨 정렬을 맞춘다.

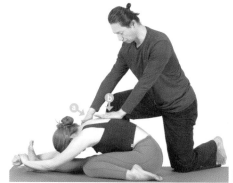
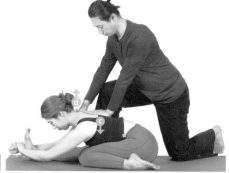

3-7A   3-7B

3-7. 등이 말려 척추 중립이 깨진 상태를 핸즈온 하는 방법을 제시한 것이다.

3-7A와 같이 지도자는 수련생의 뻗은 다리 쪽에서 한 손은 긴장된 머리와 어깨를 연결하는 근육을 잡고[a] 다른 한 손은 등이 말려 척추 중립이 깨진 흉추에 댄다[b].

3-7B와 같이 지도자는 흉추에 댄 손을 아래로 누르면서[c] 머리와 어깨를 연결하는 근육을 이완시키면서 들어 올려[d] 가슴을 열어 척추 중립을 유지하도록 만든다.

3-8. 등이 말려 척추 중립이 깨진 상태를
핸즈온 하는 방법을 제시한 것이다.
지도자는 수련생의 앞쪽에서 한 손은
수련생의 양팔을 감싸서 들어 올리면
서[a] 앞으로 당기고[b] 다른 한 손은 흉
추에 대서 아래로 눌러[c] 척추 중립을
유지하게 한다. 유연성이 충분치 않은

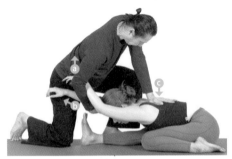

3-8

상태에서 전굴을 깊게 하면 등이 말리면서 척추 중립이 깨진다.

3-9. 유연성이 떨어져 등이 말린 상태
에서 전굴할 때 정렬을 맞추도
록 핸즈온 하는 방법을 제시한
것이다.

3-9A와 같이 지도자는 수련생
의 뒤쪽에서 양손으로 등이 말
려 후방경사Posterior Tilt된 골반 능
선을 잡는다[a].

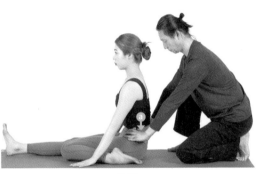

3-9A

3-9B와 같이 후방 경사된 골반을 앞으로 회전시켜[b] 척추 중립과 골반 중립 상태[c]
로 만든다.

3-9C와 같이 척추 중립과 골반 중립을 유지한 상태에서 고관절을 축으로 전굴하
게 만들고 골반을 양손으로 아래로 앞으로 눌러[d] 뻗은 다리는 하체 뒤쪽을, 접은
다리는 하체 앞쪽을 깊게 이완시킨다.

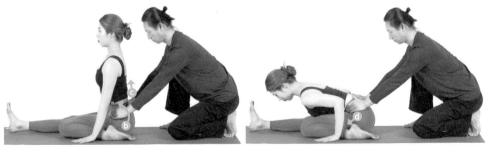

3-9B   3-9C

자누 시르사사나

(Janu Sirsasana)

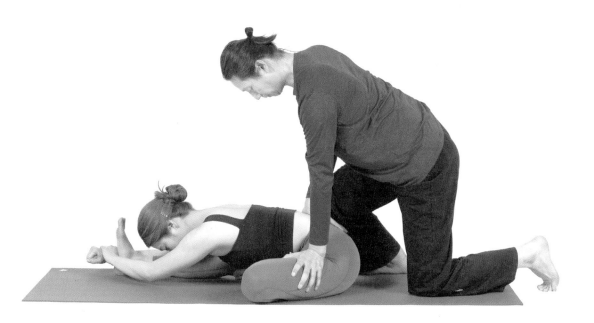

1. 정렬 상태의 자누 시르사사나

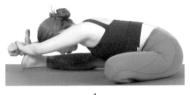

1

자누 시르사사나는 문자적으로는 무릎에 머리를 대는 자세이다. 무릎에 닿는 머리의 위치에 따라 상체의 정렬이 달라진다. 만일 턱을 무릎에 댄다면 척추 중립은 비교적 유지하기 쉽지만, 이마나 정수리를 무릎에 댄다면 등이 말리며 척추 중립은 깨질 것이다.

척추의 정렬에 따라 하체 뒤쪽 또는 등이 자극을 받는다. 따라서 운동의 축을 결정하기 전에 자누 시르사사나의 운동목적을 명확히 해야 한다. 이 책은 주로 해부학적 정렬에 초점을 맞추기 때문에 무릎에 턱이 닿는 방식을 추천하고 그에 따라 자세를 판단하기로 한다.

자누 시르사사나는 발 모양이 달라지는 3개의 변형자세가 있다. 발 모양이 달라지긴 하지만 큰 틀에서는 깊은 전굴이기 때문에 하나의 자세만 제시한다. 자누 시르사사나의 원형은 한 다리를 접어 반대편 허벅지 안쪽에 발바닥을 붙인 상태에서 머리를 뻗은 다리 무릎에 대는 자세이므로 상체는 살짝 비틀리게 된다. 이 역시 몸이 긴장하지 않는다면 위 방법대로 수행해도 되고 긴장한다면 골반과 어깨의 정렬을 직선으로 맞춰서 내려가도 된다.

손가락이 발가락이나 발을 잡은 상태에서 팔꿈치를 수평으로 벌리도록 지도하기도 하는데 이 책에서는 팔을 자연스럽게 떨어뜨려도 가슴을 확장하는 느낌을 유지한다면 오히려 어깨와 팔의 긴장을 줄일 수 있다고 판단하여 이와 같은 맥락으로 설명하기로 한다.

2. 정렬 상태를 벗어난 자누 시르사사나

2-1. 관상면에서 볼 때 등이 말려[a] 척추 중립이 깨지고 무릎이 들려 있는 상태[b]를 보여준다. 등이 말리면 요추에 과도한 자극이 가해지면서 통증이 발생하기 쉽고 장기가 압박되어 생리적 기능이 떨어지고 가로막의 움직임이 제한되어 호흡이 빠르고 짧아지며 호흡 횟수가 증가한다.

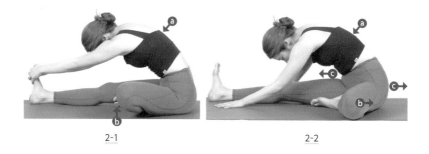

2-1　　　　　　　　　　　2-2

2-2. 관상면에서 볼 때 등이 말려ᵃ 척추 중립이 깨지고 접은 다리를 옆으로 열어ᵇ 골반 정렬이 깨진ᶜ 상태를 보여준다.

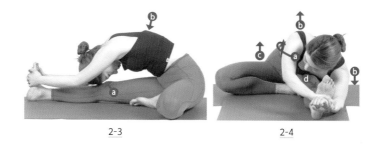

2-3　　　　　　　　　　　2-4

2-3. 자누 시르사사나의 문자적 의미에 충실한 아사나를 보여준다. 이마나 이마보다 위쪽인 정수리 방향을 무릎에 댈ᵃ 경우 신체 구조상 등을 말지 않을 수 없다ᵇ.

2-4. 시상면에서 볼 때 오른쪽 어깨가 밖으로 열려ᵃ 어깨ᵇ와 골반ᶜ의 정렬이 깨진 상태를 보여준다. 발날이 바깥으로 기운 상태ᵈ로 인해 무게중심도 뻗은 다리 쪽으로 넘어가 있다.

3. 핸즈온 방법

자누 시르사사나에서 핸즈온 할 때는 수련생의 접은 무릎의 상태를 주의 깊게 살펴 과도한 자극이 가해지지 않는 선에서 핸즈온 하고, 골반과 어깨의 정렬이 깨지지 않도록 해야 한다. 접은 다리는 외회전되도록 핸즈온 한다.

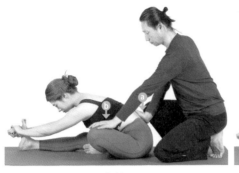

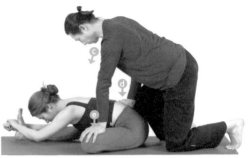

3-1A

3-1B

3-1. 지도자는 수련생의 뒤쪽에서 수련생의 접은 무릎이 들리지 않도록 누르고 다른 한 손은 반대편 골반을 눌러 정렬을 맞추는 핸즈온 방법을 제시한 것이다.

3-1A와 같이 한 손은 수련생의 골반에 대고[a] 다른 한 손은 들려진 무릎에 댄다[b].

3-1B와 같이 지도자의 체중을 앞으로 전이시키면서[c] 뻗은 다리 쪽 골반을 손과 무릎으로 아래로 앞으로 누르고[d] 다른 한 손은 들려진 무릎을 아래로 누른다[e].

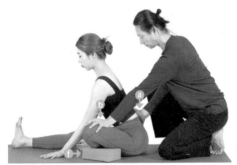

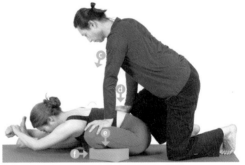

3-2A

3-2B

3-2. 지도자는 수련생의 뒤쪽에서 수련생의 접은 무릎의 유연성이 충분치 않아 들릴 때 부족한 유연성을 보상하기 위해 무릎 밑에 요가 블록을 받친 상태에서[f] 무릎이 들리지 않도록 누르고 다른 한 손은 반대편 골반을 눌러 정렬을 맞추는 핸즈온 방법을 제시한 것이다.

3-2A와 같이 한 손은 수련생의 골반에 대고[a] 다른 한 손은 들려진 무릎에 댄다[b].

3-2B와 같이 지도자의 체중을 앞으로 전이시키면서[c] 뻗은 다리 쪽 골반을 손과 무릎으로 아래로 앞으로 누르고[d] 다른 한 손은 들려진 무릎을 아래로 누른다[e].

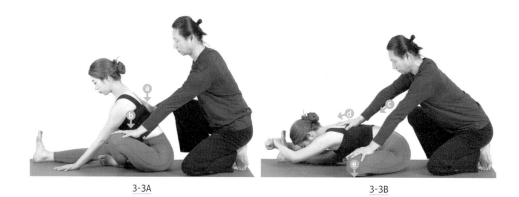

3-3A   3-3B

3-3. 지도자는 수련생의 뒤쪽에서 수련생의 접은 무릎이 들리지 않도록 누르고 다른
     한 손은 수련생의 척추를 위쪽으로 늘려 주면서 정렬을 맞추는 핸즈온 방법을
     제시한 것이다. 척추를 앞으로 늘려 주는 것이지 누르는 것이 아님을 주의한다.
     3-3A와 같이 한 손은 등에 대고[a] 다른 한 손은 들려진 무릎에 댄다[b].
     3-3B와 같이 지도자의 체중을 앞으로 전이시키면서[c] 수련생의 등을 앞으로 길게
     늘여[d] 척추 중립을 맞추고 무릎을 아래로 눌러[e] 골반 중립을 맞춘다.

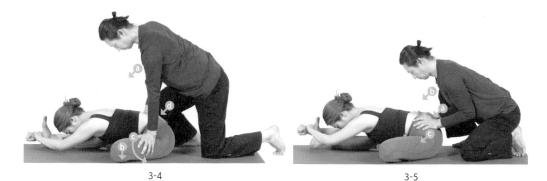

3-4   3-5

3-4. 지도자는 수련생의 뒤쪽에서 체중을 전이시켜[a] 수련생의 접은 무릎이 들리지 않
     도록 누르면서[b] 외회전시켜[c] 모음근을 더 깊게 이완시키고 다른 한 손과 무릎은
     뻗은 다리 쪽 골반을 아래로 앞으로 눌러[d] 전굴을 깊게 하고 골반 정렬을 맞추
     는 핸즈온 방법을 제시한 것이다.

3-5. 전굴을 깊게 하는 핸즈온 방법을 제시한 것이다. 지도자는 수련생의 뒤쪽에서 자
     세를 낮추고 양손을 수련생의 골반에 대고[a] 지도자의 무게중심을 앞쪽으로 무너뜨
     려[b] 아래로 앞으로 밀면서[c] 수련생의 뻗은 다리의 하체 뒤쪽 근육이 이완될 수 있
     도록 돕는 방법을 제시한 것이다. 윗팔을 몸에 밀착시키면 안정감을 키울 수 있다.

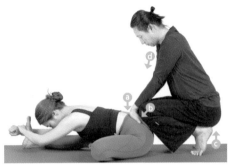
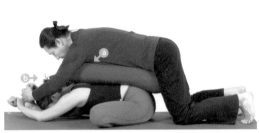

3-6   3-7

3-6. 전굴을 깊게 하는 핸즈온 방법을 제시한 것이다. 지도자는 수련생의 뒤쪽에서 양
     손을 손가락을 아래로 하여 수련생의 골반에 대고[a] 지도자의 무릎을 자신의 손
     등에 대고[b] 뒤꿈치를 들어 올리면서[c] 무게중심을 앞쪽으로 무너뜨려[d] 수련생의 하
     체 뒤쪽 근육이 이완될 수 있도록 돕는 방법을 제시한 것이다. 뒤꿈치를 들어 올
     리면 지도자의 신체 하중을 수련생의 몸으로 전이시키기 쉽다. 이렇게 전이된 힘
     은 수련생의 하체 뒤편을 이완시키는 힘으로 작용한다.

3-7. 전굴을 깊게 하는 핸즈온 방법을 제시한 것이다. 수련생의 등에 볼스터를 받치고
     지도자의 상체를 볼스터에 밀착시켜 체중을 앞으로 아래로 전이시키고[a] 양손은
     수련생의 발바닥을 잡고 당겨[b] 수련생의 하체 뒤쪽 근육이 이완될 수 있도록 돕
     는 방법을 제시한 것이다. 볼스터를 이용하여 직접적 신체접촉을 최소화하고 강
     한 전굴의 느낌을 찾을 수 있다. 단 전굴의 강도가 강해지므로 수련생의 유연성
     이 이 정도의 핸즈온을 감당할 정도의 몸 상태인지 충분히 파악 후 핸즈온 해야
     한다.

3-8. 지도자는 수련생의 뒤쪽에서 골반 정렬을 맞추고 전굴을 깊게 하는 핸즈온 방법
     을 제시한 것이다. 전굴할 때 보통 뻗은 다리를 무의식 중에 앞쪽으로 밀기 때문
     에 골반 정렬이 깨진다.

     3-8A와 같이 한 손은 접은 다리
     의 골반에 대고[a] 다른 한 손은 뻗
     은 다리의 뒤넙다리근을 잡는다[b].

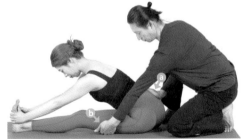

3-8A

3-8B와 같이 지도자의 체중을 앞으로 전이시키면서[c] 수련생의 접은 다리 쪽 골반을 앞으로 아래로 밀고[d] 뻗은 다리는 뒤로 당겨[e] 골반 정렬을 맞추고 전굴을 깊게 한다.

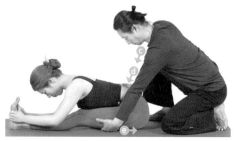

3-8B

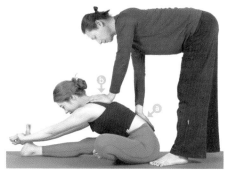

3-9A

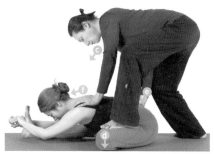

3-9B

3-9. 지도자는 수련생의 뒤쪽에서 들린 무릎을 낮추고 척추 중립을 유지하며 정렬을 맞추는 핸즈온 방법을 제시한 것이다.

3-9A와 같이 한 손은 뻗은 다리의 골반에 대고[a] 다른 한 손은 반대편 어깨뼈에 댄다[b].

3-9B와 같이 지도자는 자세를 낮춰 체중을 앞으로 전이시키면서[c] 한 발은 들려진 무릎을 누르고[d] 한 손은 뻗은 다리 쪽 골반을 아래로 앞으로 밀고[e] 다른 한 손은 어깨뼈를 아래로 앞으로 밀어[f] 척추 중립을 유지하며 전굴을 깊게 한다.

3-10. 지도자는 수련생의 뒤쪽에서 전굴할 때 팔꿈치를 들어 올려 척추 중립을 유지하며 정렬을 맞추는 핸즈온 방법을 제시한 것이다.

전굴할 때 팔꿈치를 수평으로 유지하는 것이 반드시 필요하다고는 말할 수 없다. 단지 팔꿈치를 내리는 과정에서 알아차림이 부족하면 등을 말면서 척추 중립이 깨져 호흡이 빠르고 짧게 바뀌고 머리와 어깨를 연결하는 근육들이 긴장하기 쉽기 때문에 팔꿈치를 들어 올려 척추 중립을 의식적으로 유지하게 하는 것이다.

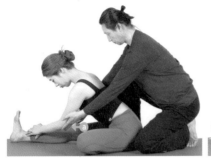

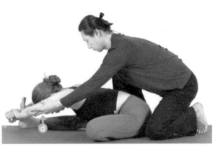

3-10A   3-10B

3-10A와 같이 양손으로 수련생의 팔꿈치를 잡는다[a].

3-10B와 같이 수련생이 전굴할 때 양쪽 팔꿈치가 수평을 유지[b]할 수 있도록 한다.

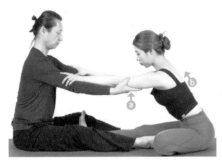

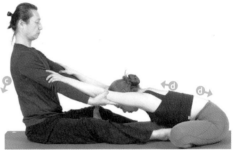

3-11A   3-11B

3-11. 지도자는 수련생의 앞쪽에 앉아 척추 중립을 유지하며 전굴을 깊게 하는 핸즈온 방법을 제시한 것이다.

3-11A와 같이 양팔을 받쳐[a] 수련생이 척추 중립을 유지하도록 한다[b].

3-11B와 같이 지도자는 상체를 뒤로 젖혀[c] 수련생의 척추를 길게 늘여[d] 척추 중립을 유지하며 전굴을 깊게 하도록 만든다.

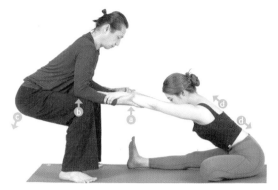

3-12

3-12. 지도자는 수련생의 앞쪽에서 자세를 낮춰 양손으로 수련생의 손목을 잡고[a] 양 팔꿈치를 허벅지에 두고[b] 척추 중립을 유지하며 체중을 뒤로 던져[c] 수련생이 척추를 길게 늘여[d] 척추 중립을 유지하며 전굴을 깊게 하도록 핸즈온 하는 방법을 제시한 것이다.

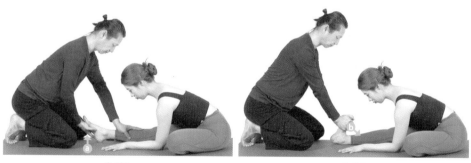

3-13A   3-13B

3-13. 지도자는 수련생의 앞쪽에 앉아 발바닥굽힘[Plantar Flexion]된 발을 밀어 종아리 근육들을 깊게 이완시키는 핸즈온 방법을 제시한 것이다. 전굴할 때 발등을 당겨 발목이 수직이 되지 않은 상태로 전굴하면 큰볼기근, 뒤넙다리근 등은 깊게 이완시키지만, 종아리 근육들은 이완시키지 못한다. 따라서 전굴할 때 하체 뒤쪽 전체를 이완시키기 위해서는 발목을 당겨 수직으로 만든 상태에서 전굴해야 한다.

3-13A와 같이 발바닥굽힘[Plantar Flexion]된 발을 잡는다[a].

3-13B와 같이 수련생의 발을 잡고 정강이 쪽으로 밀어[b] 종아리 뒤쪽 근육들을 깊게 이완시킨다.

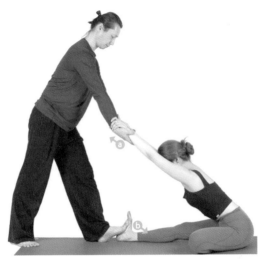

3-14

3-14. 지도자는 수련생의 앞쪽에 서서 발바닥굽힘^{Plantar Flexion}된 발을 밀어 종아리 근육
들을 깊게 이완시키는 핸즈온 방법을 제시한 것이다. 지도자는 양손으로 수련생
의 손목을 잡고 상체를 앞으로 당기면서[a] 척추 중립을 유지하게 만들고 한 발로
수련생의 발바닥을 밀어[b] 종아리 뒤쪽 근육들을 깊게 이완시킨다.

마리치아사나

(Marichyasana)

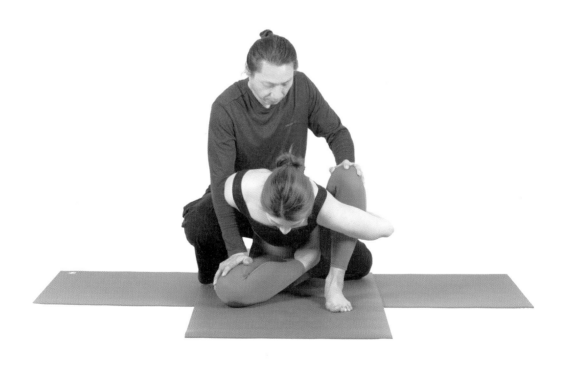

1. 정렬 상태의 마리치아사나

마리치아사나는 A, B, C, D 네 개의 아사나로 구성된다. A와 B는 전굴, C와 D는 회전이 핵심이다.

마리치아사나는 네 자세 모두 팔을 등 뒤로 둘러 몸통을 감기 때문에 팔과 어깨의 이완이 필수이고 특히, C와 D는 추가로 몸통을 회전시키면서 엉덩이의 측면 및 뒷면을 이완시켜야 하기 때문에 더 어려워진다. 네 개의 동작이 순차적으로 난이도가 높아지기 때문에 앞의 자세를 자연스럽게 할 수 없다면 뒤에 따라오는 자세도 수행하기 어렵다.

관상면과 시상면을 분석하면 마리치아사나의 바른 정렬이 무엇인지 알 수 있다. 마리치아사나 A에서는 골반과 어깨가 지면과 수평을 이루며 평행한 상태에서 전굴했는지를 확인할 수 있다. B는 양다리를 접는 자세의 특성상 골반이 지면과 수평을 이루기는 어렵다. 하지만 허벅지에 얹은 반대편 발등의 이완 상태에 따라 어깨 정렬은 달라진다. 발목이 유연할수록 어깨가 지면과 수평을 이루는 것을 확인할 수 있다. C는 다리를 접어 세운 허벅지를 반대 팔로 감싼 상태에서의 비트는 자세로 시상면과 관상면의 정렬을 동시에 확인할 수 있다. D는 양다리를 접는 자세의 특성상 무릎을 세워 접은 쪽의 골반은 바닥에서 들리기 쉽다. 하지만 허벅지에 얹은 반대편 발등의 이완 상태에 따라 어깨 정렬은 달라진다. 그리고 C보다 더 깊은 비틀기 상태에서 시상면과 관상면의 정렬을 동시에 확인할 수 있다.

1A와 1B는 마리치아사나 A의 관상면 상의 정렬을 보여준다.
1C와 1D는 마리치아사나 B의 관상면 상의 정렬을 보여준다.
1E ~ 1G는 마리치아사나 C의 관상면과 시상면의 정렬을 보여준다.
1H ~ 1J는 마리치아사나 D의 관상면과 시상면의 정렬을 보여준다.

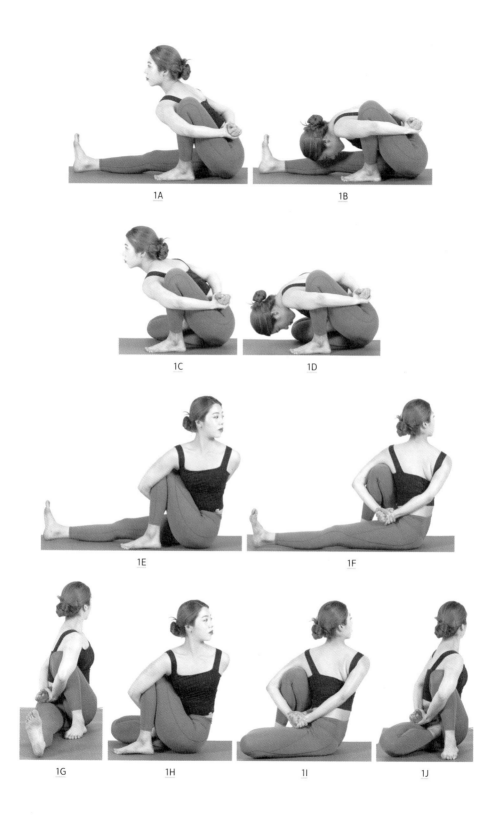

1A

1B

1C

1D

1E

1F

1G

1H

1I

1J

2. 정렬 상태를 벗어난 마리치아사나

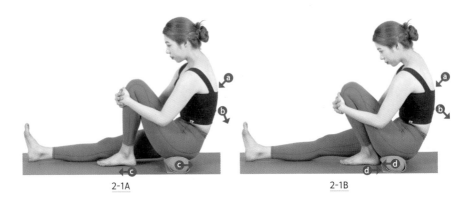

2-1A   2-1B

2-1.   마리치아사나 A의 정렬을 벗어난 상태를 보여준다.

관상면에서 볼 때 등이 말려[a] 척추 중립이 깨지고 무게중심이 뒤쪽으로 이동한 상태[b]를 보여준다. 이 상태에서는 요추에 과도한 자극이 가해지면서 통증이 발생하기 쉽고 장기가 압박되어 생리적 기능이 떨어지고 가로막의 움직임이 제한되어 호흡이 빠르고 짧아지며 호흡 횟수가 증가한다. 이와 같이 정렬이 깨지게 된 원인은 뻗은 다리 뒤쪽의 유연성이 충분치 않고, 접어 세운 다리의 엉덩이, 허벅지의 넙다리네갈래근 및 종아리 근육들이 충분히 이완되어 있지 않기 때문이다. 요가 매트를 깐 이유는 하체 뒤쪽의 유연성을 보상하기 위해서이다.

2-1A는 위에 설명한 신체 부위의 유연성이 떨어져 뒤꿈치를 엉덩이 가까이 가져오기가 힘들어 뒤꿈치가 엉덩이로부터 멀리 위치한 상태[c]를 보여준다.

2-1B는 위에 설명한 신체 부위의 유연성이 조금 더 향상되어 뒤꿈치와 엉덩이가 밀착된 상태[d]를 보여준다.

2-2.   마리치아사나 A의 관상면의 정렬을 벗어난 상태를 보여준다.

등이 말려[a] 척추 중립이 깨지고 뻗은 다리 쪽으로 어깨와 몸통이 열리면서[b] 어깨의 정렬이 깨진 상태를 보여준다. 몸통이 정면을 향하지 못하는 이유는 척추를 중심으로 좌우 대칭으로 형성된 회전[Rotation]에 관여하는 근육들이 충분히 이완되지 못했기 때문이다. 몸통이 정면을 향하기 위해서는 우선 상체의 회전을 제한하는 근육들을 이완시킨 후 접은 다리의 무릎과 허벅지를 몸의 중심선까지 당긴 상태에서 겨드랑이를 허벅지에 완전히 밀착시켜 등 뒤로 팔을 감아 손목(손)을 잡아야 한다.

2-1 상태에서 정렬이 깨지는 원인이 개선되지 않은 상태에서 팔을 등 뒤로 둘러 손목(손)을 잡으면 부족한 유연성을 보상하기 위해 등이 말리면서 척추 중립이 깨진다. 추가로 팔을 등 뒤로 감을 때 가슴과 어깨의 근육들이 충분히 이완되지 않

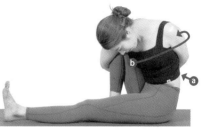

2-2

으면 부가적으로 척추 중립이 깨지는 원인이 된다. 어깨 정렬이 깨진 상태에서 전굴을 더 깊게 하면 어깨 정렬이 더 심하게 깨지게 된다.

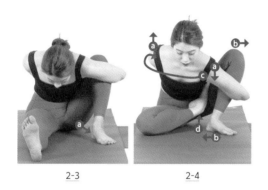

2-3   2-4

2-3. 마리치아사나 A의 시상면의 정렬을 벗어난 상태를 보여준다.

접은 다리의 뒤꿈치가 엉덩이로부터 너무 멀어져[a] 있기 때문에 전굴을 방해하는 상태를 보여준다. 접어 세운 다리의 이상적인 뒤꿈치 상태는 좌골과 밀착한다는 느낌으로 바짝 당겨야 하고 뒤넙다리근[Hamstrings]과 종아리가 밀착되게 만들어야 한다.

2-4. 마리치아사나 B의 정렬을 벗어난 상태를 보여준다. 시상면에서 볼 때 어깨 정렬이 깨지고[a] 무릎과 발목이 수직에서 벗어난 상태[b]를 보여준다. 앉은 상태에서 등 뒤로 팔을 둘러 감고 양손을 잡았지만, 몸통이 정면을 향하지 못하고 측면을 향한 상태이고[c] 발목은 과도하게 꺾여[d] 통증이 생길 수 있다. 몸통이 정면을 향하지 못하는 이유는 척추를 중심으로 좌우 대칭으로 형성된 회전[Rotation]에 관여하는 근육들이 충분히 이완되지 못했기 때문이다. 몸통이 정면을 향하기 위해서는 우선 상체의 회전을 제한하는 근육들을 이완시킨 후 접은 다리의 무릎과 허벅지를 몸의 중심선까지 당긴 상태에서 겨드랑이를 허벅지에 완전히 밀착시켜 등 뒤로 팔을 감아 손목(손)을 잡아야 한다.

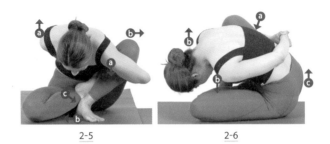

2-5   2-6

2-5. 마리치아사나 B의 정렬을 벗어난 상태를 보여준다. 시상면에서 볼 때 어깨 정렬이 깨지고[a] 무릎과 발목이 수직에서 크게 벗어난 상태[b]를 보여준다. 세운 다리의 무릎이 측면으로 크게 기울고[b] 발목이 과도하게 엎침[Pronation]된[c] 이유는 허벅지에 얹은 발목의 긴장을 줄이기 위해서이다. 추가로 2-1에서 설명한 접어 세운 다리의 엉덩이, 허벅지 및 종아리 근육들이 충분히 이완되어 있지 않기 때문에 이를 보상하기 위해서 정렬이 깨진다.

2-6. 마리치아사나 B의 정렬을 벗어난 상태를 보여준다. 관상면에서 볼 때 등이 말려 척추 중립이 깨지고[a] 무릎을 세운 다리 쪽으로 어깨가 열리고 높아지면서[b] 어깨의 정렬도 깨지고 엉덩이 역시 들려진 상태[c]를 보여준다. 2-1에서 정렬이 깨지는 원인이 개선되지 않은 상태에서 팔을 등 뒤로 둘러 손목(손)을 잡으면 부족한 유연성을 보상하기 위해 등이 말리면서 척추 중립이 깨진다. 추가로 팔을 등 뒤로 감을 때 가슴과 어깨의 근육들이 충분히 이완되지 않으면 부가적으로 척추 중립이 깨지는 원인이 된다. 마리치아사나 B의 특성상 발등을 반대편 서혜부에 올려 놓는데 정강이 앞쪽 근육들이 충분히 이완되지 않으면 전굴을 깊이 할 때 통증이 생기기 때문에 이를 보상하기 위해 엉덩이를 들게 된다. 그리고 어깨 정렬이 깨진 상태에서 전굴을 더 깊게 하면 어깨 정렬이 더 심하게 깨지게 된다.

2-7. 마리치아사나 C의 정렬을 벗어난 상태를 보여준다. 관상면에서 볼 때 척추 중립이 깨지면서 무게중심이 뒤로 무너지고[a] 팔을 등 뒤로 둘러도 손목(손)을 잡지 못하는 상태[b]를 보여준다. 이 상태에서는 요추에 과도한 자극이 가해지면서 통증이 발생하기 쉽고 장기가 압박되어 생리적 기능이 떨어지고 가로막의 움직임이 제한되어 호흡이 빠르고 짧아지며 호흡 횟수가 증가

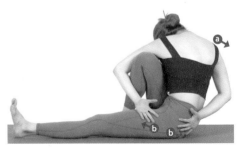

2-7

한다. 이와 같이 정렬이 깨지게 된 원인은 뻗은 다리 뒤쪽의 유연성이 충분치 않고 접어 세운 다리의 엉덩이, 허벅지 및 종아리 근육들이 충분히 이완되어 있지 않기 때문이다. 추가적으로 접어 세운 다리의 엉덩이 측면 근육들이 충분히 이완되지 않고 가슴과 어깨의 근육들이 충분히 이완되지 않았기 때문이다.

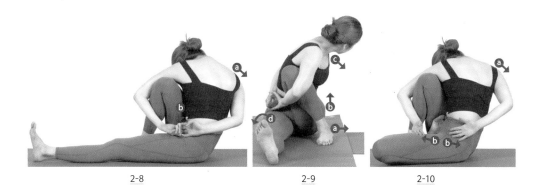

2-8	2-9	2-10

2-8. 마리치아사나 C의 정렬을 벗어난 상태를 보여준다. 2-7과 동일한 몸 상태에서 무게중심을 뒤로 보내[a] 양손을 어렵게 잡았지만[b] 척추 중립이 깨진 상태를 보여준다. 2-7에서 설명한 모든 내용을 참조한다.

2-9. 마리치아사나 C의 정렬을 벗어난 상태를 보여준다. 2-7과 비슷한 몸 상태에서 척추 중립을 유지하기 위해 접은 다리의 뒤꿈치를 의도적으로 엉덩이로부터 멀어지게 측면에 둠으로써[a] 엉덩이가 들리고[b] 무게중심을 보상하기 위해 상체는 들린 엉덩이 쪽으로 기운다[c]. 뻗은 다리 쪽으로 무게중심이 기울어 뻗은 다리가 외회전되는데 발바닥이 외회전된 상태[d]를 통해 드러난다. 이 상태에서는 뻗은 다리를 이완시키는 자극은 최소화된다.

2-10. 마리치아사나 D의 정렬을 벗어난 상태를 보여준다. 관상면에서 볼 때 척추 중립이 깨지면서 무게중심이 뒤로 무너지고[a] 팔을 등 뒤로 둘러도 손목(손)을 잡지 못하는 상태[b]를 보여준다. 이 상태에서는 요추에 과도한 자극이 가해지면서 통증이 발생하기 쉽고 장기가 압박되어 생리적 기능이 떨어지고 가로막의 움직임이 제한되어 호흡이 빠르고 짧아지며 호흡 횟수가 증가한다. 이와 같이 정렬이 깨지게 된 원인은 무릎을 접어 세운 다리의 엉덩이, 허벅지 및 종아리 근육들이 충분히 이완되어 있지 않은 상태에서 서혜부에 얹은 발목이 이완되지 않았기 때문이다. 추가로 상체의 가슴과 어깨의 근육들이 충분히 이완되지 않았기 때문이다.

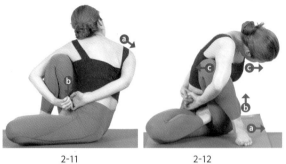

2-11

2-12

2-11. 마리치아사나 D의 정렬을 벗어난 상태를 보여준다. 2-10과 동일한 몸 상태에서 무게중심을 뒤로 보내[a] 양손을 어렵게 잡았지만[b] 척추 중립이 깨진 상태를 보여준다. 2-10에서 설명한 모든 내용을 참조한다.

2-12. 마리치아사나 D의 정렬을 벗어난 상태를 보여준다. 2-10과 동일한 몸 상태에서 척추 중립을 유지하기 위해 접은 다리의 뒤꿈치를 의도적으로 엉덩이로부터 멀어지게 측면에 둠으로써[a] 엉덩이가 들리고[b] 이를 보상하기 위해 세운 무릎과 몸이 서로 반대쪽으로 무너진다[c].

3. 핸즈온 방법

3-1. 마리치아사나 A를 핸즈온 하는 방법을 제시한 것이다. 긴장된 목과 어깨 근육을 이완한다.

3-1A와 같이 지도자는 수련생의 앞쪽에서 수축된 머리와 어깨를 연결하는 근육을 이완하기 위해 어깨에 손을 댄다[a].

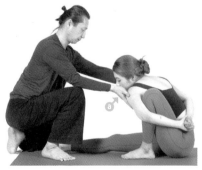

3-1A

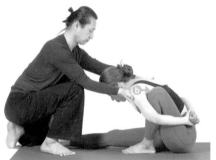

3-1B

3-1B와 같이 어깨와 귀가 멀어지도록 어깨를 낮춰 이완시킨다[b].

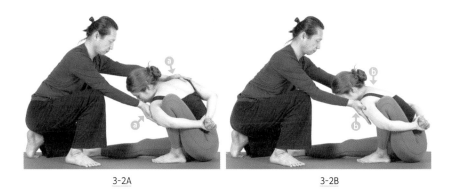

3-2A   3-2B

3-2. 마리치아사나 A를 핸즈온 하는 방법을 제시한 것이다. 정렬이 깨진 어깨를 수평
     으로 맞춘다.

     3-2A와 같이 지도자는 수련생의 앞쪽에서 정렬이 깨진 어깨를 잡는다[a].

     3-2B와 같이 양어깨가 수평이 되도록[b] 핸즈온 한다.

3-3. 마리치아사나 A를 핸즈온 하는 방법을 제시한 것이다. 긴장된 목과 어깨 근육을
     이완한다.

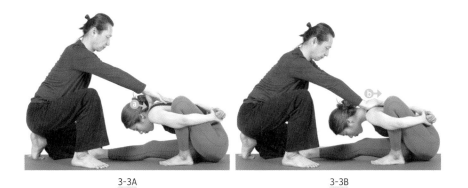

3-3A   3-3B

3-3A와 같이 지도자는 수련생의 앞쪽에서 수축된 머리와 어깨를 연결하는 근육
에 손을 댄다[a].

3-3B와 같이 어깨와 귀가 멀어지도록 머리와 어깨를 연결하는 근육을 뒤로 밀
어[b] 긴장을 이완시킨다.

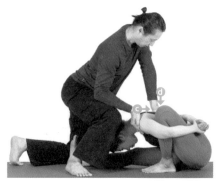

3-3C

3-3C와 같이 어깨와 귀가 멀어지도록 한 손은 머리와 어깨를 연결하는 근육을
뒤로 밀어[c] 긴장을 이완시키고 다른 한 손은 등을 눌러[d] 전굴을 깊게 한다.

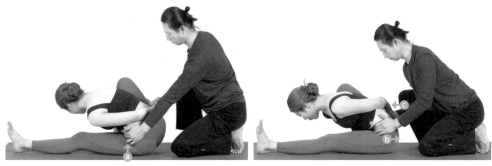

3-4A   3-4B

3-4. 마리치아사나 A를 핸즈온 하는 방법을 제시한 것이다. 골반 정렬을 맞추는 방법
을 제시한다.

3-4A와 같이 지도자는 수련생의 뒤쪽에서 정렬이 깨진 뻗은 다리 쪽 골반 능선
을 잡는다[a].

3-4B와 같이 뻗은 다리 쪽 골반 능선은 당기고[b] 접은 다리 쪽 골반은 밀어[c] 골
반 정렬을 맞춘다.

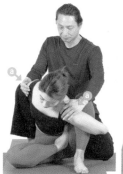
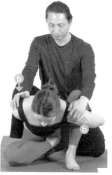
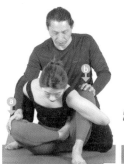
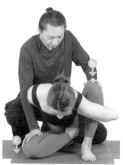

| 3-5A | 3-5B | 3-6A | 3-6B |

3-5. 마리치아사나 B를 핸즈온 하는 방법을 제시한 것이다. 어깨 정렬을 맞추는 방법을 제시한 것이다.

3-5A와 같이 지도자는 수련생의 뒤쪽에서 어깨 정렬이 깨진[a] 수련생의 어깨를 잡는다.

3-5B와 같이 어깨높이를 수평으로 맞춰[b] 어깨 정렬을 맞춘다.

3-6. 마리치아사나 B를 핸즈온 하는 방법을 제시한 것이다. 들린 무릎이 바닥에 밀착하도록 한다.

3-6A와 같이 지도자는 수련생의 뒤쪽에서 한 손은 들린 무릎에 대고[a] 다른 한 손은 접어 세운 무릎에 대고[b] 자세를 안정시킨다.

3-6B와 같이 들린 무릎을 아래로 눌러[c] 바닥에 밀착시킨다.

3-7. 마리치아사나 B를 핸즈온 하는 방법을 제시한 것이다. 지도자는 수련생의 뒤쪽에서 수련생이 전굴할 때 무릎을 접어 세운 다리가 밖으로 벌어지지 않도록 몸통을 향해 모으고[a] 어깨 정렬이 깨지지 않도록 반대편 어깨 측면을 잡고 몸통을 향해 밀어[b] 정렬을 맞추는 핸즈온 방법을 제시한 것이다.

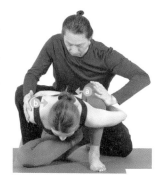

3-7

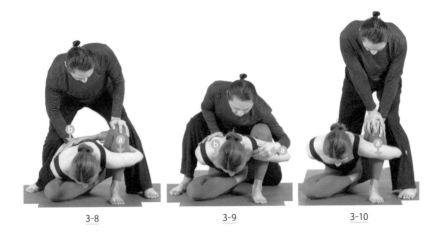

3-8.　　3-9.　　3-10.

3-8. 마리치아사나 B를 핸즈온 하는 방법을 제시한 것이다. 지도자는 수련생의 뒤쪽에 서 수련생이 전굴할 때 무릎을 접어 세운 다리가 밖으로 벌어지지 않도록 위에서 아래로 눌러 안정화시키고[a] 전굴을 깊이 할 수 있도록 요추를 아래로 앞으로 미 는[b] 핸즈온 방법을 제시한 것이다.

3-9. 마리치아사나 B를 핸즈온 하는 방법을 제시한 것이다. 지도자는 수련생의 뒤쪽에서 수련생이 전굴할 때 무릎을 접어 세운 다리가 밖으로 벌어지지 않도록 지도자의 팔로 감싸고[a] 반대편 어깨뼈를 눌러[b] 어깨 정렬을 맞추는 핸즈온 방법을 제시한 것이다.

3-10. 마리치아사나 B를 핸즈온 하는 방법을 제시한 것이다. 지도자는 수련생의 뒤쪽에 서 수련생이 전굴할 때 무릎을 접어 세운 다리가 밖으로 벌어지지 않도록 위에서 아래로 눌러 안정화시켜[a] 전굴할 때 어깨와 골반의 정렬이 깨지지 않도록 핸즈온 하는 방법을 제시한 것이다.

3-11. 마리치아사나 C를 핸즈온 하는 방법을 제시한 것이다. 지도자는 수련생의 측면에서 수련생이 등 뒤로 팔을 둘러 손목(손)을 잡을 때 척추 중립을 유지할 수 있도록 무 릎을 접어 세운 쪽 어깨와 골반 사이의 거리를 늘이는 방법을 제시한 것이다.

3-11A와 같이 접어 세운 쪽 어 깨와 골반 사이가 좁혀져 척추 중립이 깨진 부위를 한 손은 골 반 쪽에 대고[a] 다른 한 손은 어 깨에 댄다[b].

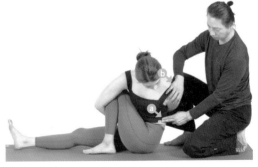

3-11A

3-11B와 같이 어깨는 위로 끌어
올리고[c] 골반은 아래로 눌러[d] 어
깨와 골반 사이를 확장하고 흉
추 회전을 도와[e] 척추 중립을 유
지하게 만든다.

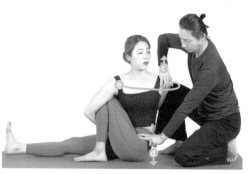

3-11B

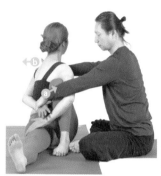

3-12

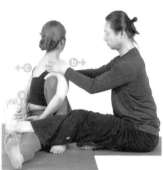

3-13

3-12. 마리치아사나 C를 핸즈온 하는 방법을 제시한 것이다. 지도자는 수련생의 접은
다리 쪽에서 한 손은 수련생의 등을 감은 손(손목)을 잡아당기고[a] 다른 한 손은
같은 쪽 어깨를 밀어[b] 상체 회전을 깊게 하는 핸즈온 방법을 제시한 것이다. 이
렇게 하면 상체가 깊게 회전되기 때문에 양손을 등 뒤에서 잡을 수 있다.

3-13. 마리치아사나 C를 핸즈온 하는 방법을 제시한 것이다. 지도자는 수련생의 접은 다
리 쪽에서 자신의 다리를 뻗어 수련생의 등을 감은 손으로 발목을 잡아당기게 하
여[a] 상체를 회전시키고 지도자는 한 손은 수련생의 어깨뼈에 손을 대고 당기고[b]
다른 한 손은 수련생의 등을 감은 팔의 어깨를 밀면서[c] 회전을 깊게 한다.

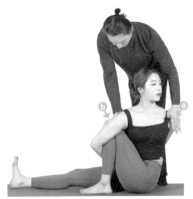

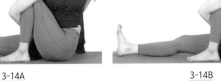

3-14A   3-14B

3-14. 마리치아사나 C를 핸즈온 하는 방법을 제시한 것이다. 지도자가 수련생의 뒤쪽에 서 흉추 회전을 돕는 핸즈온 방법을 제시한 것이다.

3-14A와 같이 지도자는 수련생의 뒤쪽에서 한 다리를 수련생의 등에 밀착시켜 척추 중립을 유지하도록 하고 한 손은 수련생의 어깨 앞쪽을 잡고[a] 다른 한 손은 수련생의 어깨뼈 뒤쪽에 댄다[b].

3-14B와 같이 등 뒤로 감은 팔의 어깨는 지도자를 향해 당기고[c] 무릎을 구부려 세운 다리를 감은 팔 쪽 어깨는 정면을 향해 밀면서[d] 흉추를 회전시켜[e] 가슴을 확장한다.

3-15. 마리치아사나 C를 핸즈온 하는 방법을 제시한 것이다. 지도자가 수련생의 뒤쪽에 서 흉추 회전을 돕는 핸즈온 방법을 제시 한 것이다.

지도자는 수련생의 뒤쪽에서 무릎을 대고 앉아 한 손은 수련생의 어깨 앞쪽을 잡 아 뒤로 밀고[a] 다른 한 손은 수련생의 어 깨뼈 뒤쪽에 대고 앞쪽으로 밀면서[b] 흉추 를 회전시켜[c] 가슴을 확장한다.

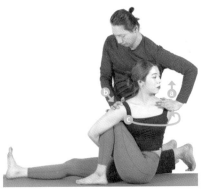

3-15

3-16. 마리치아사나 C를 핸즈온 하는 방법을 제시한 것이다. 지도자가 수련생의 앞쪽에서 흉추 회전을 돕는 핸즈온 방법을 순차적으로 제시한 것이다.

3-16A와 같이 지도자는 수련생의 앞쪽에 앉아 한 손은 수련생의 접어 세운 정강이를 잡고[a] 다른 한 손은 뻗은 쪽 팔을 잡는다[b].

3-16B와 같이 접어 세운 정강이를 반대편으로 밀면서[c] 뻗은 팔을 당긴다[d].

3-16C와 같이 접어 세운 정강이를 잡았던 손은 무릎에 대고 밀고[e] 뻗은 팔을 정강이 앞쪽으로 밀착시켜 낮춘다[f].

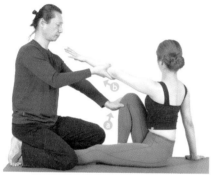

3-16A

3-16D와 같이 접어 세운 정강이를 잡았던 손은 무릎에 대고 계속 밀고[e] 뻗었던 팔을 감아 뻗은 다리의 골반 측면에 댄다[g].

3-16E와 같이 접어 세운 정강이를 잡았던 손은 무릎에 대고 계속 밀고[e] 뻗었던 팔이 반대편 손을 등 뒤에서 잡을 수 있도록 계속 밀어준다[h].

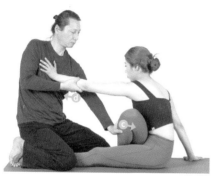

3-16B

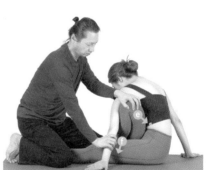

3-16C

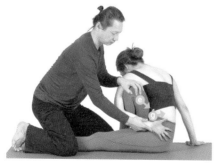

3-16D

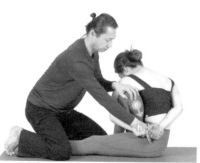

3-16E

3-17. 마리치아사나 D를 핸즈온 하는 방법을 제시한
것이다. 지도자는 수련생의 등 뒤에 무릎을
대고 앉아서 수련생이 양손을 맞잡을 수 있도
록 양 손목을 당겨주는[a] 핸즈온 방법을 제시
한 것이다. 수련생의 세워진 무릎을 감은 팔
은 아래로 내리면서 척추를 향해 당겨야[b] 겨
드랑이가 무릎으로부터 빠져나오지 않는다.
수련생의 어깨와 팔의 유연성이 충분치 않을
때는 부상의 위험이 있으므로 주의한다.

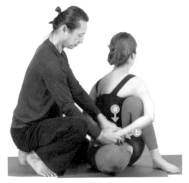

3-17

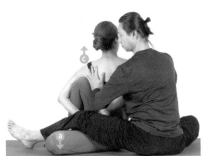

3-18A

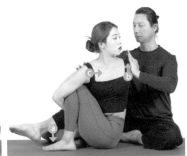

3-18B

3-18. 마리치아사나 D를 핸즈온 하는 방법을 제시한 것이다. 지도자는 수련생의 등 뒤
에 앉아서 한쪽 다리를 수련생의 바닥에 놓인 다리의 허벅지 안쪽에 얹어 아래로
누르면서[a] 무릎이 들리지 않도록 하고 한 손은 수련생의 어깨를 앞쪽에서 잡아
등 쪽으로 밀고[b] 다른 한 손은 수련생의 무릎을 세운 쪽을 감싼 위팔[Humerus]이나
어깨뼈[Scapula]를 밀어[c] 회전을 돕는 핸즈온 방법을 제시한 것이다.

3-18A는 뒤쪽에서, 3-18B는 앞쪽에서 핸즈온 하는 모습을 보여준다.

3-19. 마리치아사나 D를 핸즈온 하는 방법을 제시한 것이다. 지도자가 수련생의 앞쪽에
서 흉추 회전을 돕는 핸즈온 방법을 순차적으로 제시한 것이다. 발등을 반대편
서혜부에 얹어 둔다는 차이를 제외하고 마리치아사나 C를 핸즈온 하는 방법과 동
일하다.

3-19A와 같이 지도자는 수련생의 앞쪽에 앉아 한 손은 수련생의 접어 세운 정

강이를 잡고[a] 다른 한 손은 뻗은 쪽 팔을 잡는다[b].

3-19B와 같이 접어 세운 정강이를 반대편으로 밀면서[c] 뻗은 팔을 당긴다[d].

3-19C와 같이 접어 세운 정강이를 잡았던 손은 무릎에 대고 밀고[e] 뻗은 팔을 정강이 앞쪽으로 밀착시켜 낮춘다[f].

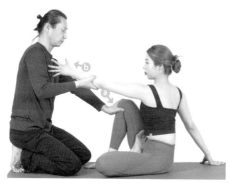

3-19A

3-19D와 같이 접어 세운 정강이를 잡았던 손은 무릎에 대고 계속 밀고[e] 뻗었던 팔을 감아 뻗은 다리의 골반 측면에 댄다[g].

3-19E와 같이 접어 세운 정강이를 잡았던 손은 무릎에 대고 계속 밀고[e] 뻗었던 팔이 반대편 손을 등 뒤에서 잡을 수 있도록 계속 밀어준다[h].

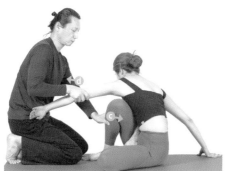

3-19B

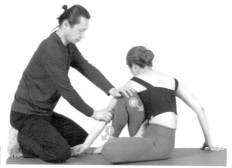

3-19C

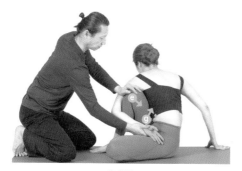

3-19D

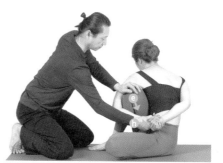

3-19E

나바사나

(Navasana)

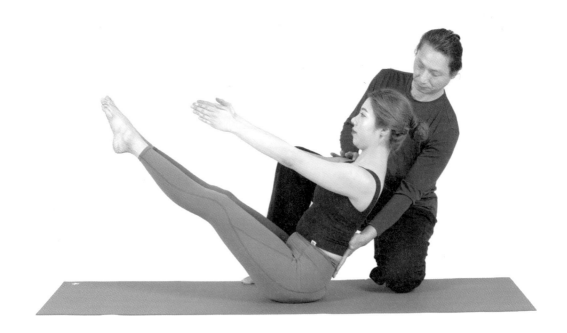

요가 핸즈온

1. 정렬 상태의 나바사나

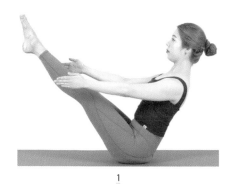

1

나바사나는 보트 자세라는 의미이다. 좌골^{Ischium}만 바닥에 대고 중심을 유지한 상태에서 상·하체를 V자로 만들고 팔은 수평으로 뻗어 유지한다. 관상면에서 볼 때 귀-어깨 측면-골반 중심이 일직선이고 골반 중심-무릎 측면-복사뼈가 일직선이다. 목이 귀-어깨 측면에서 일직선을 유지하지 못하고 앞으로 굽혀질 때가 많은데 이는 굽힘근^{Flexors}의 근력이 충분치 않을 때 보상작용으로 나타난 현상이다. 이때는 상·하체의 V자의 각도를 더 크게 하고(90°보다 크게) 목-어깨 측면을 일직선으로 유지한다.

나바사나는 굽힘근을 강력하게 사용하여 자세를 유지하는데 굽힘근 외에도 상체의 척추 중립을 유지하기 위해서는 상체 앞쪽과 뒤쪽 근육들의 힘과 유연성이 균형을 유지해야 한다. 하체 역시 무릎을 구부리지 않고 완전히 뻗기 위해서는 넙다리네갈래근의 근력이 충분함과 동시에 하체 뒤쪽이 이완되어 있어야 한다.

나바사나에서 고관절$^{Hip \; Joint}$을 축으로 상·하체가 V자 형태를 이루는데 90°(직각)를 기준으로 자세의 완성도를 판단해 볼 수 있다. V자의 각도가 90°보다 작으면 굽힘근들의 근력이 충분히 강하면서 하체 뒤쪽이 완전히 이완된 상태로 완성도가 높아진다. 반대로 90°보다 크면 굽힘근들의 근력이 충분치 않으면서 하체 뒤쪽의 긴장이 높은 상태로 완성도가 낮아지는 것이라고 판단할 수 있다.

발목은 발바닥굽힘$^{Plantar \; Flexion}$ 즉 포인트 할 수도 있고 발등굽힘$^{Dorsi \; Flexion}$ 할 수도 있다. 기준은 종아리 근육의 유연성에 따라 달라진다. 종아리 근육이 충분히 유연하면 발등굽힘을 한 상태에서 정렬도 유지할 수 있으므로 난이도가 더 높고, 발등굽힘을 했더니 정렬이 깨진다면 발바닥굽힘을 하는 것이 좋다.

2. 정렬 상태를 벗어난 나바사나

나바사나의 정렬 상태는 관상면에서 쉽게 확인할 수 있다. 위에 제시된 예처럼 정렬이 깨지는 가장 큰 원인은 굽힘근 중에서도 특히 엉덩허리근[Iliopsoas]의 수축과 폄근[Extensors]의 이완이 균형을 이루지 못하는 것에 있다.

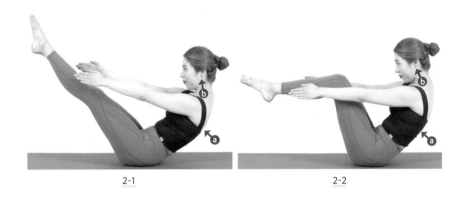

2-1   2-2

2-1. 관상면에서 볼 때 상체는 등이 말려[a] 척추 중립이 깨지고 목이 앞으로 돌출된 상태[b]를 보여준다. 이 상태에서는 장기가 압박되어 생리적 기능이 떨어지고 가로막의 움직임이 제한되어 호흡이 빠르고 짧아지며 호흡 횟수가 증가한다.

2-2. 2-1의 몸 상태보다 엉덩허리근[Iliopsoas]의 근력이 약할 때 무릎을 구부려 부족한 근력을 보상한 상태로 관상면에서 볼 때 상체는 등이 말려[a] 척추 중립이 깨지고 목이 앞으로 돌출된 상태[b]를 보여준다. 이 상태에서는 장기가 압박되어 생리적 기능이 떨어지고 가로막의 움직임이 제한되어 호흡이 빠르고 짧아지며 호흡 횟수가 증가한다.

2-3. 엉덩허리근의 근력이 많이 부족한 경우 V자 각이 90°보다 현저하게 커져 다리가 바닥에 가까운 상태로[a] 관상면에서 볼 때 2-1과 2-2와 비교해서는 상체는 등이 말려 척추 중립이 깨진 정도가 양호하다. 굽힘근의 힘이 많이 부족한 경우 억지로 자세를 유지하면 호흡이 빠르고 짧아지며 호흡 횟수가 증가한다. 이런 경우 상·하체의 각도를 크게 만들어 부족한 근력으로 인한 긴장을 줄이는 것이 좋다. 2-3의 상태는 바르지 않은 자세라기보다는 근력이 부족한 상태를 보여준다.

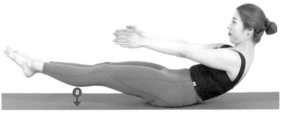

2-3

3. 핸즈온 방법

나바사나에서의 핸즈온은 엉덩허리근을 위시한 굽힘근과 하체 뒤쪽의 유연성에 따라 결정된다. 관상면에서 볼 때 귀-어깨 측면-골반 중심, 골반 중심-무릎 측면-복사뼈가 일직선인 상태가 정렬이므로 이 상태를 벗어나는 경우 핸즈온을 하면 된다.

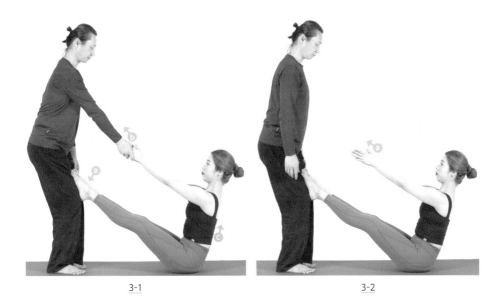

3-1   3-2

3-1. 지도자는 수련생의 앞쪽에서 수련생의 뻗은 다리가 지도자의 허벅지에 놓이게 한 상태에서[a] 수련생의 양손을 잡아 당기면서[b] 척추 중립이 유지되도록[c] 핸즈온 하는 방법을 제시한 것이다. 수련생의 무게중심이 뒤로 무너질 경우 지도자의 요추에 무리가 될 수 있으므로 지도자는 무릎을 구부리고 척추 중립을 먼저 유지한 상태에서 자신의 척추 정렬이 무너지지 않도록 해야 한다.

3-2. 3-1상태에서 수련생이 자신의 힘으로 척추 중립을 유지할 수 있게 되면 서서히 잡아당겼던 손을 놓고[a] 수련생 스스로 정렬을 유지하도록 핸즈온 하는 방법을 제시한 것이다. 이 상태에서 수련생의 엉덩허리근이 더 강화되면 지도자는 뒤로 물러나면서 수련생 스스로 다리를 들어 올리도록 유도한다.

3-3. 수련생이 다리를 들어 올려 뻗을 때 굽힘근의 근력이 충분히 강화되지 못하여 다리가 낮아지거나 등이 말리면서 척추 중립이 깨지는 것을 방지하기 위해 수련생의 뒤꿈치를 스트랩으로 받쳐 끌어 올리면서[a] 자세를 유지할 수 있도록 핸즈온 하는 방법을 제시한 것이다. 스스로의 힘으로 척추 중립을 유지할 수 있게 되면 서서히 스트랩을 빼서 수련생 스스로 정렬을 유지하도록 한다.

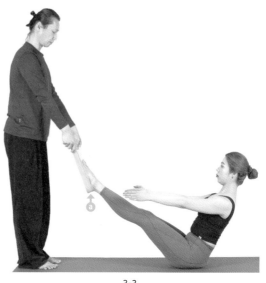

3-3

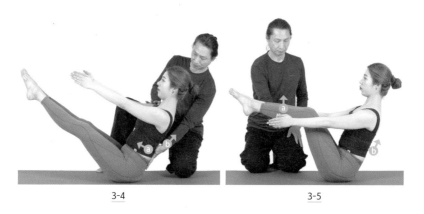

3-4   3-5

3-4. 지도자는 수련생의 측면에서 수련생의 요추가 뒤로 말려 정렬이 깨지지 않도록 앞쪽으로 밀어[a] 척추 중립을 유지하도록[b] 핸즈온 하는 방법을 제시한 것이다.

3-5. 지도자는 수련생의 측면에서 엉덩허리근의 근력이 충분치 않아 무릎을 구부렸음에도 지속 시간이 길어짐에 따라 수련생의 요추가 뒤로 말려 정렬이 깨지지 않도록 종아리를 받쳐 위로 들어 올려[a] 척추 중립을 유지하도록[b] 핸즈온 하는 방법을 제시한 것이다.

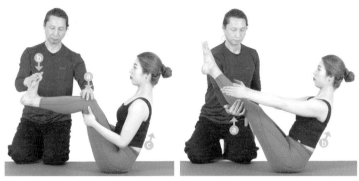

3-6   3-7

3-6. 지도자는 수련생의 측면에서 엉덩허리근의 근력이 충분치 않아 무릎을 구부리고 오금을 잡았을 때 무릎[a]과 발[b]을 잡아 무게중심을 유지하도록 도와 척추 중립을 유지하도록[c] 핸즈온 하는 방법을 제시한 것이다.

3-7. 지도자는 수련생의 측면에서 수련생이 다리를 뻗고 자세를 유지할 때 엉덩허리근의 근력이 충분치 않아 지속 시간이 길어짐에 따라 수련생의 요추가 뒤로 말려 정렬이 깨지지 않도록 종아리를 받쳐 위로 들어 올려[a] 척추 중립을 유지하도록[b] 핸즈온 하는 방법을 제시한 것이다.

부자피다사나

(Bhujapidasana)

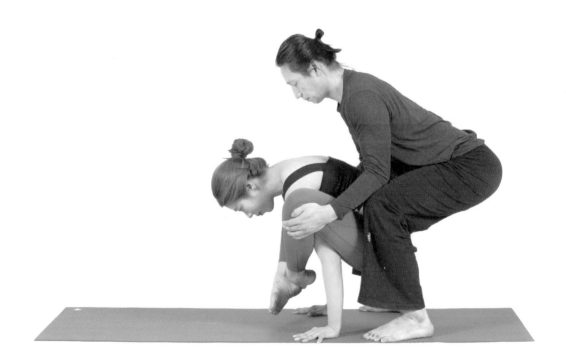

1. 정렬 상태의 부자피다사나

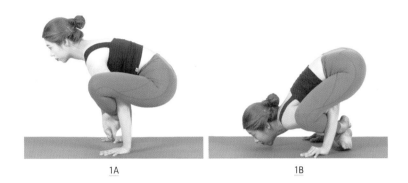

1A   1B

부자피다사나는 어깨 압박 자세로 허벅지로 어깨와 팔을 압박하여 상·하체가 밀착된 상태에서 팔로 몸을 지지하며 아사나를 수행한다. 상체로 체중을 견디며 몇 가지 전환 자세까지 수행하기 위해서는 팔과 어깨의 근력이 충분해야 한다. 팔과 어깨로 체중을 들어 올리지만 결국 토대는 손바닥이다. 손바닥은 지면과 수평인 상태에서 손목이 90°이상 손등굽힘^{Dorsi Flexion} 되어야 하기 때문에 손목의 유연성도 필수적으로 수반되어야 한다.

부자피다사나를 수행하기 위해서는 양어깨를 허벅지 안쪽 깊숙이 집어넣고 양팔이 허벅지가 안착할 수 있는 토대가 되어야 한다. 따라서 고관절^{Hip Joint}과 뒤넙다리근^{Hamstrings}이 완전히 이완되어야 하고 준비 자세에서는 말라사나^{Malasana}로 앉기 때문에 엉덩이, 허벅지 및 종아리가 충분히 이완되어 있어야 한다. 또한, 허벅지가 팔과 어깨를 지속적으로 끌어안은 상태를 유지해야 하기 때문에 엉덩허리근과 모음근^{Adductors}의 근력도 충분해야 한다.

위에 설명한 이완과 긴장에 관여하는 근육들이 충분히 준비되면 다운독에서 점프포워드^{Jump Forward}로 바로 부자피다사나로 들어가고 다시 점프백^{Jump Back}을 통해서 짜뚜랑가 자세로 나올 수 있다. 여기서는 점프 포워드나 점프 백을 할 수 없는 이들을 위한 설명을 하는 것으로 한정한다.

2. 정렬 상태를 벗어난 부자피다사나

부자피다사나는 아사나의 특성상 근력이 많이 필요하다. 따라서 부자피다사나를 적절하게 수행할 수 없는 이유 대부분은 부족한 근력과 관계되고 일부가 유연성과 관련된다. 따라서 사전에 어떤 부위의 근력과 유연성이 필요한지 파악한 뒤 현재 몸이 허용하는 한도 내에서 아사나를 수행하기를 권한다.

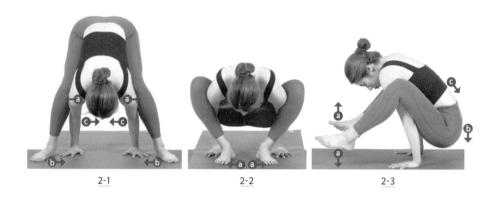

2-1   2-2   2-3

2-1. 시상면에서 볼 때 양어깨가 허벅지 안쪽으로 들어가 있지 않고[a] 손의 위치도 발보다 안쪽에 위치한[b] 상태를 보여준다. 허벅지를 위팔뼈에 밀착시키기 위해서는 어깨가 허벅지 밑으로 충분히 깊게 들어가야 하고 그 상태에서 팔꿈치가 측면으로 벌어져야 허벅지를 팔꿈치에 내려놓을 수가 있다. 하지만 팔꿈치가 벌어지지 않으면[c] 허벅지를 내려놓을 수 없기 때문에 근본적으로 아사나 자체가 불가능하다.

2-2. 2-1의 상태에서 모음근과 엉덩허리근의 근력을 써서 허벅지를 몸통 쪽으로 밀착시키면서 발을 몸의 중앙으로 가져오려고 하지만 더 이상 가능하지 않은 상태[a]를 보여준다. 2-1에서 설명한 준비가 선행되지 않으면 지치기만 할 뿐이다.

2-3. 2-1의 상태에서 여전히 모음근과 엉덩허리근의 근력을 써서 허벅지를 몸통 쪽으로 밀착시키고 추가로 팔까지 편 상태이지만 발등을 교차시킬 수도 없고[a] 엉덩이를 들어 올리지도 못해[b] 무게중심이 뒤쪽으로 넘어간[c] 상태를 보여준다. 원인은 2-1에서 설명한 준비가 선행되지 않았기 때문이다. 추가로 2-3의 경우처럼 팔을 뻗어 팔-어깨-손목을 연결하는 운동 사슬^{Kinetic Chain}이 체중을 감당하면 최종적으로 손목에 많은 부담이 된다. 손목 부상을 방지하기 위해서는 손목이 충분히 이완되어야 하기 때문에 사전에 손목, 손바닥 및 손가락을 이완시켜야 한다.

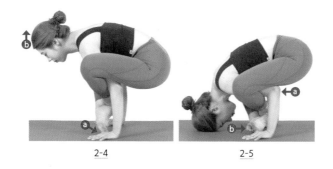

2-4   2-5

2-4. 발등을 걸고 엉덩이를 띄웠지만, 발을 바닥으로부터 들어 올리지 못해[a] 상체를 앞으로 숙이지 못한[b] 상태를 보여준다. 발이 바닥에 닿아 있어서 상체를 숙이려고 할 때 저항으로 작용하는데 이는 엉덩허리근과 모음근의 근력이 충분치 못하여 허벅지를 몸통 쪽으로 더 끌어올리지 못하기 때문이다.

2-5. 발등을 걸고 상체를 숙였지만, 다시 상체를 들어 올리기 위해서는 발이 바닥으로부터 들려 있어야 하는데 팔이 충분히 펴지지 못해[a] 높이가 낮아지고 발가락과 발등이 바닥에 닿은[b] 상태를 보여준다. 뒤꿈치를 엉덩이로 끌어올리지 못해 발등과 발가락이 바닥에 닿아 있어서 상체를 들어 올리려고 할 때 저항으로 작용하는데 이는 팔과 어깨의 근력이 충분치 못하기 때문이다. 팔과 어깨의 근력을 강화하여 팔을 더 펴서 지면으로부터 높이를 높여야 상체를 들어 올릴 수 있다.

3. 핸즈온 방법

3-1부터 3-7까지는 부자피다사나에서 상체를 숙이면서 다시 올라와 짜뚜랑가 단다사나까지 자세를 전환할 때 핸즈온 하는 방법을 제시한다. 부자피다사나에서 핸즈온의 목적은 근력이 부족한 수련생도 자세를 해볼 수 있도록 돕거나 부상을 예방하는 것이다. 수련생은 근력이 부족한 상태에서 지도자의 도움으로 아사나를 수행한다 하더라도 근본적으로는 아사나 완성을 위한 기초 근력을 길러야 한다.

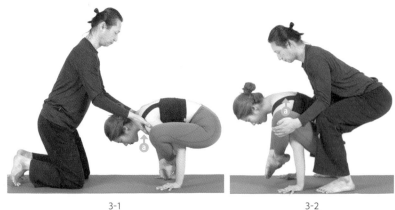

3-1   3-2

3-1. 지도자는 수련생의 앞쪽에서 수련생이 상체를 숙일 때 어깨와 팔의 근력이 충분치 않아 앞으로 넘어져 얼굴에 부상이 발생하지 않도록 수련생의 양어깨에 가볍게 손을 댄 상태[a]에서 안전하게 상체를 숙이도록 핸즈온 하는 방법을 제시한 것이다.

3-2. 수련생이 발등을 교차했을 때 지도자는 수련생의 뒤쪽에서 수련생이 양 허벅지를 몸에 더 확고히 밀착시켜[a] 몸의 중심을 향해 모으도록 핸즈온 하는 방법을 제시한 것이다.

3-3. 3-2 상태에서 수련생의 팔과 어깨의 근력이 충분치 않은 상태에서 상체를 숙이려고 할 때 지도자는 수련생의 뒤쪽에서 수련생의 정강이를 잡고 살짝 들어 올리면서[a] 하체의 무게를 지탱하는 힘을 도와 앞으로 숙일 수 있도록 핸즈온 하는 방법을 제시한 것이다.

3-4. 3-3 상태에서 수련생의 팔과 어깨의 근력이 충분치 않은 상태에서 자세를 전환하기 위해 팔을 펴고 상체를 들어 올리면서 티티바사나로 양다리를 앞으로 뻗어 올리려고 할 때 지도자는 수련생의 앞쪽에서 수련생의 뒤꿈치 잡고 들어 올리면서[a] 상체를 들어 올릴 수 있도록 핸즈온 하는 방법을 제시한 것이다.

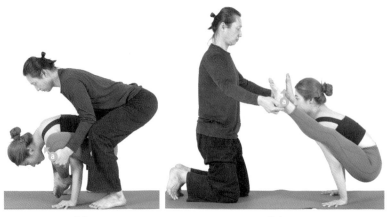

3-3   3-4

                                요가 핸즈온

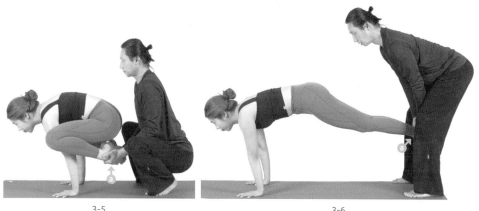

3-5   3-6

3-5. 수련생의 팔과 어깨의 근력이 충분치 않은 상태에서 짜뚜랑가 단다사나로 자세를
바꾸려고 할 때 지도자는 수련생의 뒤쪽에서 발등(발목)을 잡고 살짝 들어[a] 안전하
게 자세를 바꿀 수 있도록 핸즈온 하는 방법을 제시한 것이다.

3-6. 수련생의 팔과 어깨의 근력이 충분치 않은 상태에서 짜뚜랑가 단다사나에서 다리
를 뻗어 점프 백으로 자세를 바꾸려고 할 때 지도자는 수련생의 뒤쪽에서 발등(발
목)을 잡고[a] 안전하게 자세를 바꿀 수 있도록 핸즈온 하는 방법을 제시한 것이다.

3-7. 수련생의 팔과 어깨의 근력이 충분치 않은 상태에서 점프 백 후 낮은 판자 자세
Low Plank 로 안착하려고 할 때 지도자는 수련생의 뒤쪽에서 발등(발목)을 잡아[a] 안
전하게 자세를 바꿀 수 있도록 핸즈온 하는 방법을 제시한 것이다.

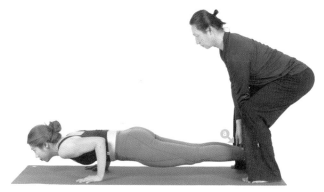

3-7

쿠르마사나

(Kurmasana)

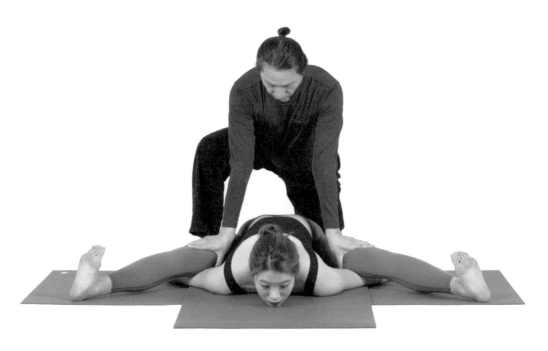

1. 정렬 상태의 쿠르마사나

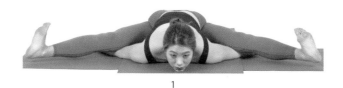

1

쿠르마사나는 강력한 전굴 자세 중의 하나이다. 앞 장에서 배운 부자피다사나와 같이 어깨를 오금 밑으로 집어넣는 방법을 정확히 알고 수행하는지에 따라 아사나의 완성도와 부상의 가능성이 달라진다.

쿠르마사나에서는 팔을 내회전시킨 상태에서 양옆으로 펼쳐 허벅지 아래쪽으로 넣은 후 허벅지로 어깨를 눌러야 한다. 이때 어깨가 충분히 오금 밑으로 들어가지 않으면 팔꿈치에서 과도한 신장$^{Hyper\ Extension}$이 발생하며 부상으로 이어질 수 있다. 추가적으로 하체 뒤쪽의 유연성이 충분치 않아도 부상이 더해질 수 있으므로 위 두 가지 내용에 유의하면서 아사나 수행을 한다.

2. 정렬 상태를 벗어난 쿠르마사나

아래 제시한 정렬 상태를 벗어난 쿠르마사나는 사실 바르지 않은 자세라는 개념과는 다르게 볼 필요가 있다. 쿠르마사나는 다른 아사나에 비해 유연성이 더욱 많이 필요하다. 따라서 쿠르마사나 수행 전에 유연성이 충분히 준비되지 않으면 아래와 같이 정렬이 깨질 수밖에 없다. 다른 아사나의 경우 알아차림이 부족하거나 해부학적 정렬에 대한 이해가 부족해서 정렬을 벗어나곤 하지만 쿠르마사나는 그러한 이유들 외에 더 근본적으로 유연성 문제가 정렬에 영향을 많이 끼친다.

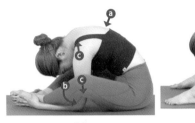
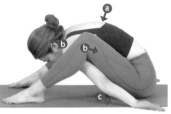

2-1   2-2

2-1. 관상면에서 볼 때 등이 말려[a] 척추 중립이 깨지고 무릎이 측면으로 벌어진 외회전 상태[b]에 어깨로부터 오금이 멀어진 상태[c]를 보여준다. 이 상태에서는 척추 중립이 무너져 장기가 압박되어 생리적 기능이 떨어지고 가로막의 움직임이 제한되어 호흡이 빠르고 짧아지며 호흡 횟수가 증가한다.

더 중요한 사안은 쿠르마사나를 수행하기 위해서는 어깨가 오금에 최대한 가까이 밀착되어 있어야 하는데 다리가 외회전되어 있기 때문에 근본적으로 쿠르마사나를 수행하기 어렵다는 점이다.

2-2. 관상면에서 볼 때 등이 말려[a] 척추 중립이 깨지고 어깨와 오금이 밀착되지 않았고[b] 팔이 수평보다 뒤쪽을 향해 있어서[c] 허벅지 아래쪽에 놓여있는 상태에서 다리를 뻗어 상체를 낮추면 하중이 더 많이 실리기 때문에 팔꿈치에 압력이 증가하면서 과도한 신장으로 변형되고 통증이 생길 수 있다.

3. 핸즈온 방법

쿠르마사나에서 처음에 어깨를 오금 및 허벅지 아래쪽으로 깊숙이 집어넣기 위해서는 다리를 외회전시키고 고관절을 이완해야 한다. 하지만 완성 자세에서는 다리를 내회전시키고 넙다리네갈래근을 수축하여 다리를 완전히 뻗어 뒤꿈치를 들어 올려 어깨를 더 압박하면서 상체의 전굴을 깊게 해야 한다. 핸즈온 역시 위의 원칙을 이해하고 진행한다.

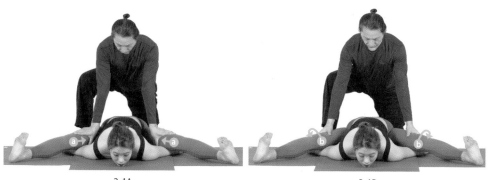

3-1A   3-1B

3-1. 지도자는 수련생의 뒤쪽에서 수련생이 어깨를 오금 및 허벅지 뒤쪽으로 집어넣을 때는 공간 확보를 위해 수련생의 다리가 외회전 될 수 있도록 핸즈온 하는 방법을 제시한 것이다.

3-1A와 같이 허벅지를 잡는다[a].

3-1B와 같이 허벅지를 잡아 외회전 시킨다[b]. 수련생의 몸 상태를 객관적으로 파악하고 점진적인 핸즈온을 하도록 한다.

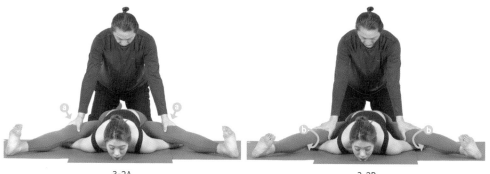

3-2A   3-2B

3-2. 지도자는 수련생의 뒤쪽에서 수련생의 뻗은 다리가 내회전될 수 있도록 핸즈온 하는 방법을 제시한 것이다. 이때 허벅지의 넙다리네갈래근을 수축하도록 구두로 같이 지시한다.

3-2A와 같이 허벅지를 잡는다[a].

3-2B와 같이 허벅지를 잡아 내회전 시킨다[b].

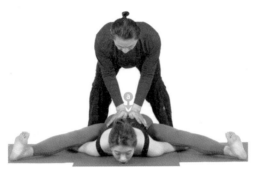

3-3

3-3. 지도자는 수련생의 뒤쪽에서 골반을 눌러[a] 모음근을 더 깊게 이완시켜 어깨를 좀
 더 깊이 압박할 수 있도록 핸즈온 하는 방법을 제시한 것이다. 이때 수련생의 모
 음근 및 하체 뒤쪽의 유연성이 충분치 않으면 부상이 발생할 수 있으므로 수련생
 의 몸 상태를 객관적으로 파악하고 점진적인 핸즈온을 하도록 한다.

숩따 쿠르마사나

(Supta Kurmasana)

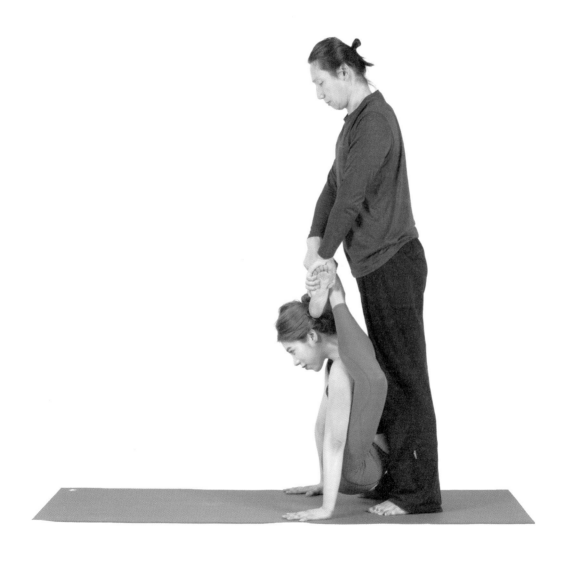

1. 정렬 상태의 숩따 쿠르마사나

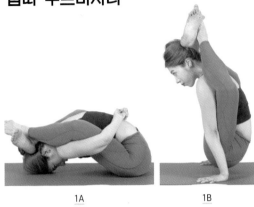

1A   1B

숩따 쿠르마사나는 다리의 외회전 및 고관절 이완, 하체 뒤쪽의 깊은 이완 그리고 팔과 어깨의 근력이 충분히 갖춰질 때 자연스러운 아사나 수행이 가능하다. 쿠르마사나에서 적용되었던 모든 원칙이 숩따 쿠르마사나에서도 동일하게 적용되며 추가로 하체 뒤쪽의 더 깊은 이완과 팔과 어깨의 강화가 필요하다. 하체 뒤쪽이 충분히 이완되지 않은 상태에서 양발을 뒤통수와 목 뒤로 교차할 경우 목에 과도한 긴장이 생길 수 있고 또한 부족한 유연성을 보상하기 위해 상체 전면은 수축하게 된다. 이때 호흡이 과도하게 짧아지거나 장기의 압박이 커지며 긴장이 증가하고 더 나아가 갈비뼈에 과도한 압력이 가해지면 골절 등의 위험이 있으므로 특별히 주의해야 한다. 숩따 쿠르마사나 수행 전에 반드시 하체 뒤쪽의 유연성을 충분히 길러야 한다.

2. 정렬 상태를 벗어난 숩따 쿠르마사나

숩따 쿠르마사나는 정렬을 적용하는 것이 별다른 의미를 갖지 않는다. 아쉬탕가 요가 프라이머리 시리즈의 다른 어떤 아사나보다 신체에 많은 스트레스를 줄 수 있는 아사나이기 때문에 부상을 방지하기 위해서는 하체 뒤쪽의 충분한 이완을 통해서 최대한 안전한 수련을 해야 하고 현재 자신의 몸이 가진 가동범위^{Range of Motion}를 무리해서 넘어가지 않도록 주의해야 한다. 하체 뒤쪽의 유연성이 충분치 않으면 자연스러운 아사나 자체가 불가능하기 때문에 여기서는 유연성에 대한 부분만 언급한다.

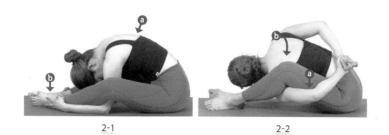

2-1   2-2

2-1. 관상면에서 볼 때 등이 과도하게 말려 척추 중립이 깨지고[a] 발목을 목 뒤에서 교차하지 못하여 바닥에 내려 두고 양손도 등 뒤에서 잡지 못하여 바닥의 발목을 잡은 상태[b]를 보여준다. 가장 주된 원인은 하체 뒤쪽의 유연성이 부족하기 때문이다.

2-2. 등 뒤에서 팔을 감을 때 양다리에 팔을 둘러 감지 못하고 한쪽 다리만 팔로 감아[a] 몸이 측면으로 기울어[b] 등이 보이는 상태를 보여준다.

3. 핸즈온 방법

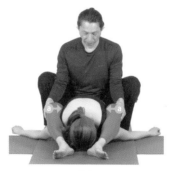

3-1

3-1. 지도자는 수련생의 뒤쪽에서 수련생의 접은 무릎이 몸에 더 밀착될 수 있도록 몸쪽으로 다리를 미는[a] 방법을 제시한 것이다. 양 허벅지를 몸쪽으로 밀착시키지 않으면 어깨가 오금 및 허벅지 아래쪽에서 빠져나오면서 팔을 등 뒤로 감을 수 없고 발목을 목 뒤에서 교차시킬 수도 없다.

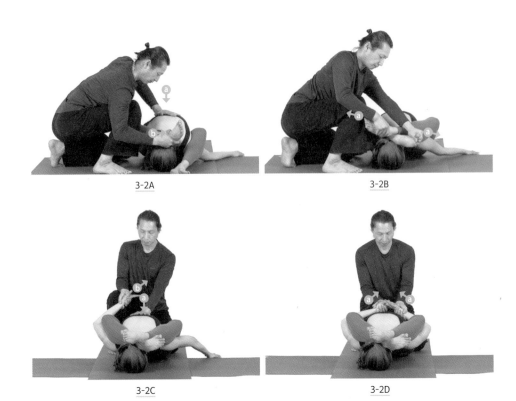

3-2A   3-2B

3-2C   3-2D

3-2. 엎드린 상태에서 양 발목을 목 뒤로 얹어 교차하고 등 뒤에서 양손을 잡을 수 있
도록 핸즈온 하는 방법을 제시한 것이다.

3-2A는 지도자는 수련생의 앞쪽에서 한 손은 등을 눌러[a] 몸이 흔들리지 않도록
안정화시키고 다른 한 손은 발목을 잡고 수련생이 발목을 목 뒤로 걸칠 수 있도
록[b] 돕는 방법을 제시한 것이다.

3-2B는 3-2A상태에서 유연성이 허용된다면 지도자는 수련생의 앞쪽에서 수련생
이 양 발목을 목 뒤에서 교차[a] 시킬 수 있도록 돕는 방법을 제시한 것이다. 양발
을 잡고 살짝 들어 올리면 상체가 더 깊숙이 숙일 수 있는 공간이 생겨 발목을
목 뒤에서 교차시키기가 쉬워진다.

3-2C는 3-2B 상태에서 한쪽 팔을 등 뒤로 감을 수 있도록 돕는 방법을 제시한
것이다. 지도자는 수련생의 뒤쪽에서 한 손은 골반에 대고 앞으로 누르고[a] 다른
한 손은 수련생의 손목을 잡고 팔을 당긴다[b].

3-2D는 3-2C 상태에서 한쪽 팔을 마저 등 뒤로 감아 양손을 맞잡을 수 있도록
돕는 방법을 제시한 것이다. 지도자는 수련생의 뒤쪽에서 한 손씩 수련생의 손목
을 잡아 등 뒤로 당겨[a] 수련생이 등 뒤에서 양손을 잡을 수 있도록 돕는다.

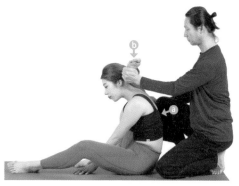

3-3A

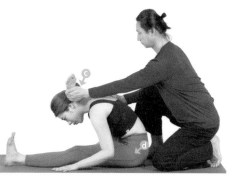

3-3B

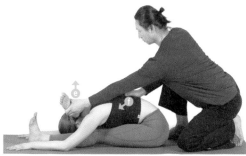

3-3C

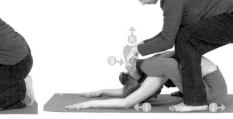

3-3D

3-3. 앉은 상태에서 먼저 한 다리를 목 뒤로 얹어 두고 상체를 전굴케 하여 양 발목을 목 뒤로 얹어 교차하고 등 뒤에서 양손을 잡을 수 있도록 핸즈온 하는 방법을 제시한 것이다.

3-3A는 지도자는 수련생의 뒤쪽에서 정강이와 무릎으로 수련생의 등을 받쳐[a] 몸이 뒤로 넘어지지 않도록 하고 수련생의 한 다리를 목 뒤로 얹는다[b].

3-3B는 지도자는 수련생의 뒤쪽에서 목 뒤에 얹은 수련생의 발을 잡고[c] 고관절을 축으로 천천히 전굴하도록[d] 돕는다.

3-3C는 지도자는 수련생의 뒤쪽에서 목 뒤에 얹은 수련생의 발을 잡고 약간 들어 올리면서[e] 다른 한 손은 등을 가볍게 누르면서[f] 척추를 길게 늘인다.

3-3D는 지도자는 수련생의 뒤쪽에서 다른 한 다리의 발목을 목 뒤에 얹어 발목을 교차시키도록 하고[g] 발목을 들어 올리면서[h] 수련생이 몸을 더 길게 늘일 수 있게[i] 한다.

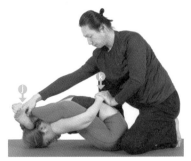

3-3E

3-3E는 지도자는 수련생의 뒤쪽에서 한 손은 목 뒤에서 교차한 발을 잡아[j] 발목이 풀리지 않도록 유지하고 다른 한 손은 수련생의 등 뒤로 감은 손을 잡아[k] 손이 풀리지 않도록 한다.

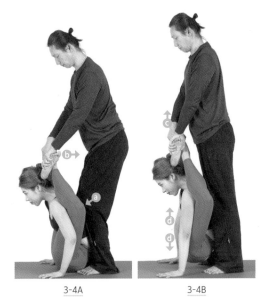

3-4A   3-4B

3-4. 숩따 쿠르마사나에서 목 뒤로 다리를 걸고 상체를 세우고 그 상태에서 몸을 들어 올리도록 핸즈온 하는 방법을 제시한 것이다.

3-4A는 지도자는 수련생의 뒤쪽에서 양 무릎으로 수련생의 등을 받치고[a] 양손은 발을 잡고 당겨 몸을 확장시킨다[b].

3-4B는 지도자는 수련생의 뒤쪽에서 목 뒤에 얹은 수련생의 발을 잡고 위로 당기면서[c] 수련생이 팔을 펴[d] 몸을 들어 올리는 것을 돕는다.

가르바 핀다사나 & 쿡쿠타사나
(Garbha Pindasana & Kukkutasana)

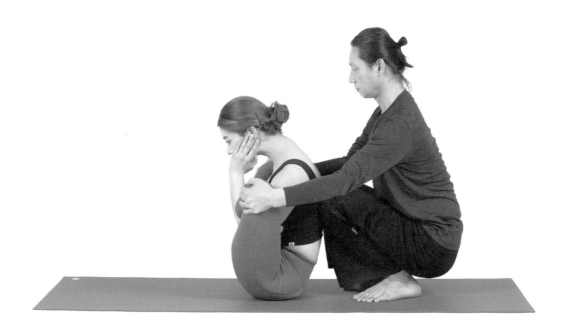

1. 정렬 상태의 가르바 핀다사나 & 쿡쿠타사나

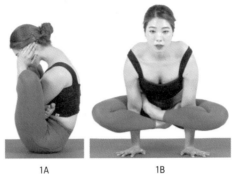

1A   1B

가르바 핀다사나와 쿡쿠타사나는 연결해서 설명하는 것이 흐름상 자연스럽다. 가르바 핀다사나에서 팔과 다리의 결속을 풀지 않고 자연스럽게 뒤로 굴러 시계 방향으로 아홉 번 구르고 마지막 아홉 번째에서 쿡쿠타사나로 연결되어 기본적인 아사나의 틀이 바뀌지 않기 때문이다.

위 두 아사나에서는 결가부좌 상태에서 양팔을 종아리와 허벅지 뒤쪽의 좁은 공간으로 집어넣기 때문에 발목이 충분히 이완되어 있어야 종아리의 통증 없이 아사나를 수행할 수 있다. 물론 엉덩이–허벅지–종아리 세 부위가 모두 충분히 이완되어야 발목의 통증을 줄일 수 있다.

추가로 두 자세 모두 정지 상태로 자세를 유지할 때는 엉덩허리근을 위시한 굽힘근이 충분히 강화되어야 한다. 쿡쿠타사나는 팔을 펴서 엉덩이를 띄우기 때문에 팔과 어깨가 체중을 유지할 수 있을 정도로 강화되어야 한다. 쿡쿠타사나를 관상면에서 볼 때 전체적으로 몸이 살짝 전방으로 기울기 때문에 손목이 과신전^{Hyperextension} 되는데 사전에 손목의 가동범위를 충분히 확보해야 한다.

2. 정렬 상태를 벗어난 가르바 핀다사나 & 쿡쿠타사나

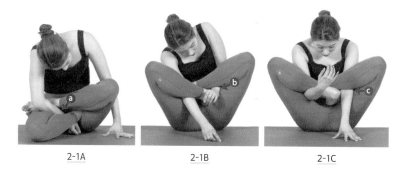

2-1A   2-1B   2-1C

2-1. 가르바 핀다사나를 수행할 때 가부좌 상태에서 양팔을 종아리와 허벅지 뒤쪽 사이 공간을 통해 집어넣고 가르바 핀다사나를 완성하는데 어려움 생기는 원인을 제시한 것이다. 팔을 깊숙이 집어넣을 수 없는 주된 원인은 발목이 유연하지 않기 때문이다. 물론 종아리나 허벅지 뒤쪽이 두꺼울 경우 역시 팔을 집어넣는 것을 방해할 수 있지만, 그보다는 발목의 유연성이 가장 큰 원인이 된다.

2-1A는 가부좌에서 아래쪽에 놓은 종아리와 허벅지 뒤쪽에 아예 공간이 없어 팔을 집어넣을 수 없는 상태[a]를 보여준다.

2-1B는 팔까지 집어넣었지만 반대 팔을 집어넣을 공간이 없어[b] 다음으로 진행할 수 없는 상태를 보여준다.

2-1C는 한쪽 팔은 집어넣고 구부렸지만 반대 팔을 집어넣은 후 공간이 없어 반대 팔을 구부리기 어려운 상태[c]를 보여준다.

2-2. 가르바 핀다사나를 관상면에서 볼 때 억지로 양팔을 종아리와 허벅지 뒤쪽 사이 공간을 통해 집어넣었지만, 충분히 들어가지 않아[a] 무게중심이 뒤쪽으로 무너지면서[b] 등이 말려[c] 척추 중립이 깨진 상태를 보여준다. 이 상태에서는 요추에 과도한 자극이 가해지면서 통증이 발생하기 쉽고 장기가 압박되어 생리적 기능이 떨어지고 가로막의 움직임이 제한되어 호흡이 빠르고 짧아지며 호흡 횟수가 증가한다.

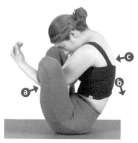

2-2

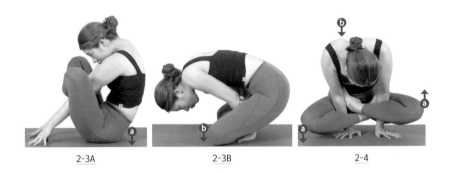

2-3A   2-3B   2-4

2-3. 쿡쿠타사나 수행에서 정렬이 깨진 상태를 보여준다. 아홉 번의 등 구르기 후 쿡쿠타사나로 자세를 유지하려고 할 때 엉덩허리근을 위시한 굽힘근이 충분히 강화되지 못해서 드러나는 정렬이 깨진 상태를 제시한 것이다. 엉덩허리근의 문제 외에 추가로 팔과 어깨의 근력이 충분히 강화되지 않아도 쿡쿠타사나로 자세를 유지할 수 없다.

2-3A은 등으로 굴렀다 올라올 때 반동이 약하거나 엉덩허리근을 위시한 굽힘근이 약해 아예 엉덩이를 들어 올리지 못한[a] 상태를 보여준다.

2-3B은 엉덩이와 무릎을 들어 올렸다 하더라도 지속적으로 유지하기 어려워 무릎을 바닥에 내려놓은[b] 상태를 보여준다.

2-4. 쿡쿠타사나 수행에서 정렬이 깨진 상태를 보여준다. 시상면에서 볼 때 한쪽 무릎이 다른 쪽 무릎보다 낮아진 비대칭[a] 상태를 보여준다. 양쪽 다리의 엉덩허리근 및 모음근의 근력이 비대칭이거나 평소 무게중심이 한쪽으로 치우쳐 있던 습관이 알아차림 하지 않아 드러났거나 종아리와 허벅지 뒤쪽 사이 공간이 압박되어 통증이 생겨 보상하기 위해 한쪽을 낮췄기 때문이다. 여러 가능성이 있고 단일한 원인일 수도 복합적인 원인일 수도 있다. 추가로 어깨뼈가 흉곽[Rib Cage]에 밀착되지 못하고 들려 있는데[b] 이는 어깨와 손목의 부상을 야기할 뿐만 아니라 몸을 들어 올릴 때 힘의 손실을 초래한다. 어깨뼈와 흉곽이 밀착되기 위해서는 앞톱니근[Serratus Anterior]을 수축해야 하고 이때 등은 뒤로 밀리면서 내밈[Protraction] 상태가 된다.

3. 핸즈온 방법

가르바 핀다사나와 쿡쿠타사나 핸즈온은 자세가 비교적 어렵고 충분한 유연성과 강한 근력이 필요한 아사나이기 때문에 수련생의 몸 상태를 과도하게 자극하지 않는 선에서 핸즈온 하도록 한다.

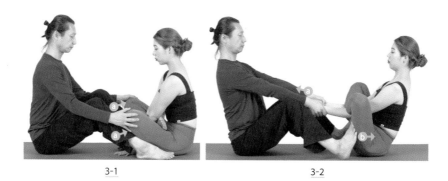

3-1   3-2

3-1. 지도자는 수련생이 가부좌한 상태에서 종아리와 허벅지 뒤쪽 사이로 손을 집어넣을 수 있도록 지도자의 정강이로 수련생의 정강이를 받쳐[a] 여유 공간을 가질 수 있도록 핸즈온 하는 방법을 제시한 것이다.

3-2. 지도자는 수련생의 앞쪽에 앉아 수련생이 팔을 종아리와 허벅지 뒤쪽 사이로 집어넣을 때 수련생의 팔을 당기고[a] 뒤넙다리근은 발로 밀면서[b] 더 깊숙이 집어넣을 수 있도록 핸즈온 하는 방법을 제시한 것이다. 집어넣을 팔의 땀이 충분치 않아 마찰이 클 경우 스프레이로 물을 뿌려 팔과 다리가 미끄러운 상태에서 팔을 집어넣는데 그로 인해 수련생의 손이 미끄럽기 때문에 필요시 지도자는 수건으로 수련생의 손목을 감싸고 팔을 당긴다.

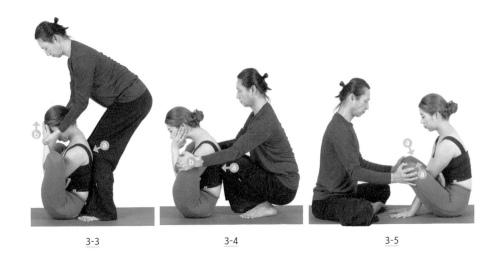

3-3   3-4   3-5

3-3. 지도자는 수련생의 뒤쪽에 서서 양 무릎으로 수련생의 등을 지지하고[a] 양손으로 수련생의 손목을 잡고 당겨서[b] 수련생의 팔이 더 깊숙이 들어갈 수 있도록 핸즈온 하는 방법을 제시한 것이다. 지도자의 상체가 굽기 때문에 척추 중립이 깨지면 허리 부상이 생길 수 있으므로 무릎을 구부려 자세를 낮추더라도 지도자의 척추 중립이 무너지지 않도록 주의한다.

3-4. 지도자는 수련생의 뒤쪽에 쪼그리고 앉아서 양 무릎으로 수련생의 등을 지지하고[a] 양손으로 수련생의 무릎 측면을 잡고 당겨서[b] 수련생의 팔이 더 깊숙이 들어갈 수 있도록 도우면서 척추를 곧추세울 수 있도록 핸즈온 하는 방법을 제시한 것이다. 지도자의 상체가 굽기 때문에 척추 중립이 깨지면 허리 부상이 생길 수 있으므로 뒤꿈치를 들더라도 지도자의 척추 중립이 무너지지 않도록 주의한다.

3-5. 지도자는 수련생의 앞쪽에서 수련생의 양 무릎을 몸의 중심(정중선)을 향해 모아[a] 가부좌가 더 단단히 조여질 수 있도록 핸즈온 하는 방법을 제시한 것이다.
발목의 유연성이 떨어질 경우 가부좌가 풀리게 되고 이때 발목에 자극이 강하게 가면서 통증이 발생할 수 있는데 양 무릎 사이를 더 좁히면 발목이 서혜부 깊숙이 안착하면서 통증이 줄어든다.

3-6. 가르바 핀다사나 후 아홉 번 등 구르기를 할 때 굽힘근이 충분히 강하지 못하여 등으로 누운 후 다시 올라오지 못하는 경우 지도자가 수련생의 무릎을 잡고 구르기를 돕는 핸즈온 방법을 제시한 것이다.

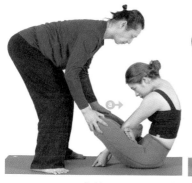
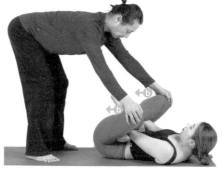

3-6A   3-6B

3-6A는 뒤로 구를 때 반동을 크게 주기 위해 지도자는 수련생의 앞쪽에서 양 무릎을 잡고 뒤로 굴려주는[a] 방법을 제시한 것이다.

3-6B는 앞으로 올라올 때 반동을 크게 주기 위해 지도자는 수련생의 앞쪽에서 양 무릎을 잡고 앞쪽으로 당겨주는[b] 방법을 제시한 것이다.

3-7. 쿡쿠타사나에서 자세를 안정적으로 유지할 수 있도록 핸즈온 하는 방법을 제시한 것이다.

3-7A는 지도자는 수련생의 앞쪽에서 무릎을 꿇고 앉아 수련생의 양 팔을 잡고 앞쪽으로 당기면서[a] 수련생의 정강이가 지도자의 허벅지에 맞닿아[b] 중심을 잡을 수 있도록 돕는 방법을 제시한 것이다.

3-7B는 지도자의 허벅지를 빼고 수련생 스스로 무게중심을 유지할 수 있을 때까지 서서히 팔만 계속 잡아[c] 자세를 유지하도록 돕는 방법을 제시한 것이다.

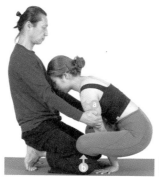
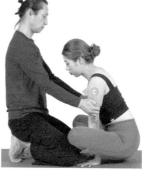

3-7A   3-7B

받다 코나사나

(Baddha Konasana)

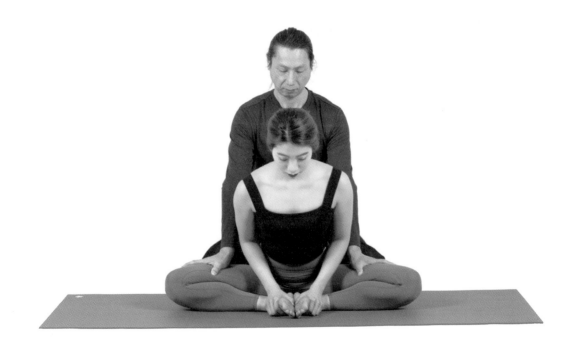

1. 정렬 상태의 받다 코나사나

받다 코나사나는 A, B, C로 이루어져 있는데 A는 척추 중립자세로 호흡 5회, B는 척추 중립을 유지하면서 고관절을 축으로 상체를 숙여 턱이 바닥 가까이 닿는 자세로 호흡 5회, C는 등을 말아 이마를 양 발바닥 사이에 댄 자세로 호흡 5회를 한다. 받다 코나사나는 고관절의 가동범위$^{Range\ of\ Motion,}$ ^{ROM}가 중요한데, 모음근이 충분히 이완되어 다리의 외회전이 자연스럽게 될 때 편안하게 아사나를 수행할 수 있다. 모음근이 충분히 이완되지 않으면 양 발바닥을 밀착했을 때 양 무릎이 높게 들리면서 무게중심이 불안정해진다. 그러면 이를 보상하기 위해 등이 말리고 척추 중립이 깨진다. 다리의 외회전이 자연스럽지 않은 이유는 모음근과 밀접한 관계가 있으며 골격의 구조적인 요인으로는 넓다리뼈 전방경사$^{Femoral\ Anteversion}$나 골반과 고관절이 형성된 골격 구조 자체의 한계가 주된 원인이 되기도 한다. 고관절의 가동범위는 주변 결합조직(인대, 힘줄, 근육, 근막 등)뿐만 아니라 골격의 모양의 영향

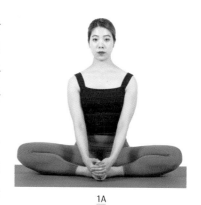

1A

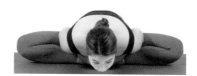

1B

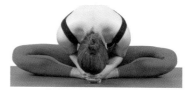

1C

을 받는다. 따라서 무리한 수련보다는 점진적인 이완을 통한 수련이 필요하다. 추가로 받다 코나사나 C는 A와 B에 필요한 요건과 더불어 등근육도 충분히 이완되어야 자연스럽게 수행할 수 있다.

2. 정렬 상태를 벗어난 받다 코나사나

받다 코나사나는 위에서 언급한 근육이 충분히 이완되지 않으면 자연스러운 아사나를 수행하기 어렵다. 몸이 준비되지 않은 상태에서 정렬을 깨고 아사나를 수행하는 것보다

는 양발을 평좌(또는 평좌에 가깝게 만들어) 무릎이 들리지 않는 수준에서 받다 코나 사나를 수행하기를 권한다.

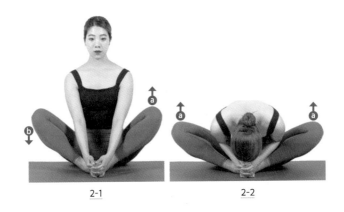

2-1   2-2

2-1. 시상면에서 볼 때 양 무릎이 바닥으로부터 들려 있고[a] 양 무릎의 높이가 다른 상태[b]를 보여준다.

2-2. 상체를 숙였을 때 여전히 양 무릎이 바닥으로부터 들려 있는[a] 상태를 보여준다.

3. 핸즈온 방법

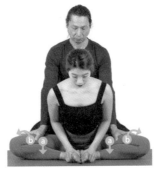

3-1

3-1. 지도자는 수련생의 뒤쪽에 앉아서 수련생의 허벅지를 수직으로 누르면서[a] 외회전시키는[b] 핸즈온 방법을 제시한 것이다.

요가 핸즈온

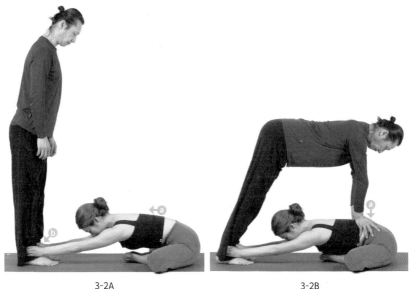

3-2A   3-2B

3-2. 지도자는 수련생의 앞쪽에서 핸즈온 하는 방법을 제시한 것이다.

3-2A는 수련생이 고관절을 축으로 상체를 숙였을 때 척추 중립을 유지하면서[a] 더 깊은 자극을 줄 수 있도록 앞쪽 멀찍이 서있는 지도자의 발목을 잡게 하는[b] 방법을 제시한 것이다.

3-2B는 3-2A에서 지도자는 상체를 숙여 수련생의 골반을 아래로 누르면서[a] 전굴을 깊게 하고 모음근 및 고관절이 이완되도록 만드는 방법을 제시한 것이다. 지도자가 상체를 숙일 때 척추 중립이 유지될 수 있도록 주의한다.

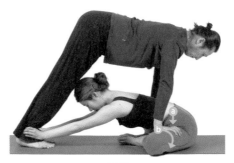

3-2C

3-2C는 3-2A에서 지도자는 상체를 숙여 수련생의 허벅지를 아래로 누르면서[a] 다리를 외회전시키는[b] 방법을 제시한 것이다. 지도자가 상체를 숙일 때 척추 중립이 유지될 수 있도록 주의한다.

3-3. 지도자는 수련생의 뒤쪽에
서서 상체를 숙이면서 체중
을 앞으로 던져^a 수련생의
허벅지를 수직으로 누르면서^b
모음근 및 고관절이 이완되
도록 만드는 핸즈온 방법을
제시한 것이다.

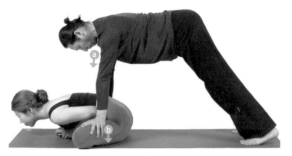

3-3

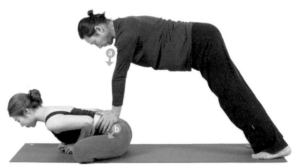

3-4

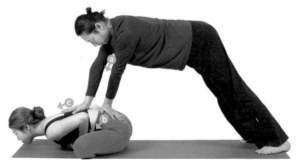

3-5

3-4. 지도자는 수련생의 뒤쪽에 서서 상체를 숙이면서 체중을 앞으로 던져^a 수련생의
골반을 앞으로 아래로 누르면서^b 모음근 및 고관절이 이완되도록 만드는 핸즈온
방법을 제시한 것이다.

3-5. 지도자는 수련생의 뒤쪽에 서서 상체를 숙이면서 체중을 앞으로 던져^a 한 손은 수
련생의 골반을 앞으로 아래로 누르면서^b 모음근 및 고관절이 이완되도록 만들고
다른 한 손은 등을 아래로 앞으로 늘이면서^c 척추 중립을 유지하도록 하는 핸즈
온 방법을 제시한 것이다.

요가 핸즈온

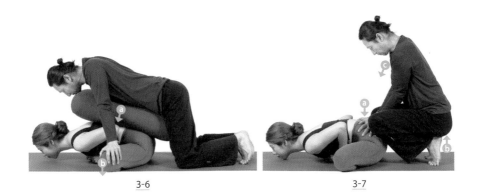

3-6

3-7

3-6. 수련생이 전굴을 깊게 할 수 있도록 지도자는 볼스터를 사이에 두고 상체의 체중을 전이시키고[a] 양손으로 수련생의 허벅지 안쪽을 눌러[b] 모음근 및 고관절이 이완되도록 만드는 핸즈온 방법을 제시한 것이다.

3-7. 지도자는 수련생의 뒤쪽에서 양손을 수련생의 골반에 대고[a] 뒤꿈치를 들어 올리면서[b] 무게중심을 앞쪽으로 무너뜨려[c] 모음근 및 고관절이 이완되도록 만드는 핸즈온 방법을 제시한 것이다. 뒤꿈치를 들어 올리면 지도자의 신체 하중을 수련생의 몸으로 전이시키기 쉽다.

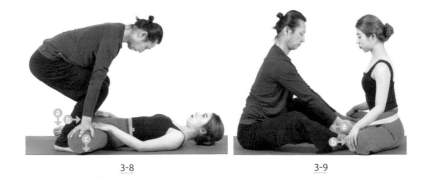

3-8

3-9

3-8. 지도자의 도움을 받아 예비 아사나를 수행하는 방법을 제시한 것이다. 예비 아사나에서 핸즈온을 하는 경우가 많지는 않지만 고관절의 긴장이 높거나 모음근이 충분히 이완되지 않았을 경우 핸즈온을 통해 정확한 자세의 인지나 방법을 익힐 수 있다.
수련생은 발바닥을 맞대고[a] 등으로 누운 상태에서 지도자의 정강이로 수련생의 정강이를 밀고[b] 양손으로 무릎 안쪽을 짚고 아래로 눌러[c] 모음근 및 고관절이 이완되도록 핸즈온 하는 방법을 제시한 것이다.

3-9. 지도자는 수련생의 앞에 앉아 스트랩으로 수련생의 골반을 둘러 당기고[a] 양발은 수련생의 정강이를 밀어[b] 모음근 및 고관절이 이완되도록 핸즈온 하는 방법을 제시한 것이다.

우파비스타 코나사나

(Upavistha Konasana)

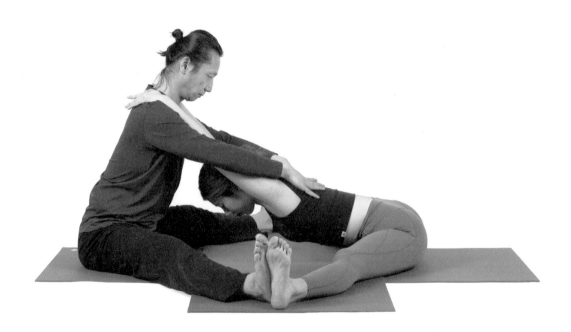

1. 정렬 상태의 우파비스타 코나사나

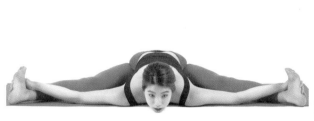
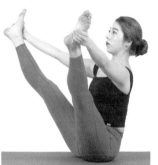

1A   1B

우파비스타 코나사나는 다리를 벌리고 엎드려 전굴하는 A와 A의 상태를 앉아서 유지하는 B로 이루어져 있다. 우파비스타 코나사나는 척추 중립 상태에서 고관절을 축으로 다리를 넓게 벌려 전굴하고 다시 전굴한 상태를 앉은 상태에서 재현하는 자세이기 때문에 기본적으로 깊은 전굴 아사나이며 추가적으로 하체 뒤쪽과 허벅지 안쪽을 이완시켜야 한다는 점이 특기할 만한 아사나이다.

전굴의 정도가 심화되고 있다는 의미는 하체 뒤쪽의 이완뿐만 아니라 하체 안쪽의 이완까지 수반되어야 하기 때문이다. 근육은 표면 근육이 이완되기 전에는 심부 근육을 이완시키기 어렵고 바깥 측면이나 뒤쪽 근육을 이완시키기 전에는 안쪽이나 앞쪽 근육을 이완시키기 어렵다. 따라서 하체 뒤쪽이 충분히 이완된 상태에서 하체 안쪽의 근육이 이완될 수 있다. 우파비스타 코나사나 B는 앉은 상태에서 자세를 유지하기 때문에 엉덩허리근을 위시한 굽힘근[Flexors]이 충분히 강화되어 있어야 한다.

우파비스타 코나사나 B에서 등이 말리는 경우가 있는데 대부분 굽힘근의 약화 하체 뒤쪽의 긴장이 주된 원인이다.

2. 정렬 상태를 벗어난 우파비스타 코나사나

관상면에서 볼 수 있는 우파비스타 코나사나의 무너진 정렬 상태 예시를 제시한다. 정렬이 깨지는 것을 예방하려면 현재 자신의 몸 상태를 객관화하고 각 아사나의 수련 목적이 무엇인지 이해해야 한다. 우파비스타 코나사나에서 정렬을 유지하는데 핵심이 되는 근육은 뒤넙다리근[Hamstrings]과 모음근[Adductors]이다.

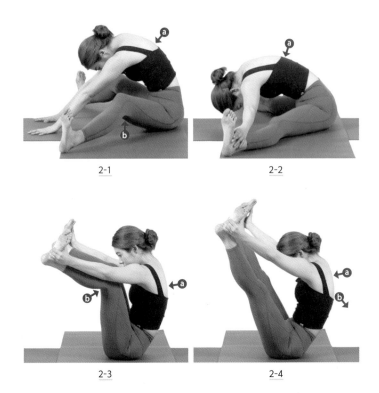

2-1   2-2

2-3   2-4

2-1. 관상면에서 볼 때 등이 말려[a] 척추 중립이 깨지고 오금이 들려 있는[b] 상태를 보여준다. 이 상태에서는 요추에 과도한 자극이 가해지면서 통증이 발생하기 쉽고 장기가 압박되어 생리적 기능이 떨어지고 가로막의 움직임이 제한되어 호흡이 빠르고 짧아지며 호흡 횟수가 증가한다. 하체 뒤쪽이 이완되지 않았기 때문에 이 모든 현상이 발생한다.

2-2. 관상면에서 볼 때 다리를 뻗고 전굴했지만 등이 말려[a] 척추 중립이 깨진 상태를 보여준다. 이 상태에서 역시 요추에 과도한 자극이 가해지면서 통증이 발생하기 쉽고 장기가 압박되어 생리적 기능이 떨어지고 가로막의 움직임이 제한되어 호흡이 빠르고 짧아지며 호흡 횟수가 증가한다. 하체 뒤쪽이 이완되지 않았기 때문에 이 모든 현상이 발생한다.

2-3. 2-1의 몸 상태에서 우파비스타 코나사나 B를 수행할 때 나타나는 전형적인 정렬이 깨진 상태를 보여준다. 등이 말려[a] 척추 중립이 깨지고 다리를 펴지 못한다[b].

2-4. 2-2의 몸 상태에서 우파비스타 코나사나 B를 수행할 때 나타나는 전형적인 정렬이 깨진 상태를 보여준다. 다리를 폈지만, 하체 뒤쪽의 유연성이 충분치 않아 이를

보상하기 위해 등이 말려[a] 척추 중립이 깨지고 무게중심을 맞추기 위해 등이 뒤쪽으로 무너진 상태를 보여준다[b].

3. 핸즈온 방법

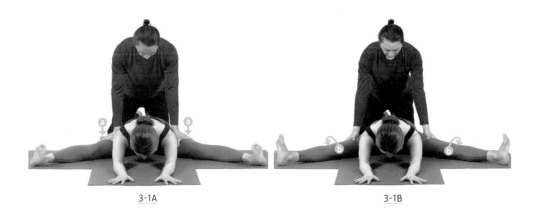

3-1A   3-1B

3-1. 지도자는 수련생의 뒤쪽에서 수련생의 다리가 외회전 되도록 핸즈온 하는 방법을 제시한 것이다.

모음근은 허벅지 안쪽의 근육이기 때문에 다리를 외회전시켜 모음근이 이완될 준비를 한 상태이다.

모음근이 충분히 이완되어 있지 않은 처음 상태부터 다리를 내회전시켜서 모음근을 늘이려고 하면 자극의 강도가 커 긴장이 생기고 상체가 깊게 전굴되기 어렵다.

따라서 처음에는 다리를 외회전시켜서 모음근을 부드럽게 이완시키고 상체가 전굴할 때 공간을 더 깊게 확보하는 것이 좋다.

3-1A와 같이 양손으로 허벅지를 잡는다[a].

3-1B와 같이 허벅지를 외회전[b] 시킨다.

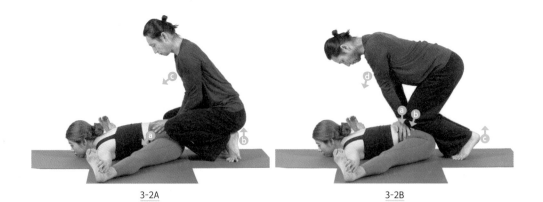

3-2A   3-2B

3-2. 지도자는 수련생의 뒤쪽에서 양손을 수련생의 골반에 대고 상체가 바닥에 더 깊게 밀착될 수 있도록 핸즈온 하는 방법을 제시한 것이다.

3-2A와 같이 지도자는 수련생의 뒤쪽에서 양손을 수련생의 골반에 대고[a] 아래로 앞으로 밀고 뒤꿈치를 들어 올리면서[b] 무게중심을 앞쪽으로 무너뜨려[c] 모음근 및 고관절이 이완되도록 만드는 핸즈온 방법을 제시한 것이다. 뒤꿈치를 들어 올리면 지도자의 신체 하중을 수련생의 몸으로 전이시키기 쉽다.

3-2B와 같이 지도자는 수련생의 뒤쪽에서 양손을 수련생의 골반에 대고[a] 무릎으로 수련생의 골반을 아래로 앞으로 누르고[b] 뒤꿈치를 들어 올리면서[c] 무게중심을 앞쪽으로 무너뜨려[d] 모음근 및 고관절이 이완되도록 만드는 핸즈온 방법을 제시한 것이다. 뒤꿈치를 들어 올리면 지도자의 신체 하중을 수련생의 몸으로 전이시키기 쉽다.

3-3. 지도자는 수련생의 뒤쪽에서 수련생의 골반과 요추에 손을 대고 무게중심을 전이시켜 상체가 바닥에 더 깊게 밀착될 수 있도록 핸즈온 하는 방법을 제시한 것이다. 지도자의 팔심으로 핸즈온 하는 것이 아니라 체중을 전이시켜 핸즈온 한다. 체중을 더 많이 전이시키고자 한다면 지도자의 상체를 더 앞으로 기울인다.

3-3A와 같이 지도자는 수련생의 뒤쪽에서 무릎을 바닥에 대고 상체를 일으켜 무게중심을 앞쪽으로 무너뜨려[a] 수련생의 골반을 아래로 앞으로 누르면서[b] 하체 뒤쪽과 안쪽 및 고관절을 이완시키는 핸즈온 방법을 제시한 것이다.

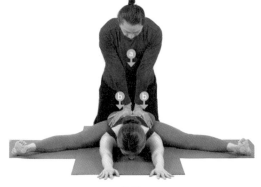

3-3A

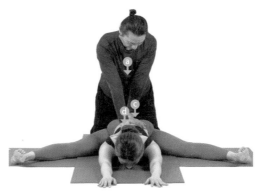

3-3B

3-3B와 같이 한 손은 수련생의 골반을 아래로 앞으로 누르면서[c] 하체 뒤쪽과 안쪽 및 고관절을 이완시키고 다른 한 손은 척추를 길게 늘이도록[d] 핸즈온 하는 방법을 제시한 것이다.

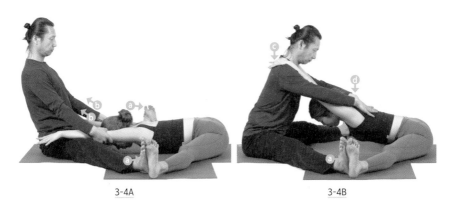

3-4A   3-4B

3-4. 지도자는 수련생의 앞쪽에 앉아 자극을 깊게 하는 핸즈온 방법을 제시한 것이다.

3-4A와 같이 지도자는 수련생의 앞쪽에 앉아 다리를 벌려 수련생의 발목을 밀면서[a] 수련생의 다리가 넓게 벌어지도록 만들고 그 상태에서 수련생의 팔을 잡고 당기면서[b] 자극을 깊게 하는 핸즈온 방법을 제시한 것이다. 수련생의 유연성을 고려하여 과도하게 당겨 부상이 발생하지 않도록 주의한다.

3-4B와 같이 지도자는 수련생의 앞쪽에 앉아 다리를 벌려 수련생의 발목을 밀면서[a] 수련생의 다리가 넓게 벌어지도록 만들고 그 상태에서 수련생의 손을 지도자의 어깨에 얹고[c] 지도자는 수련생의 어깨를 양손으로 눌러[d] 자극을 깊게 하는 핸즈온 방법을 제시한 것이다.

숩따 코나사나

(Supta Konasana)

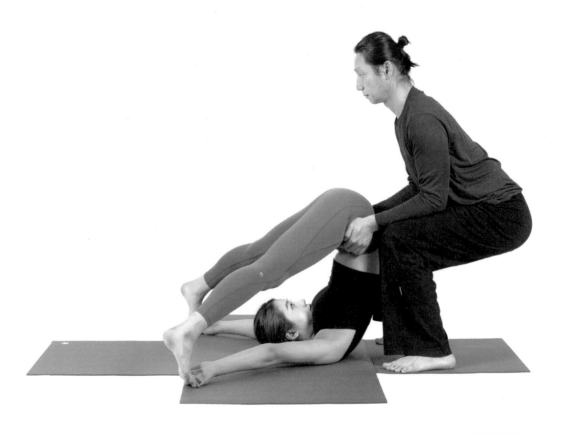

1. 정렬 상태의 숩따 코나사나

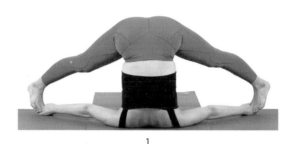

1

숩따 코나사나는 우파비스타 코나사나의 연장선에서 이해하면 도움이 된다. 우파비스타 코나사나의 다리를 넓게 벌리는 과정에서 하체 뒤쪽 및 안쪽을 충분히 이완한 뒤 숩따 코나사나를 하게 된다. 숩따 코나사나는 목과 어깨를 기반으로 다리를 넓게 벌려 유지하는 자세이다. 다리를 벌리기 위해서 하체 뒤쪽과 안쪽이 충분히 이완되어 있어야 하고 추가로 목과 어깨를 연결하는 근육들도 이완되어야 한다. 자세에 필요한 근육이 충분히 이완되지 않으면 이를 보상하기 위해 등이 말리고 무릎을 펼 수 없고 무게중심이 뒤로 무너져 자연스러운 아사나 수행이 어려워진다. 전환 자세는 우파비스타 코나사나의 내용을 참조한다.

2. 정렬 상태를 벗어난 숩따 코나사나

2-1. 하체 뒤쪽의 유연성이 떨어져 다리를 펴지 못하고 무릎이 굽혀진[a] 상태를 보여준다. 하체 뒤쪽과 안쪽, 그리고 목과 어깨를 연결하는 근육들이 이완되지 않았기 때문에 이 모든 현상이 발생한다.

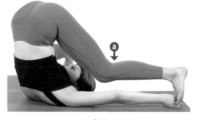

2-1

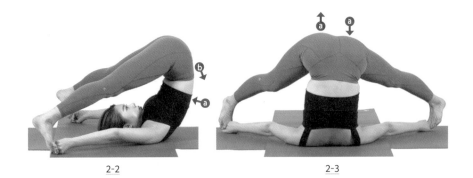

2-2   2-3

2-2. 관상면에서 볼 때 다리를 뻗고 숩따 코나사나를 수행하지만, 등이 말려[a] 척추 중
     립이 깨지고 무게중심이 뒤쪽으로 무너진[b] 상태를 보여준다. 2-1보다 하체 뒤쪽의
     유연성은 향상 되었어도 여전히 목과 어깨를 연결하는 근육들이 이완되지 않았기
     때문에 이 모든 현상이 발생한다.

2-3. 시상면에서 볼 때 양 골반의 높이가 다른[a] 상태를 보여준다. 인간의 몸이 100%
     대칭은 아니기 때문에 완벽한 균형은 있을 수 없지만, 눈에 띄는 정도로 좌우 비
     대칭이 나타나는 이유는 근본적으로 뼈의 길이에서 차이가 나는 경우도 있고 근
     육의 비대칭으로 나타날 수도 있다. 만일 근육의 비대칭이 원인이라면 의식적으로
     근육의 균형을 맞추는 노력이 필요하고 아사나 수행 시 제삼자의 피드백을 받거나
     동영상을 찍어서 스스로 몸의 균형을 맞춰가는 노력이 필요하다.
     일반적인 경우 상체 좌우 쇄골부터 골반까지 길이가 다르거나 짝다리를 짚는 습관
     이나 무게중심이 한쪽 엉덩이에 실린 생활습관으로 인해 골반 비대칭이 나타난다.

3. 핸즈온 방법

3-1. 지도자는 수련생의 뒤쪽에서 수련생의
     골반 능선을 잡고 끌어올려[a] 수련생이
     척추를 신장시켜 골반을 천장을 향해
     끌어올릴 수 있도록[b] 핸즈온 하는 방법
     을 제시한 것이다.

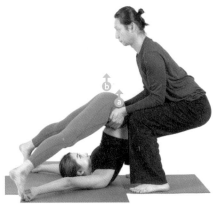

3-1

3-2. 지도자는 수련생의 뒤쪽에 서서 정강이와 무릎으로 수련생의 등을 밀어[a] 수련생이 척추를 신장시켜 골반을 천장을 향해 끌어올리도록[b] 핸즈온 하는 방법을 제시한 것이다.

3-3. 지도자는 수련생의 뒤쪽에 앉아 한 발로 수련생의 등을 밀어[a] 수련생이 척추를 신장시켜 골반을 천장을 향해 끌어올리도록[b] 핸즈온 하는 방법을 제시한 것이다.

3-4. 지도자는 수련생의 뒤쪽에 앉아 양발로 수련생의 등을 밀어[a] 수련생이 척추를 신장시켜 골반을 천장을 향해 끌어올리도록[b] 핸즈온 하는 방법을 제시한 것이다.

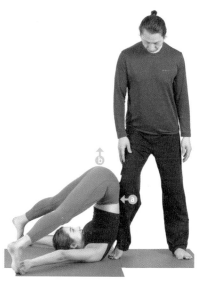

3-2

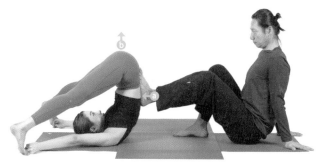

3-3

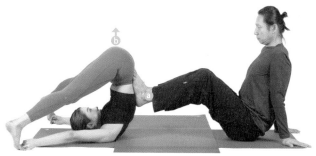

3-4

숩따 빠당구스타사나

(Supta Padangusthasana)

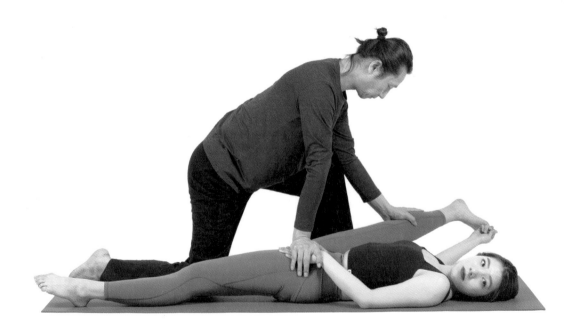

1. 정렬 상태의 숩따 빠당구스타사나

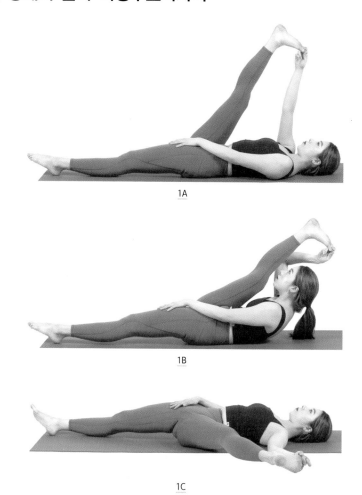

1A

1B

1C

숩따 빠당구스타사는 특징적으로는 크게 세 개의 아사나로 구성되어 있는데 준비 동작 (1A), A(1B) 및 B(1C)가 있다.

하체 뒤쪽과 안쪽의 유연성이 필수적으로 요구되는 아사나이다.

스탠딩 시퀀스^{Standing Sequence}의 우띠따 하스타 빠당구스타사나와 거의 동일한 아사나를 수행하므로 숩따 빠당구스타사나를 수행하기 전에 우띠따 하스타 빠당구스타사나를 충분히 연습한다면 자연스럽게 수행할 수 있다.

자극의 정도가 크기 때문에 현재 몸 상태가 아사나의 난이도를 따라갈 수 없다면 보조 도구를 쓰면 도움이 된다.

숩따 빠당구스타사나에는 차크라사나가 있는데 이때 목이 긴장하지 않도록 턱을 당긴다. 초보자는 긴장 때문에 목을 뒤로 젖혀 부상을 당하기도 하므로 주의한다. 차크라사나가 익숙치 않을 때는 사전에 뒤구르기 연습을 충분히 하면 차크라사나의 감을 익히는 데 도움이 된다. 차크라사나는 숙련될 경우 자연스럽게 할 수 있기 때문에 여기서는 차크라사나에 대한 설명은 생략한다.

2. 정렬 상태를 벗어난 숩따 빠당구스타사나

관상면에서 본 숩따 빠당구스타사나 수행 시 정렬이 깨지는 상태를 제시한 것이다. 정렬이 깨지는 것을 예방하기 위해서는 현재 자신의 몸 상태를 객관화시키고 각 아사나의 수련 목적이 무엇인지 안다면 정렬을 깨면서까지 무리해서 수련하지 않을 것이다. 정렬이 깨지지 않기 위해서는 하체 뒤쪽과 안쪽이 필수적으로 이완되어 있어야 한다.

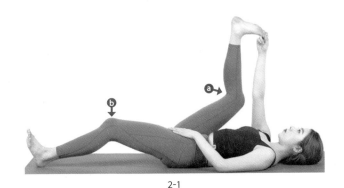

2-1

2-1. 준비 자세로 관상면에서 볼 때 하체 뒤쪽의 유연성이 충분치 않아 들어 올린 다리의 무릎이 굽혀지고[a] 아래 놓인 다리 역시 굽혀진[b] 상태를 보여준다. 이 상태에서는 더 큰 자극을 가할 경우 긴장이 발생한다. 들어 올린 다리의 무릎이 굽은 이유는 하체 뒤쪽의 유연성이 충분치 않고 아래 놓인 다리가 굽은 이유는 엉덩허리근을 위시한 굽힘근이 충분히 이완되지 않아서이다.

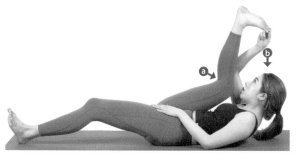

2-2

2-2. 숩따 빠당구스타사나 A를 수행할 때 관상면에서 보면 무릎이 굽고[a] 상체를 들어
올려 턱을 무릎에 대려고 할 때 팔을 과도하게 당기면서[b] 목과 어깨의 긴장이 생
긴다. 자세한 설명은 2-1에서 설명한 내용을 참조하라.

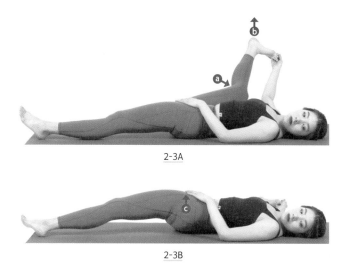

2-3A

2-3B

2-3. 2-1의 몸 상태에서 추가로 허벅지 안쪽이 이완되지 않은 경우가 더해져 다리를
옆으로 벌릴 경우 정렬이 깨진 상태를 보여준다.

2-3A는 옆으로 뻗은 다리의 무릎도 굽고[a] 다리의 발날이 바닥에 닿지 못하고 떠
서[b] 정렬이 깨진 상태를 보여준다.

2-3B는 2-3A에서 옆으로 뻗은 다리의 발날을 바닥에 댈 경우 반대편 골반이 뜨
면서[c] 정렬이 깨진 상태를 보여준다. 바른 정렬에서는 다리를 옆으로 뻗을 때 반대
쪽 골반은 바닥에 밀착되어 있어야 하고 옆으로 뻗은 다리의 발날이 바닥에 밀착
되어야 한다.

3. 핸즈온 방법

3-1부터 3-4는 숩따 빠당구스타사나 A를 핸즈온 하는 방법을 제시한 것이다.

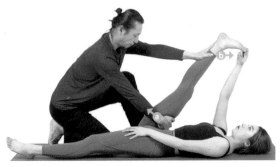

3-1

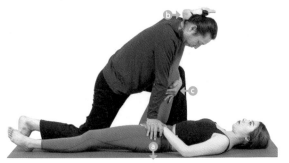

3-2

3-1. 지도자는 수련생의 다리 쪽에서 한 손은 수련생의 허벅지를 잡아[a] 지도자의 몸쪽
으로 당기고 다른 한 손은 뒤꿈치를 밀어[b] 하체 뒤쪽을 더 깊게 이완시킨다.

3-2. 지도자는 수련생의 다리 쪽에서 한 손은 수련생의 뻗은 다리 골반 능선에 수련생
의 손을 두고 짚어[a] 몸통이 흔들리지 않도록 안정시키고 수련생의 반대편 다리를
어깨로 밀고[b] 다른 한 손은 그 다리를 끌어 당기면서[c] 하체 뒤쪽을 더 깊게 이완
시킨다.

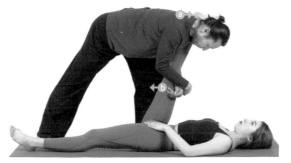

3-3

3-3. 지도자는 수련생의 다리 쪽에서 수련생의 한 다리를 어깨로 밀고[a] 양손으로 그 다리를 끌어 당기면서[b] 하체 뒤쪽을 더 깊게 이완시킨다.

3-4. 숩따 빠당구스타사나 A를 핸즈온 하는 방법을 제시한 것이다.

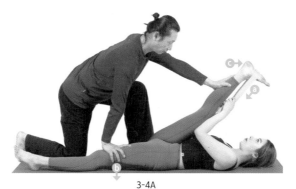

3-4A

3-4A는 수련생은 스트랩을 발바닥에 걸고 몸쪽으로 당기고[a] 지도자는 수련생의 다리 쪽에서 한 손은 수련생의 뻗은 다리의 허벅지를 누르고[b] 다른 한 손은 당기고 있는 다리의 종아리(뒤꿈치)를 밀어[c] 하체 뒤쪽을 더 깊게 이완시킨다.

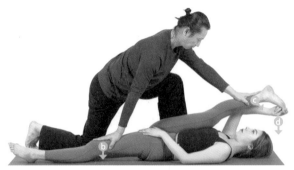

3-4B

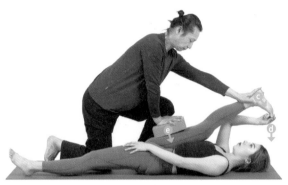

3-4C

3-4B는 3-4A보다 하체 뒤쪽의 유연성이 향상되어 스트랩을 사용하지 않고 수련생은 발가락을 잡아 몸쪽으로 당기고[d] 지도자는 수련생의 다리 쪽에서 한 손은 수련생의 뻗은 다리의 허벅지를 누르고[b] 다른 한 손은 당기고 있는 다리의 종아리(뒤꿈치)를 밀어[c] 하체 뒤쪽을 더 깊게 이완시킨다.

3-4C는 3-4A보다 하체 뒤쪽의 유연성이 향상되어 스트랩을 사용하지 않고 수련생은 발가락을 잡아 몸쪽으로 당기고[d] 지도자는 수련생의 다리 쪽에서 한 손은 수련생의 당기고 있는 다리의 뒤넙다리근에 요가 블록을 대어 누르고[e] 다른 한 손은 종아리(뒤꿈치)를 밀어[c] 하체 뒤쪽을 더 깊게 이완시킨다.

3-5부터 3-10은 숩따 빠당구스타사나 B를 핸즈온 하는 방법을 제시한 것이다.

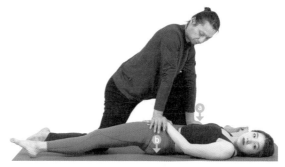

3-5

3-5. 지도자는 수련생의 다리 쪽에서 한 손은 측면으로 뻗어 바닥에 놓은 수련생의
     다리를 누르고[a] 다른 한 손은 곧게 뻗은 다리의 골반에 수련생의 손을 두고 눌
     러[b] 모음근과 골반을 더 깊게 이완시킨다.

3-6. 모음근과 골반의 유연성이 충분치 않을 때는 다리를 접어 반대편 허벅지에 발등
     을 얹어 둔 상태에서 무릎을 누르면 깊게 자극할 수 있다.

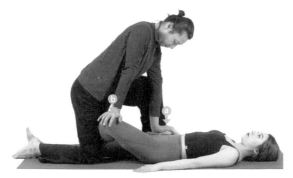

3-6A

3-6A와 같이 지도자는 수련생의 다리 쪽에서 한 손은 곧게 뻗은 다리의 골반에 수
련생의 손을 두고 눌러[a] 자세를 안정시키고 다른 한 손은 접은 다리의 무릎에 댄다[b].

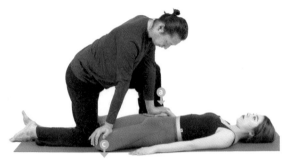

3-6B

3-6B는 3-6A 상태에서 접은 다리의 무릎 안쪽을 아래로 눌러[c] 모음근과 골반을 깊게 이완시킨다.

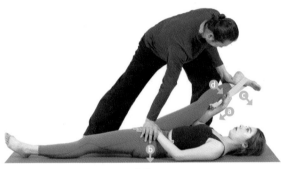

3-7

3-7. 수련생은 스트랩을 발바닥에 걸어 당기고[a] 지도자는 한 손은 뻗은 다리의 골반을 누르고[b] 다른 한 손은 옆으로 뻗은 다리의 발목을 잡고 앞으로 아래로 밀어[c] 하체 뒤쪽과 안쪽을 이완시키는 핸즈온 방법을 제시한 것이다. 지도자의 정강이를 수련생의 종아리에 밀착시켜 밀어주면[d] 하체 뒤쪽이 더 깊게 이완된다.

요가 핸즈온

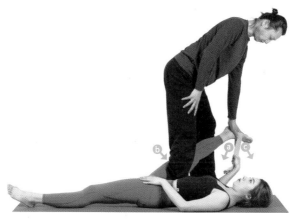

3-8

3-8. 수련생은 스트랩을 발바닥에 걸어 당기고[a] 지도자는 수련생의 측면에서 옆으로 벌린 다리와 몸통 사이에 한 발을 집어넣어 종아리로 허벅지를 받치고[b] 손으로 수련생의 뒤꿈치를 아래로 앞으로 눌러[c] 하체 뒤쪽을 이완시킨다.

3-9. 수련생의 다리 쪽에서 하체 뒤쪽과 안쪽을 이완시키는 핸즈온 방법을 제시한 것 이다.

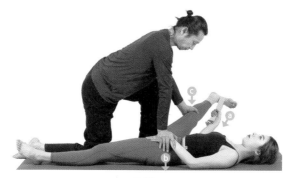

3-9A

3-9A는 수련생은 스트랩을 발바닥에 걸어 당기고[a] 지도자는 한 손은 곧게 뻗은 다리의 골반을 누르고[b] 다른 한 손은 옆으로 뻗은 다리의 종아리를 잡는다[c].

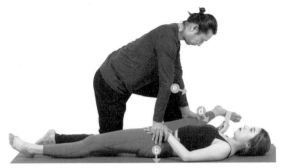

3-9B

3-9B는 3-9A 상태에서 옆으로 뻗은 다리를 앞으로 아래로 눌러^d 하체 뒤쪽과 안쪽을 이완시킨다. 지도자의 무릎으로 옆으로 뻗은 다리를 잡은 팔을 밀어^e 자극의 강도를 높인다.

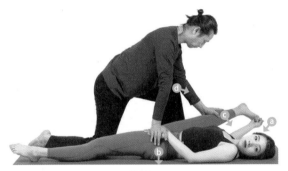

3-10

3-10. 수련생은 손가락으로 발가락을 걸어 당기고^a 지도자는 한 손은 뻗은 다리의 골반을 누르고^b 다른 한 손은 옆으로 뻗은 다리의 종아리를 잡고 앞으로 아래로 밀어^c 하체 뒤쪽과 안쪽을 이완시킨다. 지도자의 무릎으로 옆으로 뻗은 다리를 잡은 팔을 밀어^d 자극의 강도를 높인다.

차크라사나

(Chakrasana)

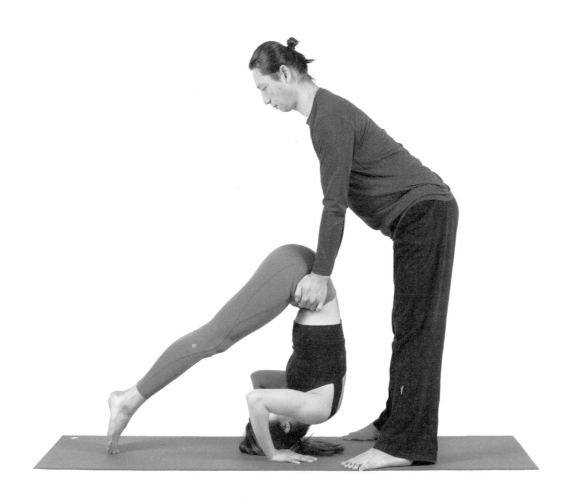

1. 정렬 상태의 차크라사나

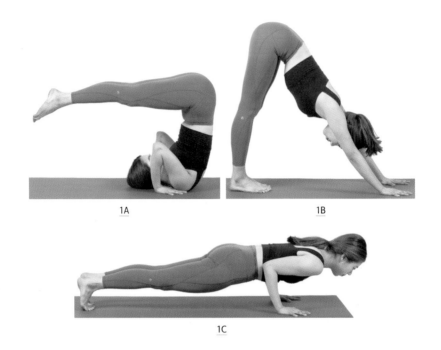

1A   1B

1C

아쉬탕가 요가 프라이머리 시리즈에서 차크라사나는 총 4회가 나오며 첫 번째 차크라사나는 숩따 빠당구스타사나에서 나온다.

차크라사나는 숩따 빠당구스타사나의 마지막에 나오는 일련의 아사나 흐름인데 굽힘근들의 강력한 수축력을 이용하여 다리를 천장으로 던지면서 동시에 어깨 밑에 받쳐 둔 손으로 바닥을 밀어내면서 몸을 뒤집어 짜뚜랑가 단다사나까지 연결한다.

굽힘근의 근력이 충분치 않거나 목과 등을 연결하는 근육들이 긴장되어 있거나 두려움으로 인해 뒤구르기 과정에서 목을 들어 올리는 등의 이유로 인해서 차크라사나가 자연스럽지 않거나 하는 과정에서 부상을 입기도 한다.

차크라사나 수행 중 부상을 당하지 않기 위해서는 특히 목과 등을 연결하는 근육들이 충분히 이완되어 있어야 하므로 예비 아사나를 통하여 사전에 충분히 이완을 시키고 뒤구르기 연습 등을 통해 두려움을 제거하는 것도 필요하다.

고전적인 해석은 아니지만, 저자가 생각하는 차크라사나는 기존의 삶의 방식을 완전히 뒤집어 새로운 삶의 방식으로 전환한다는 의미로 해석한다.

몸이 한 번 뒤집히는 과정에서 시각이 완전히 뒤바뀌고 다시 제자리로 돌아오지만, 그

제자리는 이전과는 전혀 다른 제자리이다. 그래서 매번 차크라사나를 수행할 때마다 이전의 묵은 나를 떠나 보내고 새로운 나로 바뀌는 관점을 환기시킨다면 처음에는 차크라사나를 할 때만 새로운 자신을 발견하게 되겠지만, 요가가 일상으로까지 확장되면 삶의 매 순간이 새로움으로 드러날 것이다.

2. 정렬 상태를 벗어난 차크라사나

차크라사나 수련에서 정렬을 벗어난 상태를 사진으로 찍기가 쉽지 않아 간단히 설명한다. 위 #1에서 설명했듯이 근력이나 유연성과 관계된 부분과 심리적인 두려움과 관계된 부분 등의 이유로 인해 차크라사나 자체를 수행하지 못하는 경우도 많고 뒤로 구르는 과정에서 뒤통수-목-등이 항상 일직선 상에서 구르도록 균형을 맞춰야 하는데 좌우 어느 한쪽으로 치우쳐 구르는 경우가 위에 언급한 이유로 인해 많이 발생한다.
따라서 초보자의 경우 숙련된 지도자의 지도를 통해 기본기를 잘 다져야 한다.

3. 핸즈온 방법

3-1. 차크라사나 핸즈온 방법을 제시한 것이다.

　3-1A와 같이 지도자는 수련생의 뒤쪽에 앉아서 양손으로 골반 능선을 잡는다[a].

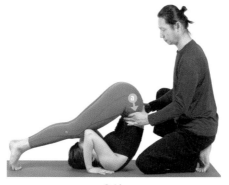

3-1A

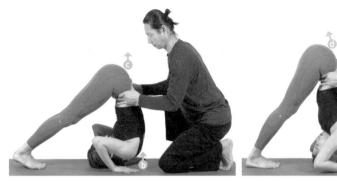
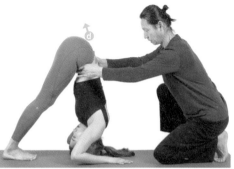

3-1B　　　　　　　　　　　　　　　　　　3-1C

3-1B와 같이 수련생이 팔을 밀어 어깨를 바닥에서 띄우는[b] 동시에 골반을 위로 끌어 올린다[c].

3-1C와 같이 수련생이 완전히 몸을 뒤집을 때까지 골반을 계속 위로 끌어 올려[d] 척추를 펴게 한다.

3-2. 차크라사나 핸즈온 방법을 제시한 것이다.

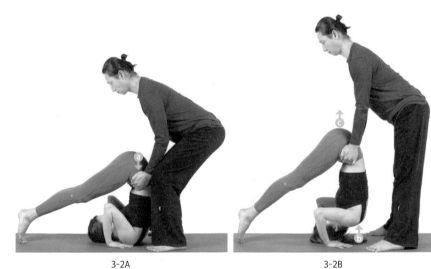

3-2A　　　　　　　　　　　　　　　　　　3-2B

3-2A와 같이 지도자는 수련생의 뒤쪽에 서서 양손으로 골반 능선을 잡는다[a].

3-2B와 같이 수련생이 팔을 밀어 어깨를 바닥에서 띄우는[b] 동시에 골반을 위로 끌어 올린다[c].

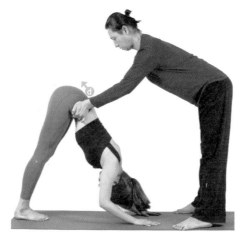

3-2C

3-2C와 같이 수련생이 완전히 몸을 뒤집을 때까지 골반을 계속 위로 끌어 올려[d] 척추를 펴게 한다.

3-3. 요가 타월을 이용한 차크라사나 핸즈온 방법을 제시한 것이다.

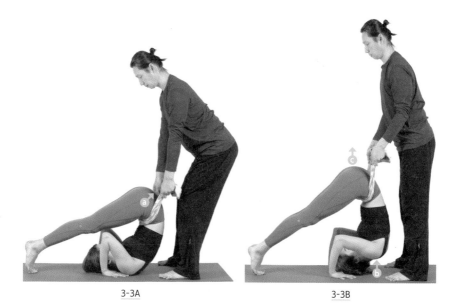

3-3A   3-3B

3-3A와 같이 지도자는 수련생의 뒤쪽에 서서 요가 타월로 골반 능선을 감아 양손으로 잡는다[a].

3-3B와 같이 수련생이 팔을 밀어 어깨를 바닥에서 띄우는[b] 동시에 골반을 위로 끌어 올린다[c].

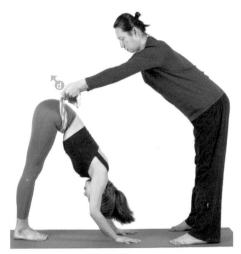

3-3C

3-3C와 같이 수련생이 완전히 몸을 뒤집을 때까지 골반을 계속 위로 끌어 올려[d]
척추를 펴게 한다.

우바야 빠당구스타사나

(Ubhaya Padangusthasana)

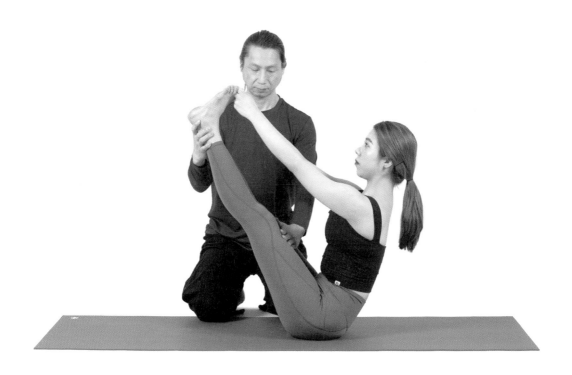

1. 정렬 상태의 우바야 빠당구스타사나

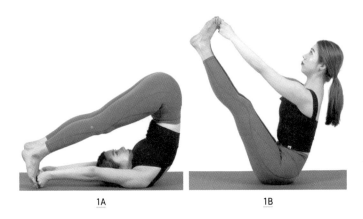

1A   1B

우바야 빠당구스타사나는 숩따 코나사나의 연장선에서 아사나를 고려하면 수행하는 데 도움이 된다. 두 아사나가 공통점이 많은데 먼저 준비 자세(1A)와 유지하는 본 자세(1B) 가 있고, 하체 뒤쪽의 유연성이 많이 필요하다는 점이다. 또 하나 공통점은 준비 자세에 서 본 자세로 올라오는 과정에서 엉덩허리근을 위시한 굽힘근이 충분히 강화되어 있어야 한다는 점이다. 차이는 숩따 코나사나에서는 다리를 벌리는 반면 우바야 빠당구스타사 나는 다리를 모은다.

준비 자세에서 본 자세로 올라올 때 반동을 이용하여 등으로 구르면서 앉아 본 자세로 전환하게 되는데 이때 발바닥을 밀어내는 힘을 사용할 수 있어야 하고 종아리 근육들이 주된 역할을 한다. 반동의 힘을 생성하기 위해서는 처음에는 발등굽힘$^{Dorsi\ Flexion}$을 통해 서 준비한 다음 반동을 줄 때는 발바닥굽힘$^{Plantar\ Flexion}$으로 강하게 수축해야 반동력이 생기고 등으로 구를 수 있다.

하체 뒤쪽의 유연성이 충분치 않을 경우 다리를 다 뻗으면 긴장이 생기기 때문에 필요 한 경우 무릎을 구부리거나 엄지발가락을 잡는 대신 종아리나 발목을 잡아도 좋다.

우바야 빠당구스타사나의 정렬은 크게 하체 뒤쪽의 유연성 및 굽힘근의 근력 상태에 따 라 결정된다.

2 정렬 상태를 벗어난 우바야 빠당구스타사나

관상면에서 본 우바야 빠당구스타사나 수행 시 정렬이 깨지는 상태를 제시한 것이다. 정렬이 깨지는 것을 방지하기 위해서는 현재 자신의 몸 상태를 객관화하고 각 아사나의 수련 목적이 무엇인지 안다면 정렬을 깨면서까지 무리해서 수련하지 않을 것이다. 정렬이 깨지지 않기 위해서는 하체 뒤쪽의 유연성이 필수적으로 선행되어야 한다. 하체 뒤쪽이 충분히 유연하지 않다면 무릎을 구부려 부족한 유연성을 보상하여 척추 중립을 유지해야 한다.

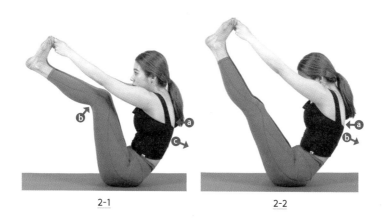

2-1   2-2

2-1. 관상면에서 볼 때 등이 말려[a] 척추 중립이 깨지고 하체 뒤쪽의 유연성이 떨어져 다리도 펴지 못하며[b] 무게중심이 뒤로 넘어간[c] 상태를 보여준다. 이 상태에서는 척추에 과도한 자극이 가해져 통증이 발생하기 쉽고 장기가 압박되어 생리적 기능이 떨어지고 가로막의 움직임이 제한되어 호흡이 빠르고 짧아지며 호흡 횟수가 증가한다. 하체 뒤쪽이 이완되지 않았기 때문에 이 모든 현상이 발생한다.

2-2. 관상면에서 볼 때 다리를 뻗었지만, 여전히 등이 말려[a] 척추 중립이 깨지고 무게중심이 뒤로 넘어간[b] 상태를 보여준다.

3. 핸즈온 방법

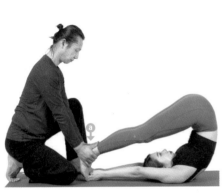

3-1A

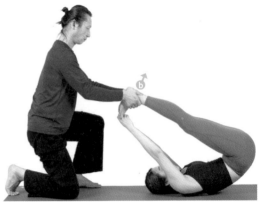

3-1B

3-1. 지도자는 수련생의 뒤쪽에서 수련생의 발을 잡고 반동에 힘을 더해 수련생이 본
자세로 앉을 수 있도록 핸즈온 하는 방법을 제시한 것이다. 모음근이 충분히 강하
지 않거나 하체 뒤쪽이 긴장된 경우 반동을 이용하여 등으로 구르기 어렵기 때문
에 반동을 보조해주는 것이다.

3-1A와 같이 수련생의 발목을 잡는다[a].

3-1B와 같이 반동으로 구를 수 있도록 발목을 들어 올려서[b] 반동 속도를 높인다.

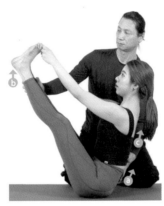

3-2

3-2. 지도자는 수련생의 측면에서 한 손은 수련생의 골반에 대어 위로 끌어 올리고[a] 다
른 한 손은 종아리를 받쳐 끌어올리면서[b] 척추 중립[c]을 유지하는 방법을 제시한
것이다.

요가 핸즈온

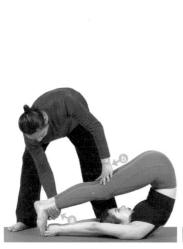
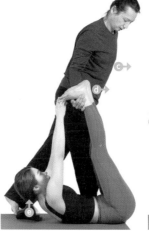
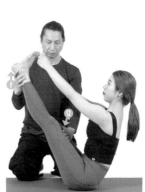

3-3A   3-3B   3-3C

3-3. 지도자는 수련생의 측면에서 수련생의 다리(정강이 또는 발목)를 잡고 반동을 이
용하여 수련생이 본 자세로 앉을 수 있도록 핸즈온 하는 방법을 제시한 것이다.
반동이 약할 경우 다리를 뻗은 상태로 앉기 어렵고 반동이 강할 경우 앉은 상태
보다 앞으로 무게중심이 무너지게 되어 다시 발이 바닥으로 떨어지게 된다. 이를
방지하기 위해 지도자가 수련생의 준비 동작에서부터 안정적으로 앉아 자세를 유
지할 때까지 계속 연속적으로 핸즈온 하는 것이다.

3-3A와 같이 지도자는 한 손은 정강이를 잡고[a] 다른 한 손은 오금 부위에 댄다[b].
3-3B와 같이 지도자는 구르는 방향으로 이동하면서[c] 다리를 당겨[d] 수련생이 등으
로 굴러 상체를 일으키게[e] 한다.

3-3C와 같이 수련생이 앉은 자세를 유지하면 지도자는 한 손은 발목(뒤꿈치)를
잡고[f] 다른 한 손은 허벅지를 잡아[g] 자세를 안정시킨다.

우르드바 묵카 빠스치마타나사나

(Urdhva Mukha Paschimottanasana)

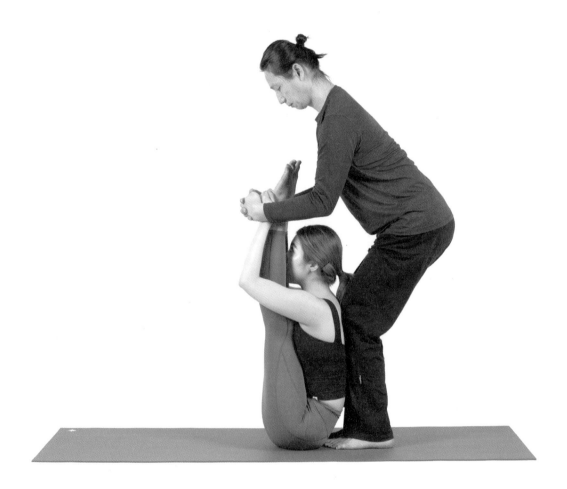

1. 정렬 상태의 우르드바 묵카 빠스치마타나사나

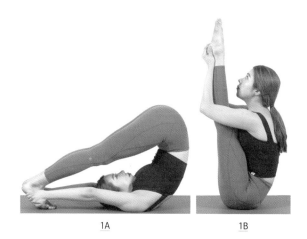

1A   1B

우르드바 묵카 빠스치마타나사나는 우바야 빠당구스타사나의 연장선에서 아사나를 고려해야 한다. 두 아사나가 공통점이 많은데 먼저 준비 자세(1A)와 유지하는 본 자세(1B)가 있고, 하체 뒤쪽의 유연성이 많이 필요하다는 점(우르드바 묵카 빠스치마타나사나가 더 많이 필요하다)이다. 또 하나 공통점은 준비 자세에서 본 자세로 올라오는 과정에서 엉덩허리근을 위시한 굽힘근이 충분히 강화되어 있어야 한다는 점이다. 차이는 우바야 빠당구스타사나는 발가락을 당김 즉 발등굽힘^{Dorsi Flexion}하고 배와 허벅지를 띄우는 반면 우르드바 묵카 빠스치마타나사나는 발가락을 포인트 즉 발바닥굽힘^{Plantar Flexion}하고 배와 허벅지를 밀착시킨다는 점이다.

준비 자세에서 본 자세로 올라올 때 반동을 이용하여 몸을 구르면서 앉는 자세인 본 자세로 전환되는데 이때 발바닥을 밀어내는 힘을 사용할 수 있어야 하고 종아리 근육들이 주된 역할을 한다. 반동의 힘을 생성하기 위해서는 처음에는 발등굽힘^{Dorsi Flexion}을 통해서 준비한 다음 반동을 줄 때는 발바닥굽힘^{Plantar Flexion}으로 종아리 근육들을 강하게 수축해야 반동력이 생기고 등을 구를 수 있다.

하체 뒤쪽의 유연성이 충분치 않을 경우 다리를 다 뻗고 허벅지와 상체를 밀착시키면 긴장이 생기기 때문에 필요한 경우 무릎을 구부리거나 뒤꿈치를 잡는 대신 종아리나 발목을 잡아도 좋다.

우르드바 묵카 빠스치마타나사나의 정렬은 크게 하체 뒤쪽의 유연성 및 굽힘근의 근력 상태에 따라 결정된다.

2. 정렬 상태를 벗어난 우르드바 묵카 빠스치마타나사나

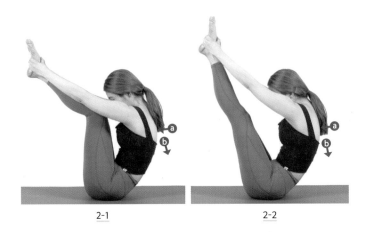

2-1   2-2

2-1. 관상면에서 볼 때 무릎을 구부려도 등이 말려[a] 척추 중립이 깨지고 무게중심이 뒤로 넘어간[b] 상태를 보여준다. 이 상태에서는 척추에 과도한 자극이 가해져 통증이 발생하기 쉽고 장기가 압박되어 생리적 기능이 떨어지고 가로막의 움직임이 제한되어 호흡이 빠르고 짧아지며 호흡 횟수가 증가한다. 하체 뒤쪽이 이완되지 않았기 때문에 이 모든 현상이 발생한다.

2-2. 관상면에서 볼 때 다리를 뻗었지만, 등이 말려[a] 척추 중립이 깨지고 무게중심이 뒤로 넘어간[b] 상태를 보여준다. 이 상태에서 2-1에서 설명한 동일 현상이 발생한다.

3. 핸즈온 방법

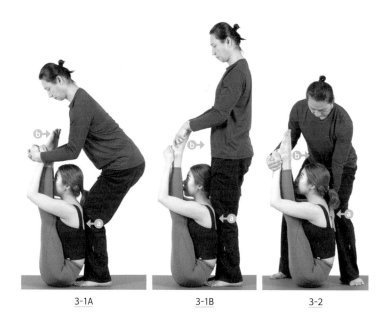

3-1A | 3-1B | 3-2

3-1. 지도자는 수련생의 뒤쪽에서 정강이와 무릎으로 수련생의 등을 받치고[a] 양손으로 수련생의 발을 잡고 당기면서[b] 하체 뒤쪽을 더 깊게 이완시키는 핸즈온 방법을 제시한 것이다.

3-1A는 무릎을 구부린 채 핸즈온 하는 방법을 제시한 것이다. 지도자의 키가 큰 경우에 적합하다.

3-1B는 선 자세에서 핸즈온 하는 방법을 제시한 것이다. 지도자의 키가 작은 경우에 적합하다.

3-2. 지도자는 수련생의 측면에서 한 손과 무릎 안쪽으로 등을 받쳐 밀고[a] 다른 한 손은 뒤꿈치를 당겨[b] 하체 뒤쪽을 더 깊게 이완시키는 핸즈온 방법을 제시한 것이다.

3-3. 지도자는 수련생의 뒤쪽에서 정강이 측면으로 수련생의 등을 받치고[a] 한 손은 수련생의 뒤꿈치를 잡고 당기면서[b] 하체 뒤쪽을 더 깊게 이완시키는 핸즈온 방법을 제시한 것이다.

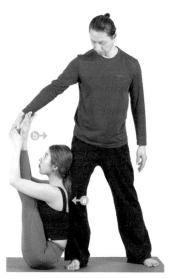

3-3

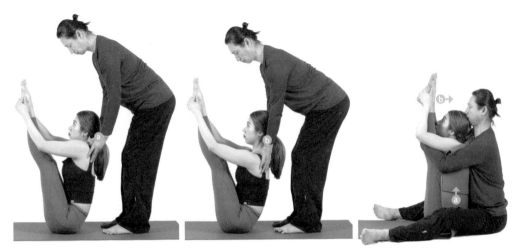

3-4A   3-4B   3-5

3-4. 지도자는 수련생의 뒤쪽에서 수련생의 목과 어깨를 연결하는 근육이 긴장하지 않도록 가볍게 눌러 이완시키는 핸즈온 방법을 제시한 것이다. 하체 뒤쪽의 이완에 신경을 쓰다 보면 목과 어깨를 연결하는 근육을 개입시키지 않아야 함에도 불구하고 불필요한 근육 긴장을 만들기 때문에 이완하도록 유도할 필요가 있다.

3-4A와 같이 긴장된 어깨에 양손을 댄다[a].

3-4B와 같이 긴장된 어깨를 손바닥으로 아래로 눌러[b] 귀와 어깨가 멀어지도록 만든다.

3-5. 지도자는 수련생의 뒤쪽에서 양다리를 벌리고 앉은 상태에서 수련생의 등에 요가 매트를 두고[a] 수련생의 종아리를 껴안고[b] 당겨 수련생의 배와 허벅지가 더 깊게 밀착되게 만들어 하체 뒤쪽을 더 깊게 이완시키는 방법을 제시한 것이다.

세뚜 반다사나

(Sètu Bandhasana)

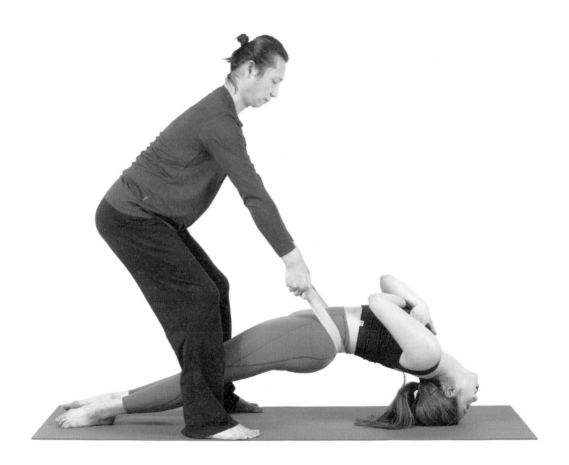

1. 정렬 상태의 세뚜 반다사나

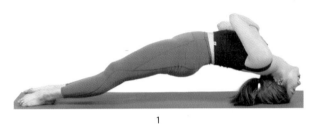

1

세뚜 반다사나는 우르드바 묵카 빠스치마타나사나까지의 아사나와 결이 완전히 달라지는 아사나로 표현할 수 있는데 우르드바 묵카 빠스치마타나사나까지의 아사나가 전굴^{Forward} ^{Bend}을 표방했다면 세뚜 반다사나는 후굴$^{Back\ Bend}$을 표방하기 때문이다.

인간의 신체는 길항작용^{Antagonism}을 통해서 균형을 유지하는데 뒤쪽을 충분히 이완시켰다면 반대로 앞쪽도 충분히 이완시켜 전후의 균형을 맞춰야 건강한 몸을 유지할 수 있고 더불어 정신 역시 균형을 회복할 수 있다.

세뚜 반다사나에서는 신체 앞쪽은 충분한 이완이 필요하고 뒤쪽은 강력한 수축이 필요한데 수평으로 뻗은 몸을 중력을 거슬러 끌어 올리기 위해서는 신체 앞쪽의 굽힘근들^{Flexors}이 충분히 이완되어 있어야 하고 신체 뒤쪽 폄근들^{Extensors}이 충분히 강화되어 있어야 한다.

또한, 세뚜 반다사나는 완성자세에서 다리를 외회전하여 발날을 바닥에 밀착시키는데 이를 통해 폄근들을 좀 더 효율적으로 활용할 수 있게 된다.

세뚜 반다사나 수행 시 무릎을 과도하게 구부린 상태에서 시작할 경우(엉덩이와 뒤꿈치 사이가 가까울 경우) 다리를 펴면 정수리가 바닥에 닿아 있기 때문에 거의 모든 하중과 압력이 경추에 집중되고 과도하게 신장시키면서 경추의 가동범위를 넘어서게 만들어 부상의 위험이 있음을 주의해야 한다.

이를 예방하기 위해서는 다리와 엉덩이 사이의 거리를 좀 더 멀리 하고 완성자세에서 하중을 머리 쪽에 편중시키기보다는 엉덩이 쪽으로 전이시켜서 엉덩이를 들어 올린다는 느낌으로 분산시켜야 한다.

2. 정렬 상태를 벗어난 세뚜 반다사나

관상면에서 본 세뚜 반다사나 수행 시 정렬이 깨지는 상태를 제시한 것이다. 세뚜 반다사나에서 정렬이 깨진다는 표현을 사용하는 이유는 주로 경추 자체가 과도하게 압력을 받아 가동범위$^{Range\ of\ Motion}$를 초과할 때 부상으로 이어지는 것을 방지하기 위해서이다. 물론 가동범위를 꾸준히 확장하고 근력과 유연성이 조화를 이루면 일반적인 가동범위를 벗어나도 부상을 입지 않을 수 있다. 하지만 가동범위를 지키는 것이 더 안전할 수 있으므로 자신의 몸 상태를 충분히 객관화할 필요가 있다. 참고로 경추의 정확한 가동범위를 객관적 기준으로는 제시할 수는 없을 것 같다. 그 이유는 성별, 연령, 부상 유무, 부상 정도, 운동 유무, 평소 자세, 측정 상태, 측정 당일의 컨디션 등의 원인에 따라 어떤 표본집단을 선택해서 가동범위를 측정하더라도 개인적 편차 범위가 극단적일 수 있기 때문이다. 따라서 자신의 평소 경추 가동범위와 근력을 충분히 고려해야 한다.

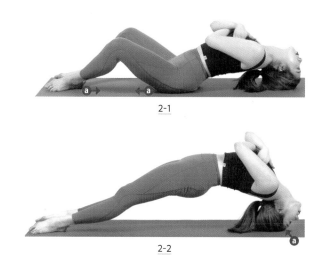

2-1

2-2

2-1. 관상면에서 볼 때 무릎을 과도하게 구부려[a](뒤꿈치와 엉덩이 사이가 가까움) 다리를 뻗었을 때 경추의 가동범위를 초과하여 부상이 발생할 수 있는 상태를 보여준다.

2-2. 관상면에서 볼 때 이마가 바닥에 닿은[a] 상태를 보여준다. 위에서 이미 설명하였듯이 경추의 객관적 가동범위를 결정하기 어렵기 때문에 위 아사나의 경추 상태가 가동범위를 넘어섰는가 그렇지 않은가를 속단할 수 없지만, 과도한 상태의 느낌을 보여주는 것으로 이해하면 될 것이다.

3. 핸즈온 방법

세뚜 반다사나 핸즈온의 특징은 다른 아사나의 핸즈온에 비해서 지도자의 근력이 조금 더 많이 쓰인다는 점이다. 물론 핸즈온은 근본적으로 지도자의 힘으로 수련생의 자세를 교정한다기보다는 핸즈온의 느낌을 통해 조금 더 깊고 정렬이 맞는 자세를 찾을 수 있도록 안내하는 것이다. 하지만 세뚜 반다사나에서는 수련생이 중력을 거슬러 골반을 들어 올리기 때문에 경추 보호를 위해 다른 아사나의 핸즈온에 비해 지도자의 근력을 더 사용하게 된다. 이때 지도자의 척추 중립이 깨지지 않도록 각별한 주의가 필요하다. 지도자의 척추 중립이 깨진 상태에서 하중이 걸리면 지도자가 부상을 당할 수 있고 그 여파가 수련생의 부상으로 이어질 수 있기 때문이다.

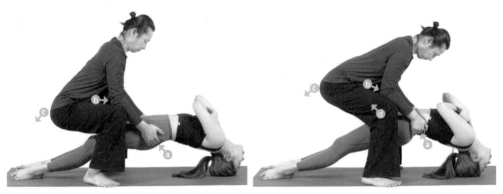

3-1   3-2

3-1. 지도자는 수련생의 골반을 잡고[a] 팔꿈치를 구부린 무릎에 올려놓고[b] 지도자의 무게중심을 뒤쪽으로 넘겨[c] 그 힘으로 수련생의 골반을 천장으로 들어 올리는 핸즈온 방법을 제시한 것이다. 이때 수련생은 경추의 압박감이 줄어든다. 골반을 잡은 지도자의 손목이 과도하게 꺾이지 않도록 주의가 필요하며 팔꿈치가 허벅지 위에서 안정되어야 한다.

3-2. 3-1과 동일한 방식의 핸즈온인데 차이는 유연성이 더 좋은 수련생의 경우 핸즈온 자세도 높아져야 하기 때문에 무릎을 덜 구부려 자세를 조금 높인 것[d]이 다르다. 이때 주의할 점은 지도자의 척추 중립이 깨지지 않도록 필요시 무릎을 굽히는 정도를 조절해야 한다. 수련생의 골반을 잡고 무릎을 구부려 지도자의 무게중심을 뒤쪽으로 넘겨 그 힘으로 수련생의 골반이 천장으로 들려지는 방법은 동일하다. 이때 경추의 압박감이 줄어든다.

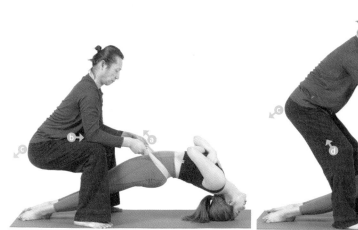
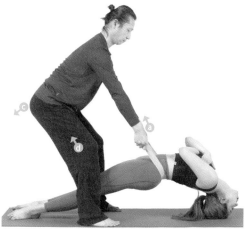

3-3

3-4

3-3. 지도자는 스트랩을 수련생의 골반에 두르고[a] 팔꿈치를 무릎에 대고[b] 척추 중립을 유지한 상태에서 무게중심을 뒤쪽으로 넘겨[c] 수련생의 골반이 천장으로 들려지는 방법을 제시한 것이다. 스트랩을 잡은 지도자의 손목이 과도하게 꺾이지 않도록 주의가 필요하며 팔꿈치가 허벅지 위에서 안정되어야 한다.

3-4. 3-3과 동일한 방식의 핸즈온인데 차이는 무릎을 더 펴서[d] 자세를 높여서 핸즈온 하는 것만 다르다. 이때 주의할 점은 지도자의 척추 중립이 깨지지 않도록 필요시 무릎이 굽혀지는 정도를 조절해야 한다. 이 자세에서 핸즈온 할 때 지도자는 팔을 완전히 펴야 자세를 안정적으로 유지할 수 있다. 이때 수련생의 경추의 압박감이 줄어든다.

우르드바 다누라사나

(Urdhva Dhanurasana)

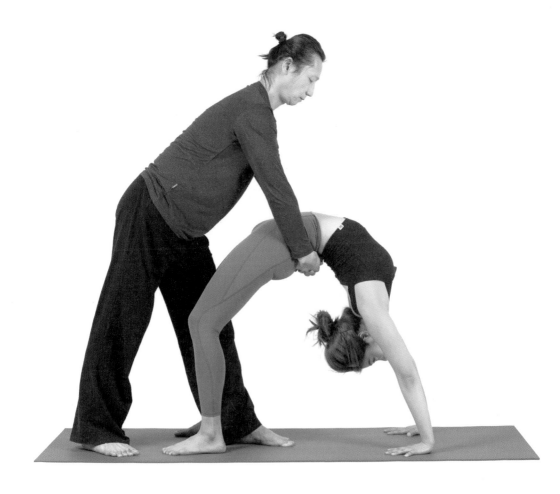

1. 정렬 상태의 우르드바 다누라사나

우르드바 다누라사나는 세뚜 반다사나에 이어 신체 앞쪽의 강력한 이완을 통해 평소 인간의 자세를 정반대로 뒤집는 강력한 아사나이다. 우르드바 다누라사나를 수행할 때 다리를 어깨너비로 벌리고 팔을 천정으로 뻗은 상태를 상상하고 그 상태에서 신체 뒤쪽을 수축하고 앞쪽을 이완하는 느낌을 찾으면 아사나 수행에서 어떤 점을 유의해야 할지 파악할 수 있다.

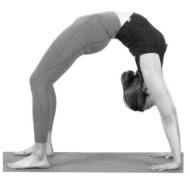

1

신체를 앞으로 굽히는 자세에서도 어떤 부위를 축^{Axis}으로 쓰느냐에 따라 인간이 가진 골격 구조에 순응하는 자세가 될 수도 있고 그렇지 않을 수도 있듯이 뒤로 굽히는 자세에서도 역시 마찬가지 원칙이 적용된다. 또한, 개인에 따라 골격 구조의 차이가 어느 정도는 있을 수 있고(예를 들어 팔다리가 너무 짧거나 긴 경우) 결합조직(특히 근육, 근막, 힘줄, 인대 등)의 유연성 차이나 운동 수준의 차이 등을 감안하면 고려 사항은 더욱 많아지고 복잡해진다. 하지만 대전제는 어떤 신체 부위를 축으로 쓰느냐에 따라 그리고 현재 몸 상태에 따라 불편한 느낌(통증, 호흡이 빠르고 급함, 긴장 등)이 커지면 일단 아사나를 멈추거나 자극의 강도를 낮춰야 한다는 점이다.

이런 점들을 고려하면서 우르드바 다누라사나 수련 및 지도에 있어서 부딪히는 사안을 크게 두 가지 정도 고려해 보고자 한다.

첫째는 후굴할 때 축^{Axis}을 어디로 써야 하는가의 문제가 있다.

축^{Axis}을 어디로 써야 하는 가의 문제는 해부학적인 근거에서 제기하는 문제이다. 전굴이든 후굴이든 상체를 굽힐 때 축은 크게 흉추 축과 고관절 축으로 대별된다. 흉추 축은 굽힘^{Flexion}과 신장^{Extension}의 축으로 쓰지 않도록 권하는데 그 이유는 해부학적으로 골격을 보면 흉추는 후만^{Kyphosis}이고 앞쪽 가슴 부위도 전체적으로 앞쪽으로 돌출되어 있어 관상면에서 보면 전체적인 모양은 앞뒤가 볼록한 타원과 비슷해서 전굴이든 후굴이든 흉추를 압박하면 기본적으로 골격계가 내부 장기를 압박하면서 생리적 기능이 제한된다. 그리고 가동범위 역시 상당히 제한적이어서 긴장이 증가한다.

그래서 축을 고관절로 쓰도록 권하는데 전굴에서도 고관절이 축으로 쓰이면 척추 중립이 유지되어 골격의 변형을 일으키지 않기 때문에 내부 장기를 압박해서 생기는 문제를 피할 수 있다. 마찬가지로 후굴에서는 특히나 더 고관절을 축으로 쓰기를 권하는데 가장 큰 이유는 고관절이 축으로 쓰이면 골반이 2/3 정도 후방 경사$^{Posterior\ Tilt}$되고 나머지 1/3 은 요추 부위가 약간 과신전$^{Hyper\ Extension}$되면서 후굴이 자연스럽게 이루어지기 때문에 요추와 흉추의 타고난 골격 구조를 변형시킬 가능성이 대폭 줄어든다.

둘째는 완성자세에서 엉덩이 근육을 수축해야 하는가 그렇지 않아야 하는가에 대한 문제가 있다.

완성자세에서 엉덩이 근육을 수축해야 하는가 그렇지 않아야 하는가에 대한 문제는 축을 어디로 써야 하는가에 대한 문제와 연결되어 있다. 축을 흉추로 쓴다면 굳이 엉덩이 근육을 수축시킬 필요도 없고 수축하기도 어렵다. 하지만 축을 고관절로 쓴다면 엉덩이 근육을 수축하면서 이완시키는 근육은 엉덩허리근을 위시한 신체 전면의 굽힘근들이기 때문에 요추와 흉추의 타고난 골격 구조를 변형시킬 가능성이 대폭 줄어든다. 해부학적인 관점에서는 축을 고관절로 쓸 때 신체의 불필요한 스트레스가 훨씬 줄어들고 안정성이 크다.

2. 정렬 상태를 벗어난 우파비스타 코나사나

신체 앞쪽의 팔과 어깨, 가슴, 배, 굽힘근 및 넙다리네갈래근의 전체적인 이완이 선행되지 않으면 자연스러운 아사나 수행이 어렵다.

팔과 다리 역시 관상면에서 볼 때 일직선 상에 위치해야 운동목적에 맞는 자극을 가할 수 있다.

아래 예시한 아사나들은 바르지 않은 아사나라고 보기보다는 현재 몸 상태가 충분히 이완되지 않았기 때문에 무리가 되는 자세를 예시로 든 것이다.

우르드바 다누라사나에서 정렬이 깨진다는 표현을 사용하는 이유는 주로 후굴 자체가 과도하여 요추와 흉추가 과도한 압력을 받아 가동범위$^{Range\ of\ Motion}$를 초과할 때 부상으로 이어지는 것을 방지하기 위해서이다. 물론 가동범위를 꾸준히 확장하고 근력과 유연성이 조화를 이루면 일반적인 가동범위를 벗어나도 부상을 입지 않을 수 있다. 하지만 가동범위를 지키는 것이 더 안전할 수 있으므로 자신의 몸 상태를 충분히 객관화할 필요가 있다. 참고로 요추와 흉추의 정확한 가동범위를 객관적 기준으로는 제시할 수는 없을 것 같다. 그 이유는 성별, 연령, 부상 유무, 부상 정도, 운동 유무, 평소 자세, 측정 상태, 측정 당일의 컨디션 등의 원인에 따라 어떤 표본집단을 선택해서 가동범위를 측정하더라도 개인적 편차 범위가 극단적일 수 있기 때문이다. 따라서 자신의 평소 요추와 흉추의 가동범위와 근력을 충분히 고려해야 한다.

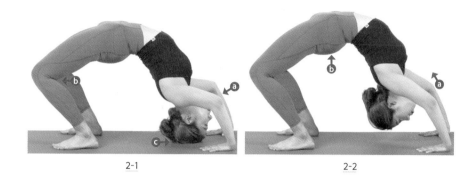

2-1   2-2

2-1. 관상면에서 볼 때 팔[a]과 다리[b]를 다 펴지 못하여 상체를 들어 올릴 수 없어 정수리를 바닥에 댄[c] 상태를 보여준다. 전체적으로 신체 앞쪽이 충분히 이완되어 있지 않기 때문이다. 추가로 팔과 어깨의 근력이 약하거나 손목의 가동범위가 제한되어도 상체를 들어 올릴 수 없다.

2-2. 2-1의 상태에서 무리해서 팔을 펴고[a] 몸을 들어 올린[b] 상태를 보여준다. 2-1에서 설명한 긴장 상태가 심화된다.

2-3. 관상면에서 볼 때 흉곽이 전체적으로 앞쪽으로 이동하여[a] 어깨와 손목이 수직에 가까운 상태[b]를 보여준다. 이 상태에서는 어깨뼈와 골반이 가까워지면서[c] 요추와 흉추의 골격을 변형시켜 과도한 신장[Hyperextension] 상태로 만들어 통증이 발생할 수 있고 내부 장기가 압박되어 생리적 기능이 저하된다. 어깨뼈와 골반은 멀어져야 한다. 당장 신체 앞쪽의 유연성을

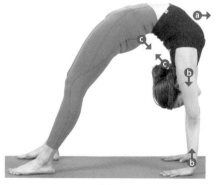

2-3

향상시킬 수 없다면 팔을 구부려 머리를 바닥에 대거나 무릎을 구부려 무게중심을 하체 쪽으로 옮겨서 요추와 흉추에 가해지는 압력을 줄이는 것이 좋다.

3. 핸즈온 방법

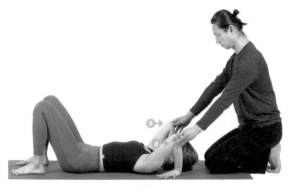

3-1A

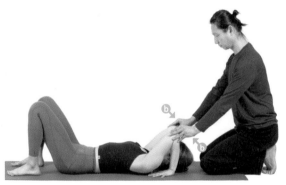

3-1B

3-1. 팔꿈치를 모으도록 핸즈온 하는 방법을 제시한 것이다. 팔꿈치가 서로 멀어져서 어깨너비보다 넓어지면 벌림^{Abduction}으로 인해 팔을 폈을 때 체중을 효과적으로 받아낼 수 없다.

3-1A는 준비 자세에서 팔꿈치가 벌어진 상태에서 지도자는 양손을 팔꿈치에 댄다[a].
3-1B와 같이 양 팔꿈치와 손바닥이 수직이 되도록 모아준다[b].

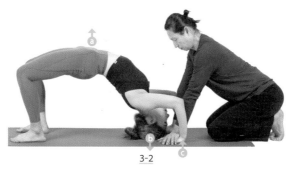

3-2

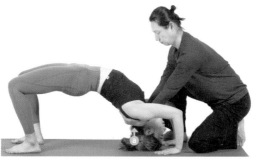

3-3

3-2. 3-1에서 몸을 들어 올리고[a] 정수리를 바닥에 댈 때[b] 손바닥이 완전히 바닥에 밀
착 되도록[c] 핸즈온 하는 방법을 제시한 것이다.

3-3. 3-2에서 팔을 펴고 정수리를 들어 올리려고 할 때 부족한 팔의 근력을 보상하기
위해 지도자는 양손으로 수련생의 목과 어깨를 연결하는 근육을 받치고[a] 천장으
로 들어 올리도록 핸즈온 하는 방법을 제시한 것이다.

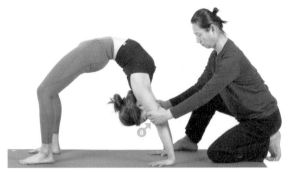

3-4A

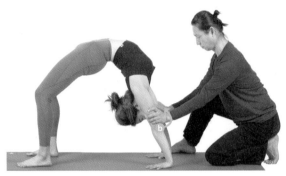

3-4B

3-4. 팔꿈치가 벌어지지 않도록 양팔을 모으면서 팔을 내회전시켜 손바닥 전체로 체중을 지지할 수 있도록 핸즈온 하는 방법을 제시한 것이다. 팔꿈치가 벌어지면 새끼손가락 두덩 쪽으로 하중이 편중되어 체중을 효과적으로 분산시킬 수 없다.

3-4A와 같이 수련생의 위팔을 잡는다[a].

3-4B와 같이 팔을 모으면서 내회전시켜[b] 손바닥 전체로 체중을 지지할 수 있도록 핸즈온 하는 방법을 제시한 것이다.

3-5. 지도자는 수련생의 머리 쪽에서 무릎을 구부려 수련생의 어깨뼈를 잡고 앞으로 위로 당겨 올려[a] 가슴을 확장하는 핸즈온 방법을 제시한 것이다. 가슴이 확장되면 어깨뼈와 골반 사이가 멀어지면서 요추와 흉추의 눌림이 줄어든다.

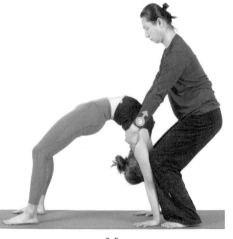

3-5

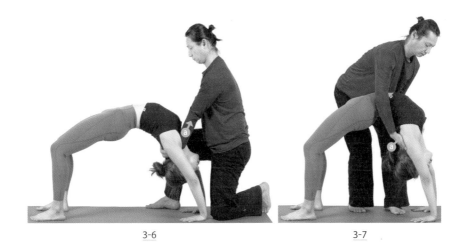

3-6

3-7

3-6. 지도자는 수련생의 머리 쪽에서 한쪽 무릎을 바닥에 대고 양손으로 수련생의 양
어깨뼈를 받쳐 앞으로 위로 당겨 올리는[a] 핸즈온 방법을 제시한 것이다.

3-7. 지도자는 수련생의 측면에서 양손으로 수련생의 양 어깨뼈를 받쳐 앞으로 위로
당겨 올리는[a] 핸즈온 방법을 제시한 것이다.

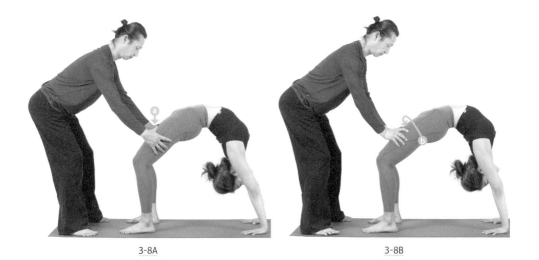

3-8A

3-8B

3-8. 다리를 모으고[Adduction] 내회전[Internal Rotation]시켜 자세를 안정시키는 핸즈온 방법을
제시한 것이다.

3-8A와 같이 양손으로 허벅지를 잡는다[a].

3-8B와 같이 허벅지를 내회전시키면서[b] 모은다.

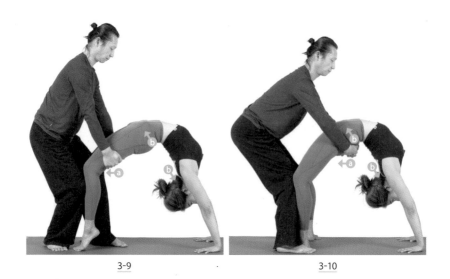

3-9   3-10

3-9. 지도자는 수련생의 다리 쪽에서 수련생의 허벅지 뒤쪽을 잡고 당겨[a] 수련생의 어깨뼈와 골반 사이가 멀어지게 만드는[b] 핸즈온 방법을 제시한 것이다. 다리를 당기면 어깨뼈와 골반 사이가 멀어지면서 요추와 흉추의 눌림이 줄어든다.

3-10. 지도자는 수련생의 다리 쪽에서 수련생의 엉덩이를 받치고 당겨[a] 수련생의 어깨뼈와 골반 사이가 멀어지게 만드는[b] 핸즈온 방법을 제시한 것이다.

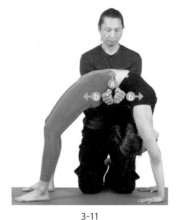

3-11

3-11. 어깨뼈와 골반 사이가 멀어지게 하여 요추와 흉추가 압박되지 않도록 핸즈온 하는 방법을 제시한 것이다. 지도자는 수련생의 측면에서 아래팔을 모아 요추를 받쳐 들어 올리고[a] 양팔을 벌려[b] 어깨뼈와 골반 사이가 멀어지도록 만든다.

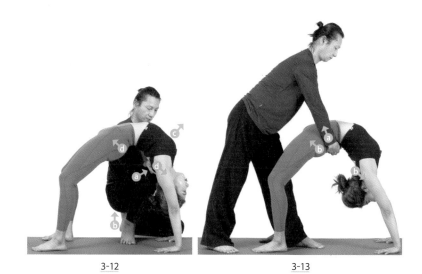

3-12   3-13

3-12. 지도자는 수련생의 측면에서 등에 댄 손을 무릎으로 받치고[a] 뒤꿈치를 들어서[b] 수련생의 몸을 앞쪽과 위쪽으로 들어 올리면서[c] 수련생의 어깨뼈와 골반 사이가 멀어지도록[d] 핸즈온 하는 방법을 제시한 것이다.

3-13. 지도자는 수련생의 다리 쪽에서 수련생의 골반을 받치고 당겨[a] 어깨뼈와 골반과 사이가 멀어지게[b] 만드는 핸즈온 방법을 제시한 것이다.

Finishing Sequence

살람바 사르방가사나

(Salamba Sarvangasana)

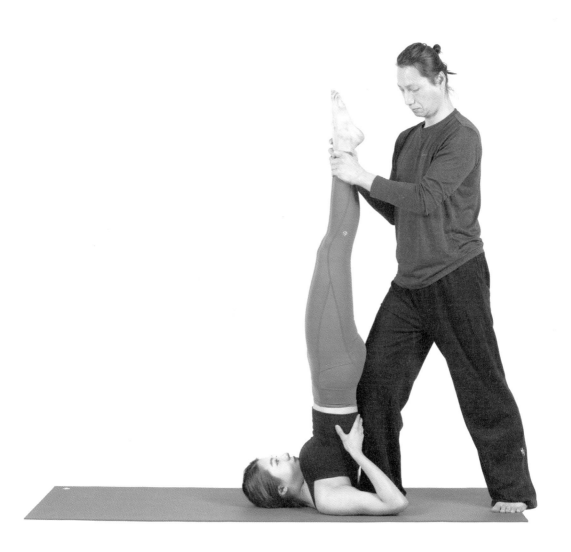

1. 정렬 상태의 살람바 사르방가사나

살람바 사르방가사나는 어깨 서기인데 목 뒤와 등 상부가 충
분히 이완되어 있지 않으면 자연스럽게 아사나를 수행하기가
어렵다. 추가로 척추를 세워주는 상체의 폄근들과 다리를 신장
시키는 하체의 큰볼기근이 강력한 근력을 발휘하지 않으면 다
리를 수직으로 뻗어 올릴 수 없다. 현대인들의 체형 중 거북
목^{Forward Head Posture}처럼 목과 어깨의 근골격 상태가 변형된 경
우가 많은데 이런 체형에서는 어깨가 토대가 되어 다리를 위로
뻗어 올리는 자세가 현실적으로 불가능하다.

살람바 사르방가사나는 뒤통수부터 등 상부를 연결하는 근육
들이 충분히 이완되어 안정적인 토대를 제공하고 그 기반에서
위에 설명한 상·하체의 폄근들이 적절한 근력을 발휘할 때 수
행하기가 쉬워진다.

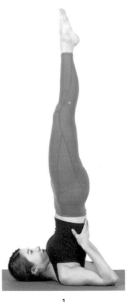

1

아사나 수행을 통해서 현재 자신의 체형적 특징을 발견하고 교정이 필요한 부분을 알
수 있는데 체형교정은 단순히 어느 특정 부위를 늘이거나 강화시켜서 균형을 만들기보
다는 몸 전체를 하나의 시스템으로 보고 전체적인 대칭과 균형이 회복될 때 자연스럽게
이루어질 수 있다.

이런 의미에서 아사나 수행은 체형을 점검하는 과정이기도 하지만 체형을 교정하는 과정
이며 더 나아가 몸 전체의 균형을 회복하는 과정이다.

2. 정렬 상태를 벗어난 살람바 사르방가사나

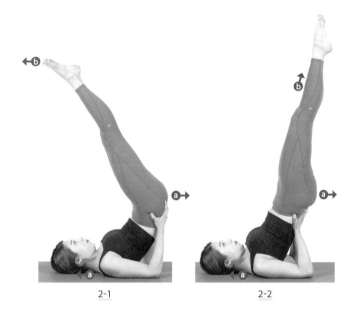

2-1   2-2

2-1. 관상면에서 어깨와 골반이 수직을 이루지 못하고[a] 발은 앞쪽으로 이동하고[b] 엉덩이가 어깨보다 뒤쪽으로 이동한 상태이다. 이는 뒤통수부터 등 상부를 연결하는 근육들이 충분히 이완되지 않았기 때문이다.

2-2. 2-1과 차이점은 다리를 일직선으로 뻗었다는[b] 점이다. 어깨-골반-무릎-복사뼈를 수직으로 세우지 못하는 주된 이유는 뒤통수부터 등 상부를 연결하는 근육들이 충분히 이완되지 않았기 때문이다.

3. 핸즈온 방법

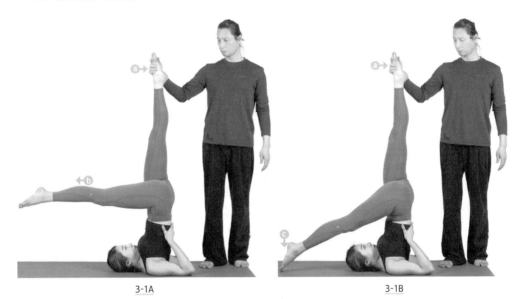

3-1A

3-1B

3-1. 수련생의 한 다리를 잡아 무게중심이 흔들리지 않은 상태에서 척추 중립을 유지하여 뒤통수부터 등 상부를 이완하도록 핸즈온 하는 방법을 제시한 것이다. 척추 중립을 유지해야 원하는 신체 부위를 이완시킬 수 있다.

3-1A와 같이 지도자는 수련생의 뒤쪽에서 천장으로 뻗은 다리의 발을 잡고[a] 다른 다리를 수평으로 뻗을 수 있도록[b] 돕는다.

3-1B와 같이 수련생의 유연성이 향상되면 수련생이 수평으로 뻗은 다리를 내려 발이 바닥에 닿도록[c] 만든다.

3-2. 지도자는 수련생의 뒤쪽에 서서 수련생이 지도자의 허벅지에 발바닥을 올리고[a] 팔을 뻗어 지도자의 발목을 잡고[b] 무릎을 펴면서[c] 몸통을 수직으로 세우도록[d] 유도하는 방법을 제시한 것이다.

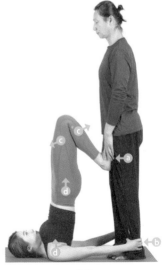

3-2

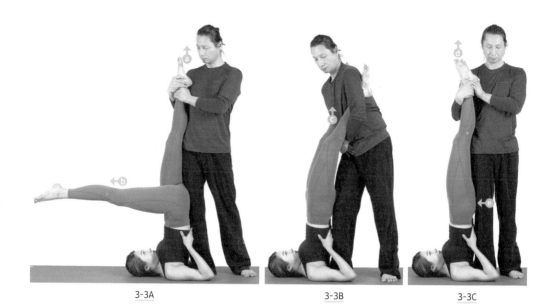

3-3A   3-3B   3-3C

3-3. 수련생의 한 다리를 잡아 위로 끌어 올리면서 무게중심이 흔들리지 않은 상태에서 척추 중립을 유지하도록 핸즈온 하는 방법을 제시한 것이다.

3-3A와 같이 지도자는 수련생의 뒤쪽에서 천장으로 뻗은 다리의 발을 잡아 끌어 올리고[a] 다른 다리를 수평으로 뻗을 수 있도록[b] 돕는다.

3-3B와 같이 수련생의 양다리를 팔로 끌어안고 위로 끌어올려[c] 뒤통수부터 등 상부의 부족한 유연성을 보상하여 자세를 유지할 수 있도록 돕는다.

3-3C와 같이 수련생의 양 발목과 정강이를 끌어안고 위로 끌어올리면서[d] 지도자의 허벅지로 엉덩이를 밀어[e] 뒤통수부터 등 상부를 더 깊게 이완되도록 돕는다.

3-4. 지도자는 수련생의 뒤쪽에서 양손은 천장으로 뻗은 다리의 발목을 잡아 끌어올리고[a] 무릎과 정강이로 수련생의 골반과 등을 받쳐 앞으로 밀어[b] 뒤통수와 등 상부를 연결하는 근육을 이완시키도록 돕는다.

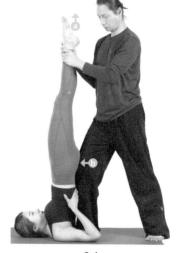

3-4

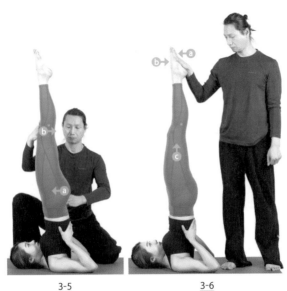

3-5
3-6

3-5. 지도자는 수련생의 측면에서 한 손은 골반에 대어 앞으로 밀고[a] 다른 한 손은 정강이를 잡고 뒤로 밀어[b] 뒤통수와 등 상부를 연결하는 근육을 이완시키도록 돕는다.

3-6. 지도자는 수련생의 뒤쪽에서 양손을 발바닥에 대어 밀고[a] 수련생은 지도자를 향해 밀어[b] 다리를 수직으로 세우면서[c] 뒤통수와 등 상부를 연결하는 근육을 이완시키도록 돕는다.

할라사나

(Halasana)

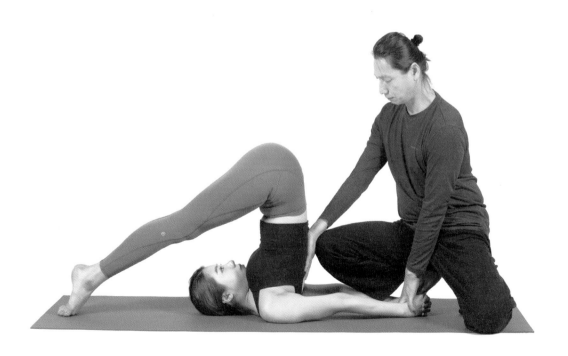

1. 정렬 상태의 할라사나

할라사나는 살람바 사르방가사나와의
연속선 상의 아사나이다. 뒤통수부터
등 상부까지 충분히 이완된 상태에서
더 깊은 자극이 가해지기 때문에 살람
바 사르방가사나에서 관련 신체 부위

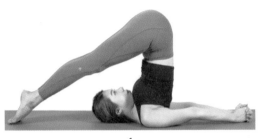

1

를 충분히 이완시킨 후에야 비로소 할라사나를 자연스럽게 수행할 수 있다.

뒤통수부터 등 상부까지가 충분히 이완되지 않은 상태에서 할라사나를 수행할 경우 부
족한 유연성을 보상하기 위해 등이 말리면서 상체 앞쪽이 압박되게 되는데 이로 인해
호흡이 짧고 빠르게 변형되고 장기들이 압박되어 생리적 기능이 떨어진다. 또한, 등이
말리면 요추의 자연스러운 C곡선이 I자 형태나)와 같이 변형되어 요통의 원인이 된다.
이를 방지하기 위해서 반드시 뒤통수부터 등 상부까지를 할라사나 수행 전 충분히 이완
시켜야 하고 만일 충분히 이완되지 않았다면 척추 중립이 깨지지 않은 상태에서 뒤통수
와 등 상부의 자극이 과도하지 않은 선까지만 아사나 수행을 하기를 권한다.

양팔을 뒤로 뻗어 양손을 깍지 낀 상태에서 바닥에 두는데 가슴과 어깨의 근육이 충분
히 이완되지 않으면 팔을 뻗었을 때 바닥에 밀착되지 못하여 들리면서 긴장이 생긴다.
또한, 억지로 깍지를 끼면 긴장이 생기므로 이런 경우 깍지를 풀고 손등을 자연스럽게
바닥에 밀착한다.

2. 정렬 상태를 벗어난 할라사나

관상면에서 본 할라사나 수행 시 정렬이 깨지는 상태를 제시한 것이다. 정렬이 깨지는
것을 예방하기 위해서는 현재 자신의 몸 상태를 객관화하고 각 아사나의 수련 목적이
무엇인지 안다면 정렬을 깨면서까지 무리해서 수련하지 않을 것이다. 정렬이 깨지지 않기
위해서는 뒤통수부터 등 상부까지를 충분히 이완하고 가슴과 어깨가 충분히 이완되지
않았을 경우 등 뒤로 팔을 뻗었을 때 깍지를 끼지 않고 자연스럽게 뻗는 것이 좋다.

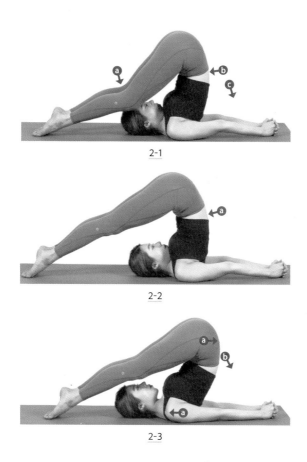

2-1

2-2

2-3

2-1. 관상면에서 볼 때 무릎을 구부리고[a] 등이 말려[b] 척추 중립이 깨지고 무게중심이 뒤로 넘어간[c] 상태를 보여준다. 이 상태에서는 장기가 압박되어 생리적 기능이 떨어지고 가로막의 움직임이 제한되어 호흡이 빠르고 짧아지며 호흡 횟수가 증가한다. 뒤통수부터 등 상부가 충분히 이완되지 않고 추가적으로 하체 뒤쪽의 뒤넙다리근[Hamstrings]이 충분히 이완되지 않았을 때도 이런 현상이 발생한다.

2-2. 관상면에서 볼 때 다리를 뻗었지만, 등이 말려[a] 척추 중립이 깨진 상태를 보여준다. 이 상태에서 역시 장기가 압박되어 생리적 기능이 떨어지고 가로막의 움직임이 제한되어 호흡이 빠르고 짧아지며 호흡 횟수가 증가한다. 뒤통수부터 등 상부를 연결하는 근육들은 이완되어 있지만, 골반을 끌어올려 척추 중립을 유지해야 한다.

2-3. 관상면에서 볼 때 다리를 뻗었지만, 골반이 어깨보다 뒤쪽으로 이동하여[a] 뒤통수부터 등 상부까지 자극되지 못한 상태를 보여준다. 이 상태는 정렬을 벗어났다고 보기는 어렵다. 단지 뒤통수부터 등 상부까지 연결된 근육들이 충분히 이완되지 않아서 무게중심이 과도하게 뒤로 넘어간[b] 상태이다.

3. 핸즈온 방법

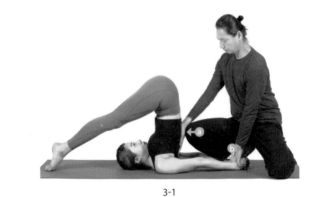

3-1

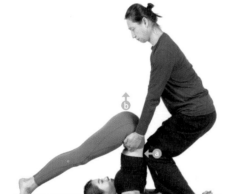

3-2

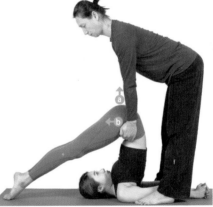

3-3

3-1. 지도자는 수련생의 뒤쪽에서 수련생의 등에 댄 손을 무릎으로 밀고[a] 다른 한 손
     은 등 뒤로 뻗어 깍지 낀 손을 아래로 눌러[b] 뒤통수부터 등 상부까지 깊게 이완
     시키는 핸즈온 방법을 제시한 것이다.

3-2. 지도자는 수련생의 뒤쪽에서 무릎을 구부려 등에 받치며[a] 앞으로 밀고 양손으로
     골반 능선을 잡고 위로 끌어올리고[b] 척추 중립을 유지하면서 뒤통수부터 등 상부
     까지 깊게 이완시키는 핸즈온 방법을 제시한 것이다.

3-3. 지도자는 수련생의 뒤쪽에서 양손으로 골반 능선을 잡고 위로 끌어올리면서[a] 앞쪽
     으로 밀어[b] 뒤통수부터 등 상부까지 깊게 이완시키는 핸즈온 방법을 제시한 것이다.

카르나피다사나

(Karnapidasana)

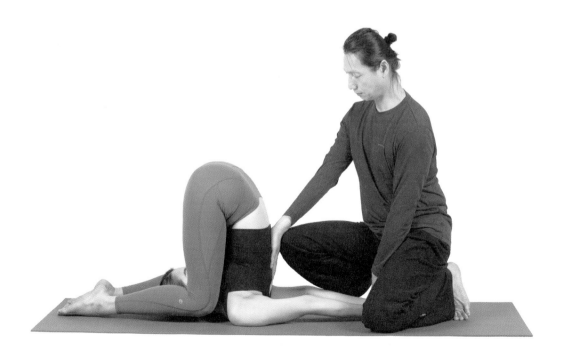

1. 정렬 상태의 카르나피다사나

카르나피다사나 역시 살람바 사르방가사 나의 연속선 상에서 이해하고 수련하는 것이 필요하다. 뒤통수부터 등 상부의 신체 부위가 앞의 두 아사나인 살람바 사르방가사나와 할라사나보다 더 깊게 이완되지 않으면 점점 더 자극이 강해지는

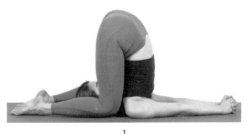

1

아사나의 강도를 몸이 견뎌내지 못한다. 특히 호흡에서 불편함이 극대화되기 쉽고 목과 어깨와 연관된 근육들은 부상을 당할 위험이 높아지기 때문에 충분한 이완이 반드시 선행되어야 한다.

아사나 수행에서 몸 자체의 수련보다 먼저 고려해야 할 부분은 왜 아사나를 하고 있는 지 질문하고 자신에게 있어 어떤 의미를 갖고 있고 현재 자신의 몸이 과연 지금 수준의 아사나를 감당할 수 있는지 검증이 필요하다. 이러한 자기탐구의 과정을 거치지 않고 몸 수련으로서의 아사나를 요가로 생각하고 있다면 자칫 몸과 마음의 신호를 무시하고 부상을 당하거나 마음의 동요를 경험할 수 있다.

2. 정렬 상태를 벗어난 카르나피다사나

관상면에서 본 카르나피다사나 수행 시 정렬이 깨지는 상태를 제시한 것이다. 주의 사항은 앞 장의 살람바 사르방가사나 및 할라사나의 내용을 참조하라.

2-1. 관상면에서 볼 때 무릎을 충분히 구부리지 못하고[a] 골반이 어깨보다 뒤로 이동하여[b] 무게중심이 뒤로 넘어간[c] 상태를 보여준다. 이 상태에서는 이완시켜야 할 뒤통수부터 등 상부가 거의 이완되지 않는다.

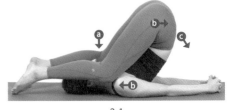

2-1

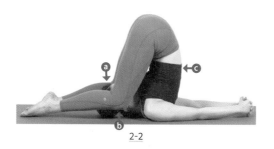

2-2

2-2. 관상면에서 볼 때 골반과 어깨가 수직을 이루지만 무릎을 충분히 구부리지 못하고[a] 바닥에 닿지 못하며[b] 등이 말려[c] 척추 중립이 깨진 상태를 보여준다. 이 상태에서 역시 요추에 과도한 자극이 가해지면서 통증이 발생하기 쉽고 장기가 압박되어 생리적 기능이 떨어지고 가로막의 움직임이 제한되어 호흡이 빠르고 짧아지며 호흡 횟수가 증가한다. 뒤통수부터 등 상부까지 신체 부위가 충분히 이완되지 않았기 때문에 이 모든 현상이 발생한다.

3. 핸즈온 방법

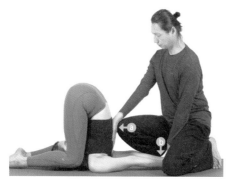

3-1

3-1. 지도자는 수련생의 뒤쪽에서 수련생의 등에 댄 손을 무릎으로 밀고[a] 다른 한 손은 등 뒤로 뻗어 깍지 낀 손을 아래로 눌러[b] 뒤통수부터 등 상부까지 깊게 이완시키는 핸즈온 방법을 제시한 것이다.

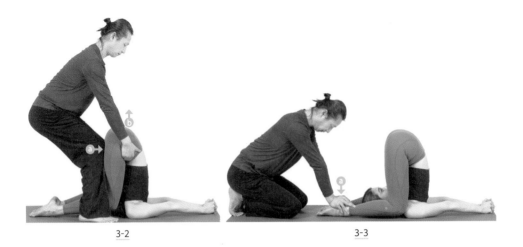

3-2   3-3

3-2. 지도자는 무릎을 구부려 수련생의 뒤넙다리근을 받치며[a] 몸통을 향해 밀고 양손
    으로 골반 능선을 잡고 위로 끌어올려[b] 척추 중립을 유지하면서 뒤통수부터 등 상
    부까지 깊게 이완시키는 핸즈온 방법을 제시한 것이다.

3-3. 지도자는 수련생의 뒤꿈치를 눌러[a] 발등을 바닥에 밀착시켜 뒤통수부터 등 상부까
    지 깊게 이완시키는 핸즈온 방법을 제시한 것이다.

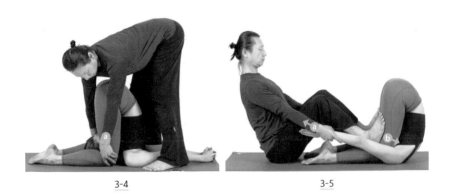

3-4   3-5

3-4. 지도자는 수련생의 오금을 눌러[a] 무릎을 바닥에 밀착시켜 뒤통수부터 등 상부까지
    깊게 이완시키는 핸즈온 방법을 제시한 것이다.

3-5. 지도자는 바닥에 앉아 양손으로 수련생의 손목을 잡아 당기고[a] 양발은 수련생의
    뒤넙다리근에 대고 밀어[b] 정렬을 맞추도록 핸즈온 하는 방법을 제시한 것이다.

요가 핸즈온

우르드바 빠드마사나

(Urdhva Padmasana)

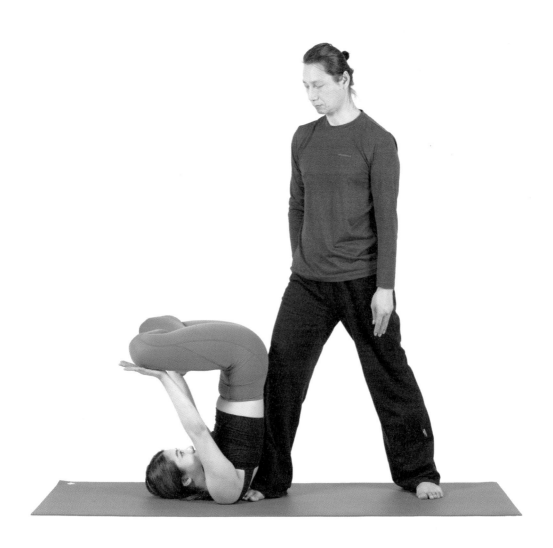

1. 정렬 상태의 우르드바 빠드마사나

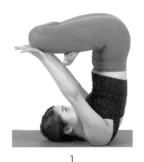

1

우르드바 빠드마사나는 빠드마사나를 뒤집어 놓은 아사나이다. '위를 향한 빠드마사나' 정도로 번역되는데 허공에서 빠드마사나로 들어가거나 유지하는 것이 어려울 것이라는 예상과 달리 대부분의 경우 뒤통수부터 등 상부의 긴장으로 인해 균형을 잡는 것이 어려운 경우가 더 많다.

우르드바 빠드마사나를 자연스럽게 수행하기 위해서 반드시 준비해야 할 것들이 몇 가지 있다.

첫째는 뒤통수부터 등 상부까지 신체 부위가 충분히 이완되어 있어야 한다.

둘째는 평소 가부좌 자세가 자연스럽게 될 수 있도록 몸이 준비되어 있어야 한다.

우르드바 빠드마사나에서 팔을 충분히 뻗지 못하는 주된 이유도 뒤통수부터 등 상부까지의 긴장에 있다.

2. 정렬 상태를 벗어난 우르드바 빠드마사나

2-1. 관상면에서 볼 때 무릎과 엉덩이를 수평으로 유지 못하고[a] 엉덩이가 어깨보다 뒤쪽으로 빠져[b] 무게중심이 뒤로 무너지고[c] 양손으로 등을 받쳐[d] 몸이 뒤로 무너지지 않도록 무게중심을 보상한 상태를 보여준다. 주된 원인은 뒤통수부터 등 상부의 긴장 때문이다.

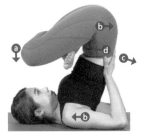

2-1

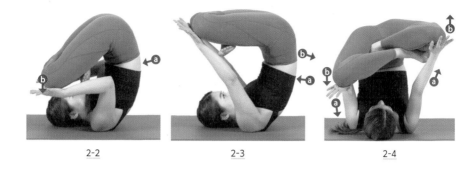

2-2   2-3   2-4

2-2. 관상면에서 볼 때 등이 말려[a] 척추 중립이 깨지고 팔을 뻗지 못해 무릎과 엉덩이를 수평으로 유지할 수 없어[b] 정렬이 깨진 상태를 보여준다. 주된 원인은 뒤통수부터 등 상부의 긴장 때문이다.

2-3. 관상면에서 볼 때 팔을 뻗고 허벅지를 수평으로 유지했지만, 등이 말려[a] 척추 중립이 깨지고 무게중심이 뒤쪽으로 무너져[b] 정렬이 깨진 상태를 보여준다. 주된 원인은 뒤통수부터 등 상부의 긴장 때문이다.

2-4. 시상면에서 볼 때 양팔을 펴는 상태가 다르고[a] 그에 따라 양 무릎의 높이가 다른[b] 상태를 보여준다. 좌우 뒤통수부터 등 상부의 유연성이 차이가 나거나 하체의 유연성의 차이가 날 경우(특히 발목의 유연성 차이가 날 때) 좌우 비대칭이 나타날 수 있다.

3. 핸즈온 방법

3-1. 정강이 측면과 무릎으로 핸즈온 하는 방법을 제시한 것이다.

3-1A와 같이 지도자는 수련생의 뒤쪽에서 정강이 측면과 무릎으로 수련생의 등을 받친다[a].

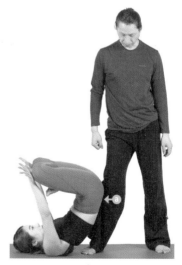

3-1A

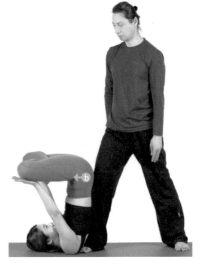

3-1B와 같이 수련생의 몸이 골반과 어깨가
수직이 될 때까지 무릎으로 민다[b].

3-1B

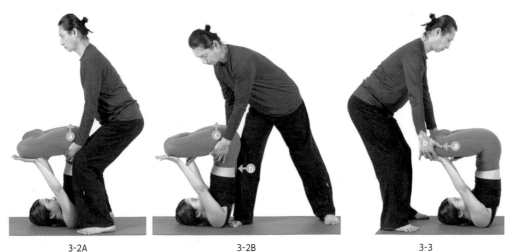

3-2A   3-2B   3-3

3-2. 골반 능선을 잡고 위로 끌어올려 척추를 길게 늘이도록 핸즈온 하는 방법을 제시
한 것이다.

3-2A와 같이 지도자는 수련생의 뒤쪽에서 자세를 낮추고 양손으로 골반 측면을
잡고 위로 끌어올린다[a].

3-2B와 같이 지도자는 수련생의 뒤쪽에서 정강이와 무릎으로 수련생의 등을 받
쳐서 밀면서[b] 양손으로 골반 능선을 잡고 위로 끌어올린다[c].

3-3. 지도자는 수련생의 앞쪽에서 양 무릎을 잡고 앞으로 당기면서[a] 들어 올린다[b]. 앞
으로 당기는 이유는 무게중심을 유지하면서 뒤통수부터 등 상부까지의 이완을 깊
게 하기 위해서이다.

3-4. 살람바 사르방가사나에서 핸즈온을 받아 우르드바 빠드마사나를 수행하는 방법을 제시한 것이다.

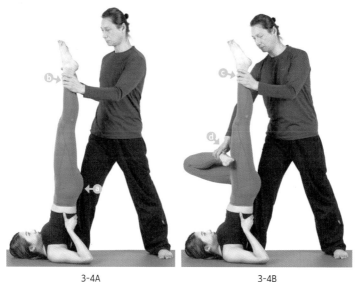

3-4A   3-4B

3-4A와 같이 지도자는 수련생의 뒤쪽에서 정강이와 무릎으로 수련생의 등부터 엉덩이를 받쳐[a] 앞으로 살짝 밀면서 무게중심이 무너지지 않도록 하고 양손으로 발목을 잡는다[b].

3-4B와 같이 지도자는 한 손은 천장으로 뻗은 다리의 발목을 잡고[c] 다른 한 손은 반대 다리를 접어 허벅지에 얹는다[d].

3-4C와 같이 지도자는 다른 손으로 반대 다리의 발목을 잡고[e] 가부좌를 만든다.

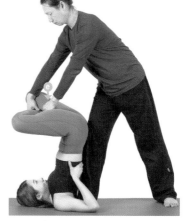

3-4C

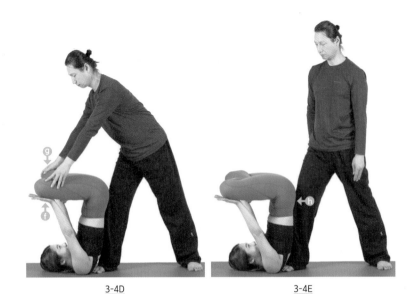

3-4D   3-4E

3-4D와 같이 수련생은 양팔을 뻗어 무릎을 받치고[f] 지도자는 양손으로 무릎을 눌러[g] 자세를 안정시킨다.

3-4E와 같이 지도자는 정강이와 무릎으로 수련생의 등을 받쳐 앞으로 살짝 밀면서[h] 뒤통수부터 등 상부를 더 깊게 이완한다.

핀다사나
(Pindasana)

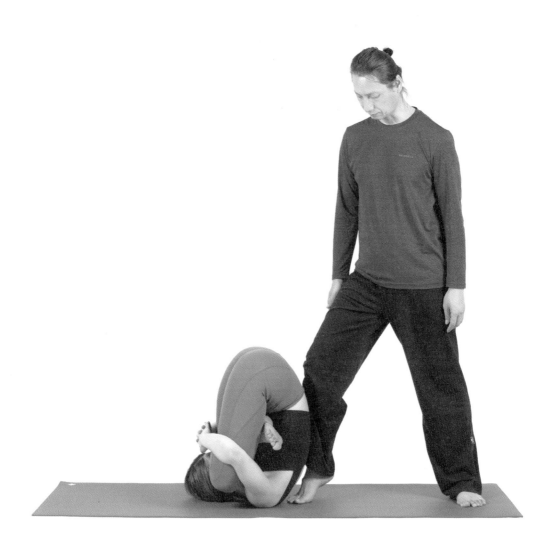

1. 정렬 상태의 핀다사나

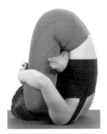

1

아쉬탕가 요가 프라이머리 시리즈는 크게 스탠딩^{Standing}, 시팅^{Sitting}, 피니싱^{Finishing}의 세 부분으로 구성되어 있다. 전체적인 아사나의 느낌은 거친 동작을 통해 큰 틀에서 육체적인 긴장을 대부분 풀어내고 조금씩 더 섬세한 동작을 통해 덜 거친 잔여 긴장을 풀어내는 방식이다.

피니싱 부분은 다시 세 파트로 나뉘는데 두 번째와 세 번째 파트는 해당 장에서 다루기로 하고 여기서는 핀다사나와 연관된 첫 번째 파트 중 어깨 서기와 전굴 기반의 살람바 사르방가사나부터 우따나 빠다사나까지만 설명한다.

살람바 사르방가사나부터 이 장에서 다루는 핀다사나까지는 모두 어깨 서기를 공통 기반으로 하여 섬세하게 자극의 강도를 높여 육체적 긴장뿐 아니라 나디^{Nadi}라는 에너지 통로를 정화하게 된다. 또 하나의 공통점은 모두 배와 허벅지가 밀착되는 전굴 방식이라는 점이다. 핀다사나에 이르러 어깨 서기를 기반으로 전굴하여 육체적인 몸과 에너지체에 섬세한 자극을 가하여 몸을 정화한다. 핀다사나는 어깨 서기 기반 전굴 아사나 중자극의 강도가 최대화된다. 핀다사나 이후의 마쯔야사나나 우따나 빠다사나는 균형을 맞추기 위한 후굴 느낌의 아사나들이다.

핀다사나에서는 뒤통수부터 등 상부의 자극이 극대화되고 추가로 가부좌 상태의 다리를 양팔로 껴안아 모으는 자세이기 때문에 하체 역시 충분히 이완되어 있어야 한다.

2. 정렬 상태를 벗어난 핀다사나

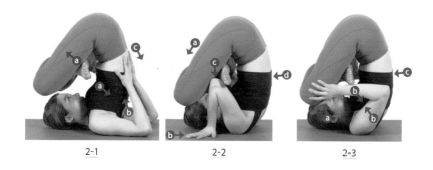

2-1   2-2   2-3

2-1. 관상면에서 볼 때 가부좌한 다리가 배와 밀착되지 못하여[a] 다리가 들리고 이를 보상하기 위해 등이 말려[b] 척추 중립이 깨지고 무게중심이 뒤로 넘어간 상태[c]를 보상하기 위해 양손으로 등을 받쳤다. 이 상태에서는 척추에 과도한 자극이 가해져 통증이 발생하기 쉽고 장기가 압박되어 생리적 기능이 떨어지고 가로막의 움직임이 제한되어 호흡이 빠르고 짧아지며 호흡 횟수가 증가한다. 뒤통수부터 등 상부가 충분히 이완되지 않았기 때문에 이 모든 현상이 발생한다.

2-2. 관상면에서 볼 때 무게중심을 앞쪽으로 이동시키고[a] 이를 보상하기 위해 양손을 앞으로 짚어[b] 허벅지를 팔꿈치로 내렸지만[c] 여전히 등이 말려[d] 척추 중립이 깨진 상태를 보여준다. 2-1에서 설명한 동일한 부작용이 발생한다.

2-3. 2-2 상태에서 뒤통수부터 등 상부가 조금 더 이완되어 무게중심을 유지할 수 있을 때 양손을 떼서 무릎을 받쳤지만[a] 팔을 다 빼면 무게중심이 뒤로 넘어가므로 팔을 펴지 못하고[b] 여전히 등이 말려[c] 척추 중립이 깨진 상태를 보여준다. 2-1에서 설명한 동일한 부작용이 발생한다.

3. 핸즈온 방법

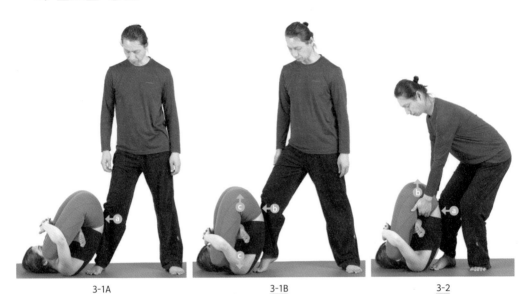

3-1A   3-1B   3-2

3-1. 정강이와 무릎으로 수련생의 등을 받쳐 정렬을 맞추는 핸즈온 방법을 제시한 것이다.

3-1A와 같이 지도자는 수련생의 뒤쪽에서 정강이와 무릎으로 수련생의 등을 받친다[a].

3-1B와 같이 무릎을 밀어[b] 수련생의 골반과 어깨가 수직이 되도록[c] 정렬을 맞춘다.

3-2. 지도자는 수련생의 뒤쪽에서 정강이와 무릎으로 수련생의 등을 받쳐 밀면서[a] 양손으로 골반 능선을 잡고 위로 끌어올린다[b].

마쯔야사나

(Matsyasana)

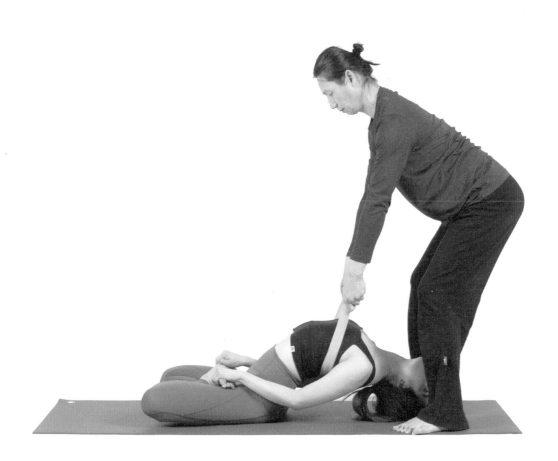

1. 정렬 상태의 마쯔야사나

피니싱 시퀀스 첫 번째 파트의 초반 아사나들인 살람바 사르방가사나부터 핀다사나까지가 전굴인데 신체 움직임의 균형을 맞출 필요 때문에 나오는 첫 번째 후굴의 요소가 강한 아사나가 마쯔야사나이다. 가부좌를 풀지 않은

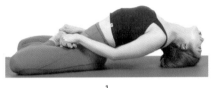

1

상태에서 다리는 바닥에 내리고 대신 목–가슴–배의 신체 앞쪽을 완전히 이완시킨다.

사람의 평소 자세는 거의 대부분 앞쪽으로 몸이 굽어 있다. 이는 얼굴을 위시한 신체의 주요 장기가 앞쪽에 노출되어 있기 때문에 보호본능의 발현으로 주로 굽히는 쪽으로 가동성이 발달하였기 때문이라고 생각한다.

하지만 가장 이상적인 신체는 앞뒤 근육이 균형을 맞춰 수축 이완이 중립이 된 상태이다. 수축 이완의 중립 상태에서야 상체에 위치하는 각종 내부 장기들이 압박을 받지 않고 생리적으로 제 기능을 수행할 수 있다.

따라서 기본적으로 전굴 후에는 반드시 후굴 동작을 수행해서 전후의 균형을 맞추는 것이 좋다.

마쯔야사나를 자연스럽게 수행하기 위해서는 목부터 배까지 신체 앞쪽이 충분히 이완되어 있어야 한다. 유연성이 충분치 않은 경우 다리가 들리거나 후굴이 부자연스러운 상태로 되어 부상의 위험이 있으므로 현재 몸이 허용하는 수준에서 아사나를 수행하기를 권한다.

2. 정렬 상태를 벗어난 마쯔야사나

2–1. 관상면에서 볼 때 가부좌를 하고 양손으로 발을 잡았지만 양 무릎이 들려 바닥에 닿지 못한 상태ᵃ를 보여준다. 이는 상체 앞쪽이 충분히 이완되지 않았기 때문이다. 이

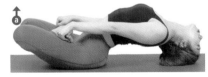

2-1

상태에서는 발을 잡지 않고 다리를 바닥으로 낮추고 가슴을 더 확장하는 것이 좋다.

2-2. 관상면에서 볼 때 가부좌를 하고 양손으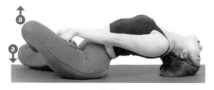
로 발을 잡았지만, 한쪽 무릎이 들려 바
닥에 닿지 못한 상태[a]를 보여준다. 이는
상체 앞쪽이 충분히 이완되지 않았기 때
2-2

문이다. 이 상태에서는 발을 잡지 않고 다리를 바닥으로 낮추고 가슴을 더 확장하
는 것이 좋다.

3. 핸즈온 방법

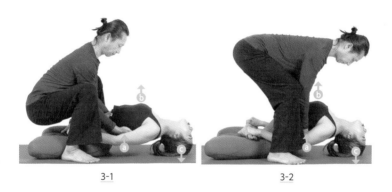

3-1   3-2

3-1. 지도자는 자세를 낮춘 상태에서 수련생의 등을 양손으로 받치고 들어 올려[a] 가슴을
확장하고[b] 정수리가 더 깊숙이 바닥에 닿도록[c] 핸즈온 하는 방법을 제시한 것이다.

3-2. 지도자는 자세를 높인 상태에서 수련생의 등을 양손으로 받치고 들어 올려[a] 가슴
을 확장하고[b] 정수리가 더 깊숙이
바닥에 닿도록[c] 핸즈온 하는 방법을
제시한 것이다.

3-3. 지도자는 수련생의 들린 무릎을 눌
러 낮추는 핸즈온 하는 방법을 제시
한 것이다.

3-3A와 같이 들린 무릎에 양손을
댄다[a].

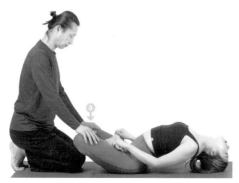

3-3A

3-3B와 같이 무릎을 바닥으로 눌러[b] 가슴이 더 확장되도록 만든다.

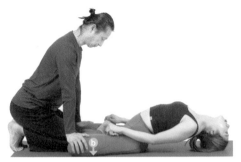

3-3B

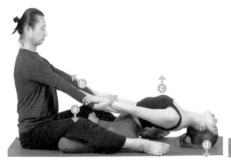

3-4

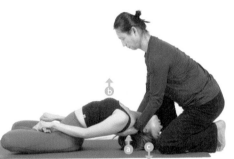

3-5

3-4. 지도자는 바닥에 앉아 양다리를 수련생의 허벅지에 얹어[a] 자세를 안정시키고 양팔을 잡고 당겨[b] 수련생의 가슴을 확장하고[c] 정수리가 더 깊숙이 바닥에 닿도록[d] 핸즈온 하는 방법을 제시한 것이다.

3-5. 지도자는 수련생의 머리 쪽에서 양손으로 수련생의 등 상부를 받쳐 끌어 올리면서[a] 수련생의 가슴을 확장하고[b] 정수리가 더 깊숙이 바닥에 닿도록[c] 핸즈온 하는 방법을 제시한 것이다.

3-6. 지도자는 수련생의 머리 쪽에서 스트랩으로 등을 감싸 끌어 올리면서[a] 수련생의 가슴을 확장하고[b] 정수리가 더 깊숙이 바닥에 닿도록[c] 핸즈온 하는 방법을 제시한 것이다.

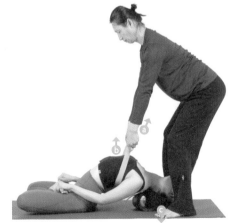

3-6

요가 핸즈온

우따나 빠다사나

(Uttana Padasana)

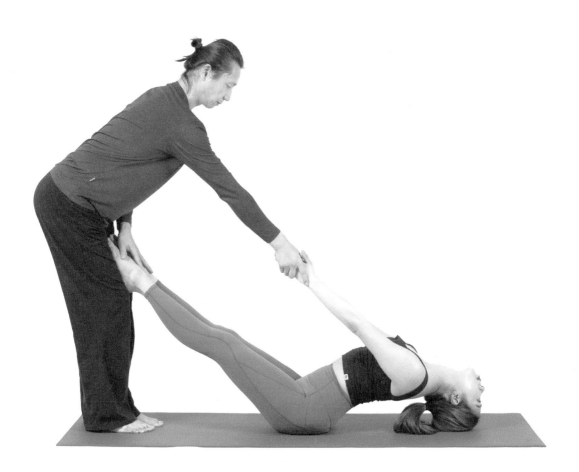

1. 정렬 상태의 우따나 빠다사나

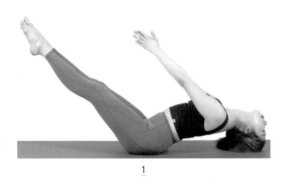

1

우따나 빠다사나는 이전 자세들인 전굴들에 대해 후굴인 마쯔야사나로 몸의 균형을 맞추고 추가로 한 번 더 후굴 자세로 몸의 전후 균형을 맞추는 자세로 해석한다.

우따나 빠다사나에서는 정수리와 골반을 바닥에 대고 후굴을 하면서 상체 앞쪽 근육들은 이완하고 엉덩허리근들을 위시한 굽힘근들은 수축하여 균형을 맞춘다.

우따나 빠다사나에서 가장 핵심이 되는 근육은 굽힘근 중 엉덩허리근인데 후굴 상태에서 다리를 들어 올리기 위해서는 엉덩허리근이 강력한 힘을 발휘해야 정렬이 깨지지 않기 때문이다. 굽힘근이 충분히 강화되지 않은 상태에서 다리를 뻗고 높이를 유지하면 온몸이 긴장한다. 근육은 기원^{Origin}과 착생^{Insertion}의 두 부착점 간 거리를 좁히거나 늘이는 과정에서 움직임을 만든다. 대개 기원은 고정되고 착생인 다른 한쪽이 움직여지는데(운동 목적에 따라 반대의 경우도 많음) 움직여지는 쪽의 부하가 많이 걸리는 주된 원인은 부착점에서 신체 부위가 멀어질 때이다. 우따나 빠다사나에서 굽힘근의 힘이 약하면 다리를 뻗지 못하거나 뻗었다 하더라도 다리 높이가 낮아진다. 예를 들어, 대표적인 굽힘근인 엉덩허리근은 요추에서 기원하고 넙다리뼈 안쪽의 작은 돌기$^{Lesser\ Trochanter}$에 착생하는데 착생 지점에서 발가락까지 거리가 멀수록 엉덩허리근은 더 많은 힘을 발휘해야 한다. 착생점인 작은 돌기부터 발가락 끝까지 다리 자체의 무게는 다리를 뻗었든 굽혔든 동일하지만 착생점에서 신체 부위가 멀어지면 동일한 하중이라도 길이가 길어짐에 따라 더 많은 근력이 필요하므로 굽힘근의 근력이 충분치 않으면 무의식적으로도 다리를 다 뻗지 않는 것이다.

추가로 강화해야 할 근육은 모음근인데 다리를 밀착시킬 때 더 강력한 힘을 발휘해서 들어 올리는 데 도움을 줄 수 있고 반대로 이완해야 할 근육들도 있는데 상체의 경우 목부터 배까지 근육들이 충분히 이완되어야 하고 하체 뒤쪽 근육들은 모두 이완해야 다리를 들어 올릴 때 저항이 줄어든다.

2. 정렬 상태를 벗어난 우따나 빠다사나

소개된 자세들은 정렬을 벗어났다고 보기보다는 근력이 충분치 않아 몸의 허용하는 수준까지만 아사나를 수행한 것이라고 보는 것이 좋다.

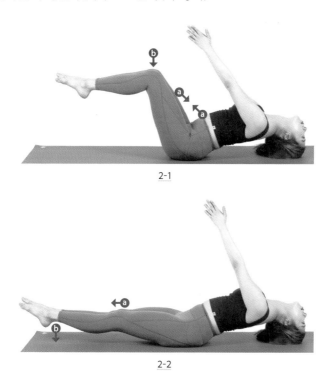

2-1

2-2

2-1. 관상면에서 볼 때 다리를 펴지 못하여 허벅지와 배가 가깝고[a] 무릎을 구부린[b] 상태를 보여준다. 다리를 뻗지 못하고 무릎을 구부린 이유는 굽힘근의 힘이 충분치 못하기 때문이다.

2-2. 관상면에서 볼 때 다리를 뻗었지만[a] 다리 높이가 바닥 가까이 낮아진 상태[b]를 보여준다. 원인은 역시 굽힘근의 근력이 약하기 때문이다.

3. 핸즈온 방법

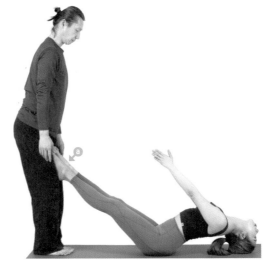

3-1A

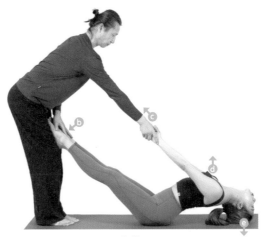

3-1B

3-1. 수련생의 발 쪽에서 핸즈온 하는 방법을 제시한 것이다.

3-1A와 같이 수련생의 발을 지도자의 허벅지에 얹는다[a].

3-1B와 같이 지도자는 한 손은 수련생의 발을 잡아 안정시키고[b] 다른 한 손은 수련생의 양손을 잡고 당기면서[c] 가슴을 끌어올려[d] 상체 앞쪽을 이완시키고 정수리를 더 깊게 바닥에 닿게 한다[e].

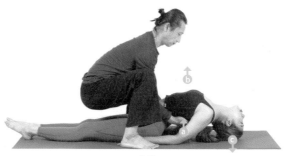

3-2

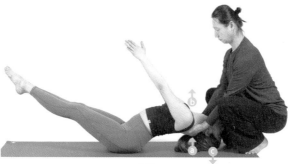

3-3

3-2. 지도자는 쪼그려 앉아 양손으로 수련생의 등을 받치고[a] 가슴을 끌어올려[b] 상체 앞쪽을 이완시키고 정수리를 더 깊게 바닥에 닿게 한다[c].

3-3. 지도자는 수련생의 얼굴 쪽에서 양손으로 수련생의 등 상부를 받치고[a] 끌어올려[b] 상체 앞쪽을 이완시키고 정수리를 더 깊게 바닥에 닿게 한다[c].

시르사사나

(Sirsasana)

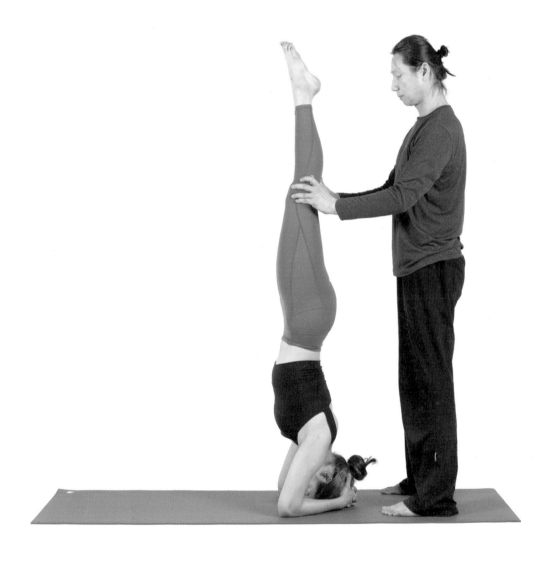

1. 정렬 상태의 시르사사나

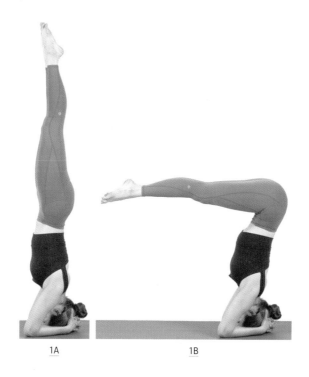

1A   1B

시르사사나는 피니싱 시퀀스의 두 번째 파트이다.

팔과 어깨의 안정성과 근력이 시르사사나를 자연스럽게 수행할 수 있는 전제조건이 된다.

시르사사나는 다리를 천장을 향해 수직으로 뻗는 A와 수평으로 뻗고 유지하는 B로 구성된다.

관상면에서 볼 때 시르사사나 A는 복사뼈-무릎 측면-골반 측면-어깨 측면-귀까지가 일직선 상에 위치하면 되고 시르사사나 B의 경우 고관절을 축으로 다리를 수평으로 뻗으므로 복사뼈-무릎 측면-골반 측면이 일직선 상에 위치하고 골반 측면-어깨 측면-귀까지가 일직선 상에 위치하면 된다.

시르사사나에서 정렬이 깨지는 주된 원인은 크게 세 가지가 있다.

첫째는 팔꿈치가 바닥에 밀착되지 않기 때문이고 둘째는 복부를 조이지 않아 허리가 과도하게 꺾이는 원인 그리고 셋째는 어깨와 팔의 근력이 충분치 않아서 신체의 하중을 감당하지 못하는 원인 때문이다.

따라서 위의 정렬이 깨지는 원인이 자신에게 해당한다면 사전에 예비 아사나를 통해 보완하기 바란다.

시르사사나는 목에 부담을 주는 경우가 생기고 이로 인해 부상의 가능성이 높기도 한데 대부분의 경우 위에 언급한 세 가지 원인과 직간접적으로 관련이 있으므로 같은 맥락에서 주의를 기울이고 준비를 하면 된다.

2. 정렬 상태를 벗어난 시르사사나

관상면에서 본 시르사사나 수행 시 정렬이 깨지는 상태를 제시한 것이다. 정렬이 깨지는 것을 예방하기 위해서는 현재 자신의 몸 상태를 객관화시키고 시르사사나의 목적을 고려해서 무리해서 수련하지 않도록 한다.

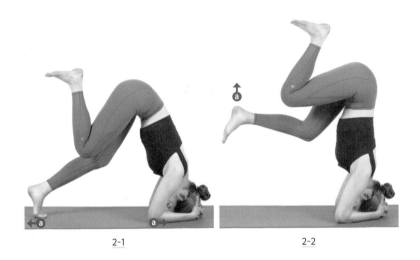

2-1   2-2

2-1. 관상면에서 볼 때 팔꿈치와 발의 간격이 과도하게 멀어[a] 다리를 천장으로 끌어올릴 수 없기 때문에 시르사사나 자체가 불가능한 상태를 제시한 것이다.

2-2. 2-1 상태에서 다리를 점프해서[a] 시르사사나를 시도하는 경우를 제시한 것이다. 점프의 여파로 인해 대부분의 경우 팔꿈치와 정수리가 바닥에 안정화되기 어렵고 설령 점프 방식으로 시르사사나를 성공한다 할지라도 반복적으로 성공하기 어려우므로 권하지 않는다.

요가 핸즈온

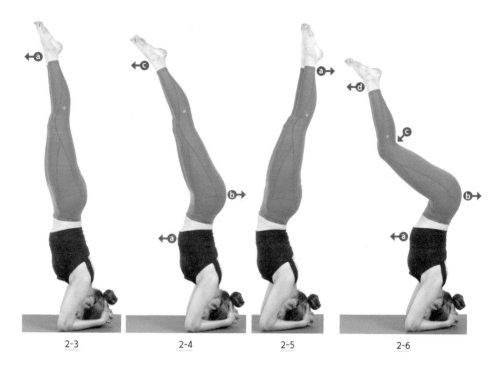

2-3   2-4   2-5   2-6

2-3. 관상면에서 볼 때 전체적으로 몸이 앞쪽으로 기운 상태[a]를 제시한 것이다.

2-4. 허리를 꺾어 명치를 돌출시키고[a] 엉덩이를 뒤로 빼고[b] 다리를 앞으로 이동시켜[c] 정렬이 깨진 상태를 제시한 것이다. 2-3과 비슷한 몸 상태에서 몸이 앞으로 무너지는 것을 보상하기 위해 위에 설명한 방식으로 체형을 변형시킨 것이다.

2-5. 관상면의 중심선보다 다리를 뒤로 이동시켜[a] 앞쪽으로 무너진 상체의 무게중심을 보상한 것이다. 2-3과 비슷한 몸 상태에서 몸이 앞으로 무너지는 것을 보상하기 위해 위에 설명한 방식으로 체형을 변형시킨 것이다.

2-6. 허리를 꺾어 명치를 돌출시키고[a] 엉덩이를 뒤로 빼고[b] 무릎을 구부리고[c] 다리를 앞으로 이동시켜[d] 정렬이 깨진 상태를 제시한 것이다. 2-4와 비슷한 몸 상태에서 몸이 앞으로 무너지는 것을 보상하기 위해 위에 설명한 방식으로 체형을 변형시킨 것이다.

2-7. 2-6과 비슷한 몸 상태에서 다리를 천장으로 뻗지 못하고 사선으로 뻗은[c] 부분만 다르다.

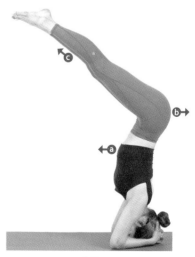

2-7

3. 핸즈온 방법

3-1. 수련생의 뒤쪽에서 팔꿈치가 바닥에서 떨어지지 않도록 등이 말리지 않게 핸즈온
하는 방법을 제시한 것이다.

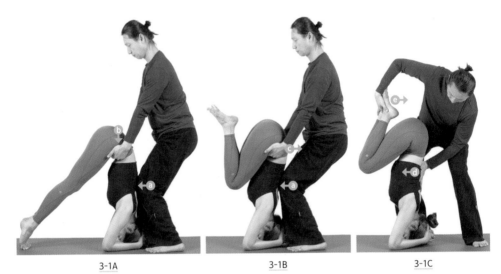

3-1A   3-1B   3-1C

3-1A와 같이 지도자는 무릎을 구부려 수련생의 등에 대고[a] 양손은 골반 능선을
잡는다[b].
3-1B와 같이 무릎을 받쳐[a] 등이 말리지 않도록 하고 골반을 당긴다[c].
3-1C와 같이 한 손은 수련생의 요추를 받쳐 밀고[d] 다른 한 손은 발목을 잡고 당
긴다[e].
3-1D와 같이 양손으로 골반을 잡고[f] 수련생의 중심이
유지되도록 돕고 수련생은 천천히 다리를 천장으로 뻗
는다[g].

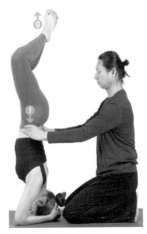

3-1D

3-2. 수련생의 뒤쪽에서 시르사사나 A와 B를 핸즈온 하는 방법을 제시한 것이다.

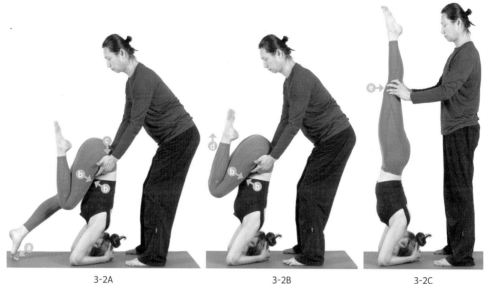

3-2A 　　　　　　　　　 3-2B 　　　　　　　　　 3-2C

3-2A와 같이 수련생은 한 다리는 뻗어 발가락이 바닥을 지지하고[a] 다른 한 다리는 접어 배와 허벅지를 밀착시킨[b] 상태에서 지도자는 양손으로 골반 능선을 잡는다[c].

3-2B와 같이 수련생은 양다리를 들어 올려 무릎을 구부리고[d] 배와 허벅지를 밀착시킨다[b].

3-2C와 같이 수련생은 양다리를 천장으로 뻗어 시르사사나 A를 수행할 때 지도자는 양다리를 잡아 중심 유지를 돕는다[e].

3-2D와 같이 지도자는 한 손은 수련생의 발목을 잡아[f] 당기고 다른 한 손은 허벅지에 대고[g] 뒤로 밀면서 시르사사나 B로 전환하도록 돕는다.

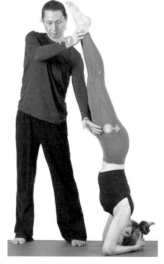

3-2D

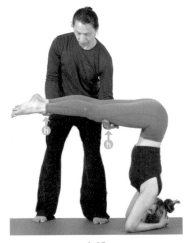

3-2E와 같이 지도자는 수련생의 발목과 허벅지를 받쳐[h] 수련생이 시르사사나 B를 유지하도록 돕는다.

3-2E

3-3. 수련생의 뒤쪽에서 시르사사나 A와 B를 핸즈온 하는 방법을 제시한 것이다.

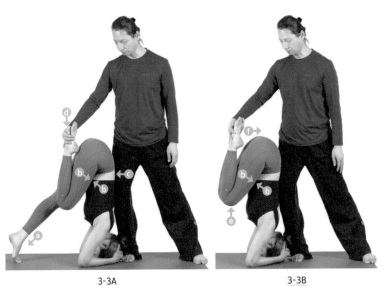

3-3A   3-3B

3-3A와 같이 수련생은 한 다리는 뻗어 발가락이 바닥을 지지하고[a] 다른 한 다리는 접어 배와 허벅지를 밀착시킨[b] 상태에서 지도자는 허벅지 측면으로 수련생의 등을 받치고[c] 한 손으로 수련생의 접은 다리의 발등을 잡는다[d].

3-3B와 같이 수련생은 양다리를 들어 올려 무릎을 구부리고[e] 배와 허벅지를 밀착시키고[b] 지도자는 양발을 잡고 당긴다[f].

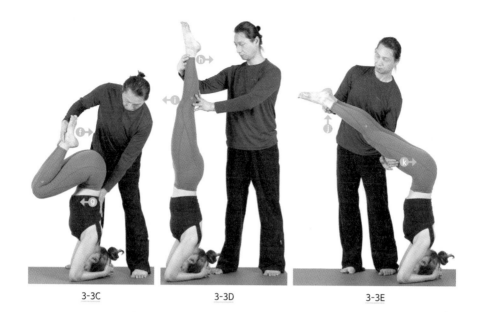

| 3-3C | 3-3D | 3-3E |

3-3C와 같이 지도자는 한 손은 수련생의 발목을 잡아ᶠ 당기고 다른 한 손은 요추에 대고ᵍ 앞으로 민다.

3-3D와 같이 지도자는 한 손은 천장으로 뻗은 수련생의 발목을 잡아ʰ 가볍게 당기고 다른 한 손은 종아리에 대고ⁱ 앞으로 밀면서 수련생이 중심을 유지하도록 하면서 시르사사나 A를 수행하도록 돕는다.

3-3E와 같이 지도자는 한 손은 수련생의 발목을 받쳐ʲ 다리를 내리는 속도를 조절하고 다른 한 손은 허벅지에 대고ᵏ 뒤로 밀면서 시르사사나 B로 전환하도록 돕는다.

3-3F와 같이 지도자는 수련생의 발목을 받쳐ˡ 수련생이 시르사사나 B를 유지하도록 돕는다.

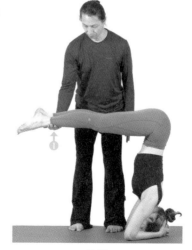

3-3F

3-4. 수련생의 뒤쪽과 측면에서 시르사사나 A&B를 핸즈온 하는 방법을 제시한 것이다. 수련생이 스스로 시르사사나를 수행할 수 있지만, 심리적 불안을 느끼는 경우 지도자가 뒤에 서 있음으로써 수련생이 안정감을 느끼도록 돕는다.

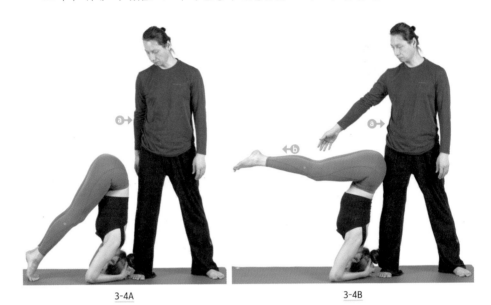

3-4A   3-4B

3-4A와 같이 지도자는 수련생의 등 뒤에 선다[a].

3-4B와 같이 수련생은 고관절을 축으로 다리를 수평으로 들어 올린다[b].

3-4C와 같이 수련생은 천장으로 다리를 뻗어[c] 시
르사사나 A를 수행한다.

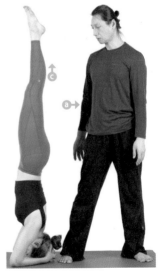

3-4C

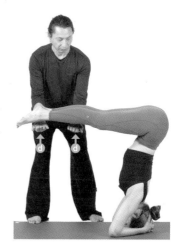

3-4D와 같이 수련생은 고관절을 축으로 다리를
수평으로 내려 시르사사나 B를 수행할 때 양손을
정강이 밑에 둔다[d].

3-4D

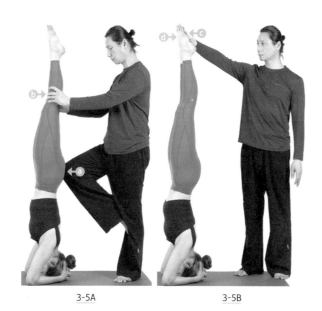

3-5A   3-5B

3-5. 수련생의 뒤쪽에서 시르사사나 A를 핸즈온 하는 방법을 제시한 것이다.

　　3-5A와 같이 지도자는 수련생의 등 뒤에서 무릎을 구부려 골반에 받쳐[a] 엉덩이가
뒤로 빠지지 않게 하고 양손으로 종아리를 잡고[b] 무게중심을 유지하도록 돕는다.

　　3-5B와 같이 지도자는 수련생의 발바닥에 손을 대어[c] 밀고 수련생 역시 지도자
의 손을 향해 발바닥을 밀어[d] 온몸을 수직으로 세울 수 있도록 유도한다.

　　수련생이 발바닥을 지도자의 손바닥에 지지하고 밀면 엉덩이 큰볼기근 및 뒤넙다
리근 같은 폄근이 수축하면서 몸을 수직으로 세울 수 있게 만든다.

빠드마사나 시리즈

(Padmasana Series)

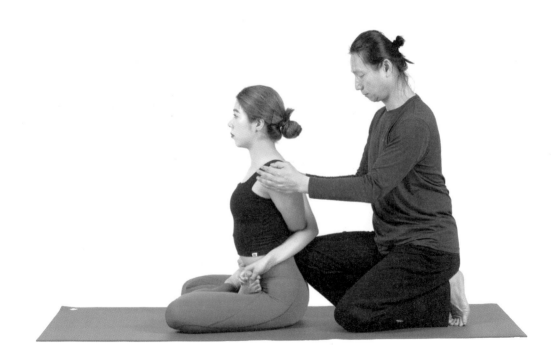

1. 정렬 상태의 빠드마사나 시리즈

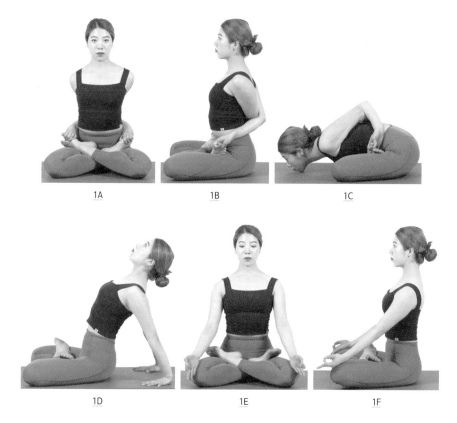

1A   1B   1C

1D   1E   1F

빠드마사나 시리즈는 아쉬탕가 프라이머리 시리즈의 맨 마
지막 시퀀스이면서 피니슁 파트의 마지막 세 번째 파트이다.
긴장된 몸과 거친 프라나의 흐름을 앞의 아사나들을 통해
정화하고 명상을 준비하는 아사나이다.

빠드마사나 시리즈는 1A, 1B의 받다 빠드마사나^{Baddha}
^{Padmasana}, 1C의 요가무드라^{Yoga Mudra}, 1D의 빤마사나, 1E,
1F의 빠드마사나^{Padmasana} 및 1G의 톨라사나^{Tolasana}(우뜨플

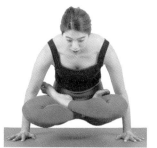

1G

루티^{Utplutih})의 다섯 아사나 시퀀스로 구성된다.

받다 빠드마사나는 가부좌 상태에서 양팔을 등 뒤로 감아 발가락을 잡는 아사나로 가
슴과 팔의 유연성이 필수적으로 요구되고 가부좌를 깊게 하게 되므로 하체의 관절들에
부담이 많이 되므로 각별한 주의가 필요하다.

요가무드라에서는 받다 빠드마사나를 유지한 상태에서 상체를 숙이므로 팔과 다리에 더 깊은 자극이 가해진다.

빠마사나는 가부좌 상태에서 양손을 등 뒤로 짚고 가슴을 엶으로써 팔과 다리를 묶어 조이는 동안 응축된 몸 안의 에너지가 강력하게 나디^{Nadi}를 통해 흐르도록 유도한다. 빠드마사나는 가장 안정적으로 명상을 수행할 수 있는 중립자세이다. 빠드마사나가 자연스러워진다면 좌선 명상하는 어려움이 줄어든다.

톨라사나에서는 가부좌 자세에서 양손을 바닥을 짚어 몸을 띄우고 호흡을 스물다섯 번을 하므로 강력한 근력이 필요하다. 물 위에 떠 있는 연꽃처럼 심신이 가벼워진 상태에서만 자연스러운 톨라사나를 경험할 수 있다.

2. 정렬 상태를 벗어난 빠드마사나 시리즈

빠드마사나 시리즈는 이미 언급하였듯이 5개의 아사나가 시퀀스를 이루고 있다. 따라서 각 아사나 별로 정렬을 벗어난 상태를 제시한다.

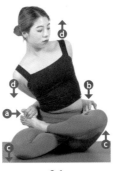

2-1

2-1. 받다 빠드마사나를 시상면에서 볼 때 정렬이 깨진 상태를 제시한 것이다. 양팔을 등 뒤로 감아 한 쪽은 발가락을 잡았지만[a] 다른 한쪽은 발가락을 잡지 못하고[b] 한쪽은 무릎이 낮아지고 다른 한쪽은 들리면서[c] 몸이 반대편으로 기울어[d] 정렬이 깨진 상태를 보여준다. 어깨와 가슴이 충분히 이완되어 있지 않은 상태에서 과도하게 발가락을 잡았기 때문에 정렬이 깨진 것이다.

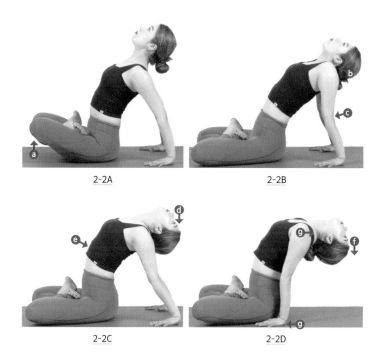

2-2A

2-2B

2-2C

2-2D

2-2. 빤마사나를 관상면에서 볼 때 정렬이 깨진 상태를 제시한 것이다.

　　2-2A는 무릎이 들려[a] 정렬이 깨진 상태를 보여준다. 굽힘근이 충분히 이완되지 않으면 무릎이 들린다.

　　추가로 가부좌 자세가 불편해도 팔을 뒤로 짚으면 발등에 가해지는 압력이 커지기 때문에 이를 보상하기 위해 무릎을 들어 자극의 강도를 낮춘다.

　　2-2B는 어깨와 귀가 가까워져[b] 목과 어깨를 연결하는 근육들이 긴장되고 팔꿈치가 과신전된[c] 상태를 보여준다.

　　2-2C는 고개를 과도하게 젖혀 목이 긴장되고[d] 허리를 과도하게 꺾어 명치가 돌출된[e] 상태를 보여준다.

　　2-2D는 고개를 과도하게 젖혀 목이 긴장되고[f] 손의 위치가 어깨보다 앞쪽으로 이동되어[g] 무게중심이 불안정한 상태를 보여준다.

2-3. 빠드마사나를 시상면과 관상면에서 볼 때 정렬이 깨진 상태를 제시한 것이다.

　　2-3A는 한쪽 무릎이 들려[a] 정렬이 깨진 상태를 보여준다.

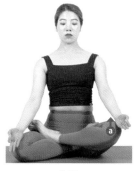

2-3A

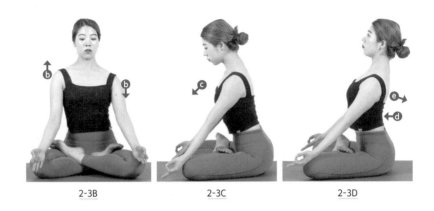

2-3B   2-3C   2-3D

2-3B는 몸의 좌우 대칭이 깨져 어깨높이가 달라진[b] 상태를 보여준다.

2-3C는 고관절을 축으로 몸이 전체적으로 앞쪽으로 기운[c] 상태를 보여준다.

2-3D는 허리를 과도하게 꺾어 척추 전만[Lordosis]이 심화되어 명치가 돌출되고[d] 등은 뒤로 무너진[e] 상태를 보여준다.

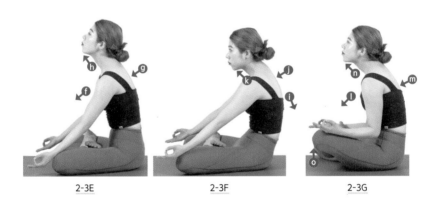

2-3E   2-3F   2-3G

2-3. 빠드마사나를 관상면에서 볼 때 정렬이 깨진 상태를 제시한 것이다.

2-3E는 무게중심이 앞으로 이동하고[f] 등이 과도하게 말려[g] 척추 중립이 깨지고 이를 보상하기 위해 목이 앞으로 돌출되어 턱이 들린[h] 상태를 보여준다.

2-3F는 무게중심이 뒤로 이동하고[i] 등이 과도하게 말려[j] 척추 중립이 깨지고 이를 보상하기 위해 목이 앞으로 돌출된[k] 상태를 보여준다.

2-3G는 무게중심이 앞으로 이동하고[l] 등이 과도하게 말려[m] 척추 중립이 깨지고 이를 보상하기 위해 목이 앞으로 돌출되어 턱이 들린[n] 상태를 보여준다. 추가로 한쪽 무릎이 들려[o] 있다.

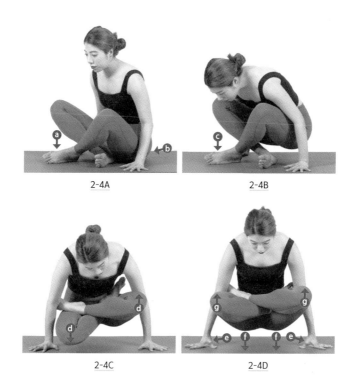

2-4A

2-4B

2-4C

2-4D

2-4. 톨라사나(우뜨플루티)할 때 정렬이 깨진 상태를 제시한 것이다.

2-4A는 양다리를 가부좌하지 못하여 발을 바닥에 내리고[a] 엉덩이도 들어 올리지 못한[b] 상태를 보여준다.

2-4B는 엉덩이는 들어 올렸지만, 발은 들어 올리지 못한[c] 상태를 보여준다.

2-4C는 다리를 가부좌한 상태에서 엉덩이와 다리를 들어 올렸지만 양 무릎이 수평을 맞추지 못해[d] 정렬이 깨진 상태를 보여준다.

2-4D는 다리를 가부좌한 상태에서 엉덩이와 다리를 들어 올렸지만 양손 바닥을 밀착하지 않고[e] 손가락 힘으로 들어 올려 손과 손목 관절에 무리를 주고 엉덩이는 낮아지고[f] 무릎은 높아져[g] 정렬이 깨진 상태를 보여준다.

3. 핸즈온 방법

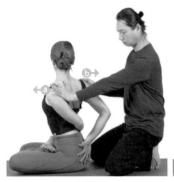
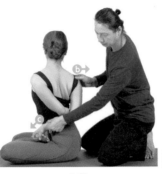
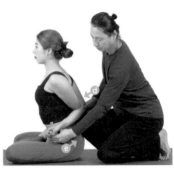

3-1A   3-1B   3-1C

3-1. 받다 빠드마사나에서 양팔을 등 뒤로 감아 발가락을 잡을 수 있도록 핸즈온 하는 방법을 제시한 것이다. 수련생이 이미 한쪽 팔을 둘러 발가락을 잡을 수 있지만 반대 팔의 유연성이 충분치 않아 발가락을 잡지 못할 때 도움을 주는 방법이다.

3-1A와 같이 지도자는 한 손은 발가락을 잡은 팔의 어깨뼈에 대서 밀고[a] 다른 한 손은 등 뒤로 감아야 할 팔의 어깨를 잡아 당긴다[b].

3-1B와 같이 지도자는 등 뒤로 감은 팔의 어깨를 계속 당기면서[b] 수련생이 손가락으로 발가락을 잡을 수 있도록[c] 돕는다.

3-1C와 같이 지도자는 수련생이 이미 양팔을 다 잡고 몸의 정렬을 맞춘 상태에서도 양손으로 양 발가락을 더 확고히 잡을 수 있도록 한 손은 팔꿈치를 밀고[d] 다른 한 손은 수련생의 발등을 잡아 당겨[e] 수련생이 발가락을 더 깊게 잡을 수 있도록 핸즈온 하는 방법을 제시한 것이다.

3-2. 받다 빠드마사나에서 양손으로 양 발가락을 잡은 상태에서 더욱 확고히 발가락을 잡을 수 있도록 핸즈온 하는 방법을 제시한 것이다.

지도자는 수련생의 골반에 무릎을 대고 밀면서[a] 몸통이 흔들리지 않게 하고 양손으로 수련생의 어깨를 감싸 척추 중심을 향해 당긴다[b].

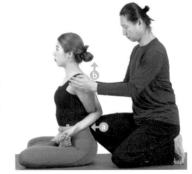

3-2

3-3. 받다 빠드마사나에서 양손으로 양 발가락을 잡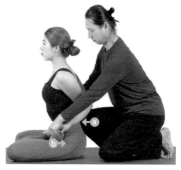
은 상태에서 더욱 확고히 발가락을 잡을 수 있
도록 핸즈온 하는 방법을 제시한 것이다.
지도자는 수련생의 골반에 무릎을 대고 밀면서[a]
몸통이 흔들리지 않게 하고 양손으로 수련생의
발등을 잡고 당긴다[b].

3-3

3-4. 요가무드라를 깊게 수행할 수 있도록 핸즈온 하는 방법을 제시한 것이다.

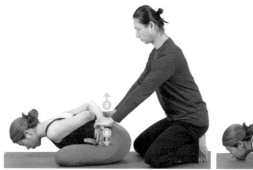

3-4A

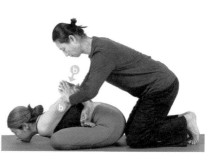

3-4B

3-4A와 같이 수련생의 양 손목을 잡고 측면으로 당겨[a] 발가락을 잡을 수 있도록
돕는다.
3-4B와 같이 수련생이 양손으로 발가락을 잡은 상태에서 더 깊이 잡을 수 있도
록 수련생의 팔꿈치를 척추 중심을 향해 모아준다[b].
3-4C와 같이 수련생이 양손으로 발가락을 잡은 상태에서 더 깊이 전굴할 수 있
도록·양손을 골반에 대고[c] 앞으로 아래로 밀고 지도자는 팔꿈치를 몸통에 밀착시
킨[d] 후 무게중심을 앞으로 던진다[e].

3-4C

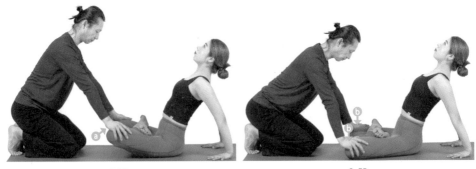

3-5A 　　　　　　　　　　　　　　　　　　　3-5B

3-5. 빠마사나 수행을 돕는 핸즈온 방법을 제시한 것이다. 상체 앞쪽의 가슴과 어깨 그리고 하체의 굽힘근이 충분히 이완되지 않은 상태에서 양손을 등 뒤 바닥에 짚으면 무릎이 들린다.

3-5A와 같이 수련생의 들린 양 무릎에 손을 댄다[a].

3-5B와 같이 수련생의 무릎을 아래로 눌러[b] 정렬을 맞춘다.

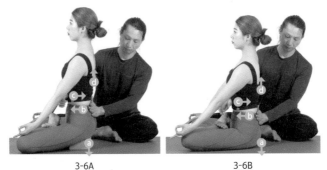

3-6A 　　　　　　　　　　　　3-6B

3-6. 빠드마사나에서 척추 중립을 맞추는 핸즈온 방법을 제시한 것이다. 자연스러운 자세는 골격에 순응하는 자세인데 고관절 주변 근육의 불균형 또는 과도한 긴장으로 빠드마사나에서 요추의 자연스러운 C곡선이 없어져 I나) 형태로 변형되는데 이를 보완하는 방법이다.

3-6A와 같이 수련생의 엉덩이 밑에 요가 블록을 받쳐[a] 부족한 유연성을 보상하고 한 손은 수련생의 요추에 대고 앞으로 밀고[b] 다른 한 손은 명치에 대고 뒤로 밀어[c] 척추 중립[d]을 유지하게 한다.

3-6B와 같이 바닥에 앉아[a] 한 손은 수련생의 요추에 대고 앞으로 밀고[b] 다른 한 손은 명치에 대고 뒤로 밀어[c] 척추 중립[d]을 유지하게 한다.

점프 포워드 & 점프 백
(Jump Back & Jump Forward)

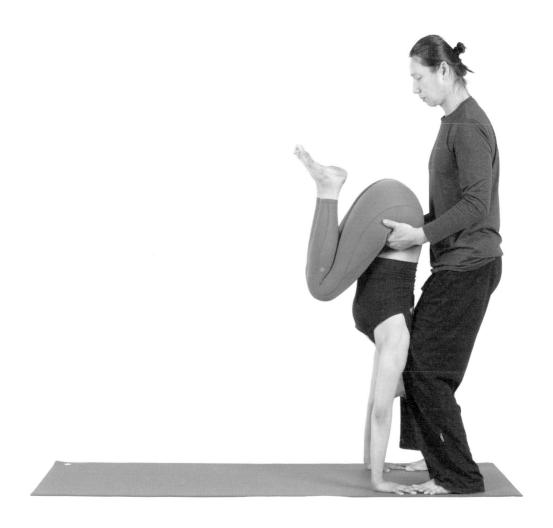

점프 포워드^{Jump Forward}, 점프 쓰루^{Jump Through}, 점프 백^{Jump Back}의 예비 아사나는 저자의 전작 『요가 아사나 지도법』을 참조하기 바란다. 설명의 내용에 차이가 크지 않을 것이고 역동적 흐름을 정지 사진으로 표현하는 데 한계가 있어서 이 책에서는 점프 포워드^{Jump Forward}와 점프 백^{Jump Back}의 핸즈온 하는 방법만 제시한다.

1. 점프 포워드 핸즈온 방법

1-1. 점프 포워드 할 때 핸즈온 하는 방법을 순차적으로 제시한 것이다. 골반 능선을 잡아 핸즈온 하는 방법이다.

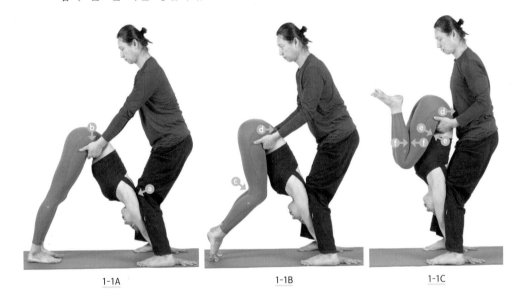

| 1-1A | 1-1B | 1-1C |

1-1A와 같이 지도자는 무릎을 살짝 구부려 수련생의 어깨와 목 부위에 대고[a] 양 팔을 뻗어 골반 능선을 잡는다[b].

1-1B와 같이 수련생은 무릎을 구부려[c] 도약 준비를 하고 지도자는 골반 능선을 지도자의 몸쪽으로 당긴다[d].

1-1C와 같이 수련생이 도약할 때 배와 허벅지를 붙이고[e] 종아리와 뒤넙다리근도 붙이고[f] 지도자는 골반 능선을 지도자의 몸쪽으로 당긴다[d].

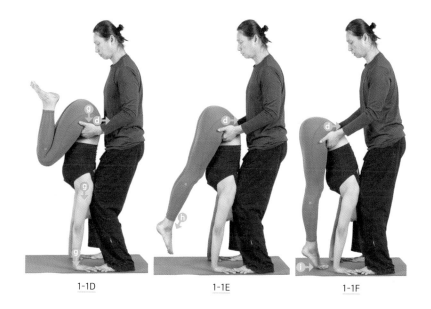

| 1-1D | 1-1E | 1-1F |

1-1D와 같이 수련생의 골반 측면–어깨 측면–손목이 거의 일직선이 될 때까지[g] 골반 능선을 당겨주되[d] 수련생 스스로 힘과 균형으로 자세를 유지하도록 한다.

1-1E와 같이 수련생은 서서히 다리를 뻗고 바닥으로 내리기 시작하고[h] 지도자는 계속해서 골반 능선을 잡고 당기면서[d] 다리를 내리는 힘과의 균형을 유지한다.

1-1F와 같이 수련생의 발이 바닥에 닿을 때까지[i] 지도자는 골반 능선을 잡고 당기며[d] 다리를 내리는 힘과의 균형을 유지한다.

1-2. 점프 포워드 할 때 핸즈온 하는 방법을 순차적으로 제시한 것이다. 뒤넙다리근을 잡아 핸즈온 하는 방법이다.

1-2A와 같이 지도자는 무릎을 살짝 구부려 수련생의 어깨와 목 부위에 대고[a] 양팔을 뻗어 뒤넙다리근을 잡는다[b]. 수련생은 무릎을 구부려[c] 도약 준비한다.

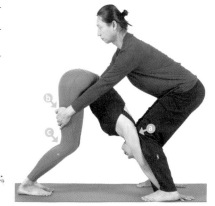

1-2A

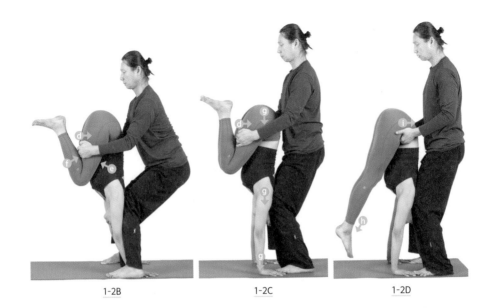

1-2B　　　　　　　1-2C　　　　　　　1-2D

1-2B와 같이 수련생이 도약할 때 배와 허벅지를 붙이고[e] 종아리와 뒤넙다리근도 붙이고[f] 지도자는 뒤넙다리근을 몸쪽으로 당긴다[d].

1-2C와 같이 수련생의 골반 측면–어깨 측면–손목이 거의 일직선이 될 때까지[g] 뒤넙다리근을 당겨주되[d] 수련생 스스로 힘과 균형으로 자세를 유지하도록 한다.

1-2D와 같이 수련생은 서서히 다리를 뻗고 바닥으로 내리기 시작하고[h] 지도자는 손을 뒤넙다리근에서 골반 능선으로 바꿔 잡고 당기면서[i] 다리를 내리는 힘과의 균형을 유지한다. 손의 위치를 뒤넙다리근에서 골반 능선으로 바꾸는 이유는 수련생이 다리를 내릴 때 핸즈온 하는 지도자의 효율이 높기 때문이다.

1-2E와 같이 수련생의 발이 바닥에 닿을 때까지[j] 지도자는 손을 뒤넙다리근에서 골반 능선으로 바꿔 잡고 당기면서[i] 다리를 내리는 힘과의 균형을 유지한다.

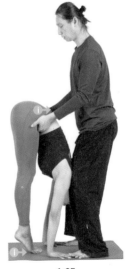

1-2E

요가 핸즈온

2. 점프 백 핸즈온 방법

대부분의 수련생이 손바닥을 토대로 쓰는데 익숙지 않고 어깨와 팔의 근력이 충분치 않아 스스로의 힘과 균형을 통해 점프 백 하기 힘들지만, 지도자의 적절한 핸즈온을 통해 느낌을 익힐 수 있을 것이고 더 나아가 수련에 대한 의욕을 불러일으킬 수 있을 것이다. 우따나사나에서 시작한다. 착지할 때 발가락을 다치지 않도록 허공에서 몸이 머무는 시간을 길게 가져가려고 노력하고 몸을 내릴 때 두 다리를 뒤로 뻗으면서 체중 분산이 일어나지만, 쿵 떨어지지 않기 위해 팔과 어깨 근력으로 지탱하는 것이 필요하다.

2-1. 점프 백 할 때 핸즈온 하는 방법을 순차적으로 제시한 것이다. 뒤넙다리근을 잡아 핸즈온 하는 방법이다.

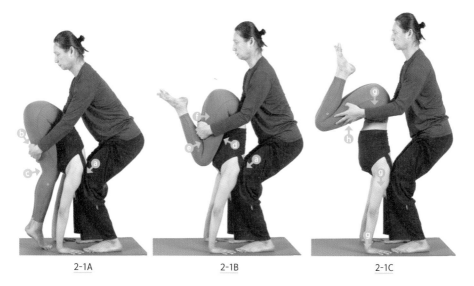

2-1A   2-1B   2-1C

2-1A와 같이 지도자는 무릎을 살짝 구부려 수련생의 어깨와 목 부위에 대고[a] 양 팔을 뻗어 뒤넙다리근을 잡는다[b]. 수련생은 무릎을 구부려[c] 도약 준비한다.

2-1B와 같이 수련생이 도약할 때 배와 허벅지를 붙이고[d] 종아리와 뒤넙다리근도 붙이고[e] 지도자는 뒤넙다리근을 몸쪽으로 당긴다[f].

2-1C와 같이 수련생의 골반 측면-어깨 측면-손목이 거의 일직선이 될 때[g] 뒤넙다리근을 잡았던 손의 위치를 허벅지를 받치도록 바꾸고[h] 수련생 자신의 힘과 균형으로 자세를 유지하도록 한다. 손의 위치를 뒤넙다리근에서 허벅지를 받치도록 바꾸는 이유는 수련생이 다리를 내릴 때 핸즈온 하는 지도자의 효율이 높기 때문이다.

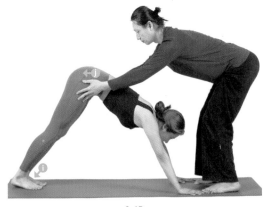

2-1D

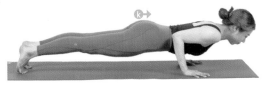

2-1E

2-1D와 같이 수련생은 서서히 다리를 뒤로 뻗어 바닥으로 내리고[i] 지도자는 손을
골반 측면을 대고[j] 계속 수련생의 자세를 안정시킨다.

2-1E와 같이 짜뚜랑가 단다사나[k]로 자세를 완성한다.

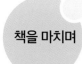

책을 마치며

요가 아사나 수련에서 궁극의 이상적인 자세라는 것은 있을 수 없다. 단지 자신의 몸이 허용하는 수준에서 불필요한 긴장과 통증이 생기지 않을 정도의 아사나가 이상이라면 그렇다고 할 수도 있겠다. 몸이 적절히 이완되고 충분한 근력이 있다면 정렬이 맞고 불필요한 긴장과 통증이 없는 또는 줄어든 상태에서 좀 더 자극이 크거나 깊은 아사나를 수행할 수 있다. 이 책에서는 다양한 수준의 요가 수련자가 활용할 수 있도록 아사나 정렬법과 핸즈온을 제시했다. 따라서 이 책을 접하는 요가 초보자는 책에서 제시한 정렬보다 쉬운 자세로 아사나를 수행할 수도 있고 숙련자는 더 깊은 자극을 느낄 수 있도록 정렬을 넘어선 자세도 가능하다. 하지만 자극이 큰 만큼 위험도 같이 증가할 수 있다는 점은 간과하지 않아야 하며, 아사나의 자극을 키우거나 극대화하는 목적이 무엇인지 진지하게 고민해 보길 바란다. 성취감, 만족감, 우월감, 도전 정신, 고행, 깨달음 등 아사나 수련의 목적은 다양할 수 있지만, 현재 근골격의 자연스러운 가동범위를 훨씬 넘어서는 아사나 수련이 위에서 언급한 모든 또는 일부 목적을 달성하는 데 꼭 필요한지는 충분한 시간을 갖고 고찰해 보길 권한다.

요가 핸즈온 책을 마무리하며 저자는 요가 아사나 수련의 단계를 5단계로 다음과 같이 구분하여 독자들에게 생각 거리를 남기고자 한다.

1단계: 자신의 느낌에 집중하지만, 확신 없이 수련한다.

2단계: 지도자의 자세를 보고 따라 한다.

3단계: 지도자의 설명을 듣고 따라 한다.

4단계: 지도자의 핸즈온을 받고 수정한다.

5단계: 자신의 느낌에 집중하며 확신을 갖고 스스로 아사나의 완성도를 높인다.

이러한 다섯 단계를 요가 핸즈온에도 5단계로 비슷하게 비유해 본다.

1단계: 지도자의 핸즈온 없이는 확신이 없지만 스스로 몸의 느낌을 따라 수행한다.

2단계: 지도자의 설명을 듣고 몸이 허용하는 수준에서 수행한다.

3단계: 지도자의 핸즈온을 받으면서 몸이 허용하는 수준에서 수행한다.

4단계: 핸즈온을 받은 후에도 몸이 허용하지 않으면 할 수 있는 수준에서 수행한다.

5단계: 예비 아사나를 통해 해당 아사나를 위한 몸을 준비하며 확신을 갖고 스스로 완성도를 높여간다.

스스로 현재 몸 상태에 맞는 수련을 하는 것이 이상이라고 생각한다. 자신의 이상에 도달하는 과정에서 자신만의 나름의 느낌에 따르거나 지도자의 안내, 조언 또는 핸즈온도 필요할 수 있다. 그리고 더 나아가 스스로 몸 상태를 있는 그대로 인지하고 확장할 수 있도록 다양한 예비 아사나들을 수행할 수도 있다.

이 모든 과정이 자신의 요가를 완성해 가는 좋은 밑거름이라 생각한다.

아무쪼록 요가 핸즈온에서 제시하는 관점과 방법들이 많은 이들에게 작은 도움이나마 되었으면 하는 바람이다.

Ahimsa

요가 핸즈온

펴낸날 2023년 4월 17일

지은이 권수련
펴낸이 권주철
발행처 아힘사 | **출판등록** 제 2017-000051 호
주소 서울시 용산구 새창로 217 용산토투밸리 805호
전화 010-3291-0226 | **이메일** ahimsayoga@naver.com
홈페이지 www.ahimsa.kr
책임 편집 황규희·백승연
디자인 도서출판 밥북 | **편집** 전은정

©권수련, 2023.
ISBN 979-11-963610-3-7 (93510)